Kohlhammer *Krankenhaus*

Angaben zum Autor:

Dipl.-Kfm. Klaus-Dieter Thill ist Inhaber des Instituts für betriebswirtschaftliche Analysen, Beratung und Strategie-Entwicklung.
(IFABS), Düsseldorf.

Klaus-Dieter Thill

Kundenorientierung und Dienstleistungs-marketing für Krankenhäuser

Theoretische Grundlagen und praktische Fallbeispiele

Verlag W. Kohlhammer

Die Deutsche Bibliothek – CIP-Einheitsaufnahme

Thill, Klaus-Dieter:
Kundenorientierung und Dienstleistungsmarketing für Krankenhäuser : theoretische Grundlagen und praktische Fallbeispiele / Klaus-Dieter Thill. -
Stuttgart ; Berlin ; Köln : Kohlhammer, 1999
ISBN 3-17-015848-1

Stuttgart Berlin Köln
Verlagsort: Stuttgart
Umschlag: Data Images GmbH, Stuttgart
Gesamtherstellung:
W. Kohlhammer Druckerei & Co. Stuttgart GmbH
Printed in Germany

Vorwort

„Wir arbeiten kundenorientiert.“ „Wir sind für Sie da!“ „Sie sind uns wichtig!“. Diese oder ähnliche Formulierungen finden sich immer häufiger in den werblichen Aussagen verschiedenster Branchen: von der Wäscherei über das Autohaus und Banken bis zum Kaufhaus oder der Telefongesellschaft, überall rückt der Kunde in den Mittelpunkt der Bemühungen.

Zusätzlich wachsen Kunden-Hotlines, - Clubs und -Zeitschriften wie Pilze aus dem Boden und sollen dem Bemühen Ausdruck verleihen, daß alle Unternehmensaktivitäten auf die Anforderungen des tatsächlichen und potentiellen Kunden abgestellt werden.

Der tatsächliche Gewinn für den Kunden ist dabei sehr unterschiedlich, abhängig davon, ob es sich um eine ehrliche Absicht und ein professionelles Kundenmanagement oder nur um werbewirksame Illusionsvermittlung und halbherzige Umsetzung handelt.

Durch die Veränderungen im Gesundheitswesen in Richtung Ökonomisierung und Wettbewerb gewinnt das Prinzip der Kundenorientierung auch in diesem Bereich an Bedeutung. Nicht nur Behörden wie z. B. Gesundheitsämter oder Krankenkassen, sondern auch niedergelassene Ärzte und Krankenhäuser erkennen, daß die Betrachtung der Nachfrager als Kunden immer wichtiger wird, um den Bestand ihres Dienstleistungsunternehmens zu wahren und dauerhaft zu sichern. Doch die konkrete Umsetzung ist bislang nur in einigen Teilbereichen fortgeschritten, da es in den Krankenhäusern vielfach an Grundlagenwissen und Kenntnis der notwendigen Instrumente fehlt, um das eigene Angebot überhaupt kundenorientiert zu gestalten. Vor dem Hintergrund dieser Entwicklungen entstand dieses Buch. Sein Inhalt basiert auf einer Vielzahl eigener Studien und Beratungsprojekte zum Thema „Dienstleistungsmarketing“ und “Kundenorientierung“. Alle Informationen, die sich dabei in den Gesprächen mit Auftraggebern und Verantwortlichen in Krankenhäusern, aber auch mit deren Kunden, d. h. niedergelassenen Ärzten, Patienten und Besuchern, ergaben, wurden gesammelt und geordnet. Hieraus entstand das Hospital Customer Focus-Programm, kurz HCF-Programm© genannt, das alle praktischen Schritte zur Entwicklung und Umsetzung eines Dienstleistungsmarketing-Konzeptes im Krankenhaus systematisiert und die jeweils notwendigen Detailmaßnahmen definiert. Ergänzt werden diese Ausführungen durch eine Vielzahl von Praxisbeispielen, die die Arbeitsschritte und die Anwendung der Maßnahmen veranschaulichen.

Leser, die ein Dienstleistungsmarketing-Konzept im eigenen Haus oder in der eigenen Abteilung umsetzen möchten, benötigen außer dem im Buch vermittelten Basiswissen keine besonderen Vorkenntnisse und Fähigkeiten, sonder allein Willen und Durchsetzungskraft. Das Buch wendet sich somit an den Krankenhauspraktiker in Verwaltung, ärztlichem Bereich und in der Pflege, der das Ziel hat, Nachfrager von Krankenhausleistungen auch in ihrer Rolle als Kunden zu sehen und die Faktoren seines Arbeitsumfeldes darauf auszurichten.

Düsseldorf im Mai 1999 Klaus-Dieter Thill

Inhaltsverzeichnis

1 Notwendigkeit und Möglichkeiten des Dienstleistungsmarketings im Krankenhaus

1.1 Das Ziel „Kundenorientierung“

Die deutschen Krankenhäuser stehen angesichts des steten Wandels der gesundheitspolitischen Rahmenbedingungen in einem starken Spannungsfeld zwischen äusseren Anforderungen und inneren Möglichkeiten. Um hier einen Ausgleich zu schaffen, müssen die Effizienz und die Effektivtät der Krankenhausarbeit weiter verbessert werden.

Hierzu werden von den Verantwortlichen in den Kliniken verschiedene Ansätze verfolgt, z. B. im Rahmen von Total Quality Management-Projekten und / oder durch den Aufbau umfassender EDV-Systeme zur Verbesserung von Transparenz und betrieblicher Steuerung.

Ein charakteristisches Kennzeichen dieser Ansätze ist es, dass sie in der Hauptsache innengerichtet sind: man versucht, Ansatzpunkte im Krankenhausgeschehen zu identifizieren, die verändert werden könnten / sollten, um auf diese Weise der Forderung nach Effektivität und Effizienz nachkommen zu können.

Viel diskutiert, aber nur selten wirklich umgesetzt ist der Weg, die Krankenhausleistung von aussen, also aus der Sicht der Nachfrager, zu optimieren und sie auf deren Bedürfnisse und Wünsche abzustimmen. Erste Schritte finden sich hierzu im Qualitätsmanagement, das den Nachfrager „Patient“ in Form des Konstruktes der „subjektiven Qualität“ in die Betrachtung aufnimmt.

Effizienz- und Effektivitätssteigerungseffekte durch eine Orientierung am Kunden leiten sich aus der einfachen, aber vielfach empirisch belegten Erkenntnis ab, dass die Zufriedenheit von Nachfragern den Unternehmenserfolg durch eine verbesserte Zielerreichung deutlich steigert.

Auf der Suche nach Belegen genügt bereits ein Blick in das tägliche Wirtschafts- und Sozialleben, wo der Begriff der Nachfragerorientierung, kurz als „Kundenorientierung“ bezeichnet, immer mehr an Bedeutung gewinnt. Lehrbücher und Fachartikel beschäftigen sich intensiv mit ihm, die Selbstdarstellung vieler Unternehmen verwendet ihn als zentrales Element bei ihren Werbeaktivitäten. Allerdings stellt sich die Umsetzungsrealität weniger rosig dar. Betrachtet man die einzelnen Branchen in Deutschland, so wird deutlich, dass das Eingehen auf den Kunden und auf seine Belange noch nicht weit verbreitet ist. So gaben in einer 1994 durch das EMNID-Institut für den SPIEGEL durchgeführten Untersuchung (1) 52% der Befragten an, dass sie den Eindruck haben, der Satz „Der Kunde ist König“ stimme heute gar nicht mehr. Vor allem stört den Verbraucher (Mehrfachnennungen):

- unfreundliches Personal (72%)
- überzogene Preise (70%)
- mangelnde Hilfsbereitschaft (61%)
- nachlässige Auftragserfüllung
- undurchsichtige Rechnungen (56%)
- lange Wartezeiten (56%)

Eine deutliche Verbesserung ist bis heute nur in wenigen Teilbereichen zu verzeichnen. Kaufhausmitarbeiter, die sich bei der Bedienung von Kunden weiter unterhalten, unzureichender Service in Autowerkstätten oder unfreundliche Behandlung bei Telefonauskünften gehören zum Alltag.

Der prognostizierte Übergang zur Dienstleistungsgesellschaft und die zunehmende Wettbewerbsintensität in allen Branchen, die Produkte, aber vor allem auch Dienstleistungen (z. B. den Transport von Paketen und Briefen oder das Telefonieren) austauschbar macht, rückt die verstärkte Ausrichtung auf den Kunden in den Mittelpunkt der Unternehmenstätigkeit, wenn Primärparameter wie z. B. der Preis zur Differenzierung nicht mehr ausreichen.

Ist es also nicht möglich, das eigene Angebot im Konkurrenzvergleich wirklich prägnant und unterscheidend darzustellen, verliert die Beschaffenheit der objektiv messbaren Dienstleistungsvorteile automatisch an Bedeutung. Jetzt kommt es vor allem darauf an, wie die tatsächlichen und potentiellen Kunden die Leistung wahrnehmen und sie bewerten, ein Sachverhalt, der schon vor Jahren von dem amerikanischen Marketingexperten Porter (2) aufgezeigt wurde. In die-

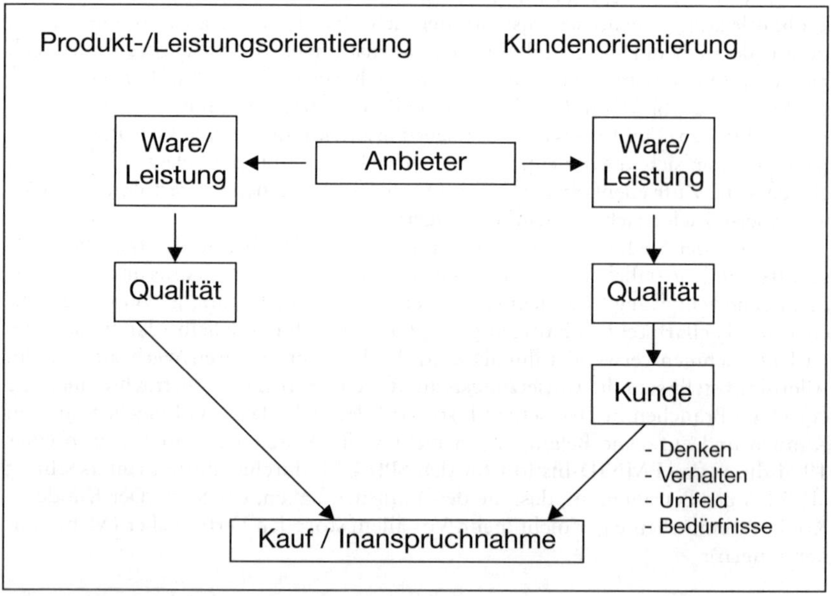

Abb. 1: Der Vergleich zwischen Produkt- und Kundenorientierung

sem Zusammenhang relativiert sich auch der bislang im Rahmen der Werbung in den Vordergrund gestellte Qualitätsgedanke: zwar ist es wichtig, qualitativ hochwertige Waren und Leistungen anzubieten, entscheidend aber ist, wie der Kunde ihre Qualität empfindet, wie er über sie denkt und wie er die generelle Beziehung zu den einzelnen Dienstleistungsanbietern wahrnimmt. Nunmehr entscheidet zusätzlich der Grad der Kundenkenntnis und -orientierung über den Erfolg von Produkten und Leistungen (vgl. Abb. 1).

Diese Sichtweise rückt gleichzeitig das Denken und Handeln, das Verhalten und die Bedürfnisse der Kunden in den Mittelpunkt des Marketinginteresses, um neben der Produktqualität eine neue Dimension, die Berücksichtigung dieser kundenindividuellen Faktoren (Denken, Verhalten, Umfeld, Bedürfnisse) einzuführen.

Aber es gibt auch durchaus Gegenstimmen, die diese „neue“ Sichtweise als „Etikettenschwindel“ bezeichnen und anführen, dass lediglich mittels einer veränderten Adressatenbezeichnung „alter Wein in neue Schläuche“ gegossen wird. Kundenorientierung als Hauptzielsetzung sei kein aktueller Ansatz, sondern nur ein Aufguss altbekannter Tatsachen.

Oberflächlich gesehen greift diese Kritik, denn Telefonteilnehmer oder Bürger werden nun als „Kunden“ bezeichnet, obwohl ihr jeweiliges Grundmotiv, zu telefonieren oder einen Personalausweis zu verlängern, unverändert ist.
Im Kern geht es aber zunächst darum, nicht mehr den Waren- oder Leistungsaspekt aus Sicht des Anbieters in den Vordergrund zu stellen, sondern das Angebot in den Kontext der individuellen Nachfragerwünsche und -bedürfnisse einzuordnen. Dies setzt natürlich zunächst voraus, dass der Anbieter diese Wünsche überhaupt kennt, um sein Angebot darauf ausrichten zu können.

Zum zweiten bedingt eine kundenorientierte Arbeit angepasste Unternehmensstrukturen und -prozesse sowie eine veränderte Denkhaltung. Nicht mehr die intern abgestimmte, oft seit Jahren praktizierte Arbeitsroutine bestimmt das Unternehmensgeschehen, sondern das Ziel, zufriedene Kunden zu haben.

So erreichte z. B. die Stadtsparkasse Köln unter Berücksichtigung dieser Zusammenhänge über Massnahmen zur Erhöhung der Zufriedenheit ihrer Kunden eine deutliche Steigerung der Anzahl von Weiterempfehlungen sowie eine Senkung der Anzahl von Kontoauflösungen (3). Erfolge dieser Art führen dazu, dass mehr und mehr Firmen auf das „Erfolgskonzept Kundenorientierung“ setzen: „Die Zeiten des primär markengesteuerten Mass-Marketing gehen zu Ende, kundenindividuellen Relationship-Marketingprogrammen gehört eindeutig die Zukunft.“ (4).

Dass sogar als auf den ersten Blick kundenfreundliche Branchen noch lange nicht alle Möglichkeiten ausgeschöpft haben, zeigt eine Studie der Unternehmensberatung Booz, Allen & Hamilton (5), die zu der Erkenntnis kommt, dass die Automobilindustrie wesentliche zusätzliche Gewinnchancen erzielen könnte, wenn sie sich mehr um die speziellen Bedürfnisse der Kunden kümmern würde.
Wie aus den vorangegangenen Ausführungen deutlich geworden ist, besteht Kundenorientierung dabei nicht – wie vielfach vermutet – aus der einfachen Umsetzung von „kundenfreundlichen Massnahmen“. Sie ist vielmehr eine unternehmerische Grundhaltung, die auf einem grundsätzlichen Interesse am Bedarf und den

Faktoren basiert, die die Zufriedenheit von Nachfragern ausmachen. Unternehmen, die kundenorientiert arbeiten, stellen eine Verbindung zwischen den Kundenanliegen und -erwartungen einerseits und den Geschäftspraktiken und Unternehmensstrategien anderseits her. Erfolg stellt sich vor diesem Hintergrund erst ein, wenn die Kundenerwartungen übertroffen werden.

1.2 Dienstleistungsmarketing und Kundenorientierung als Erfolgsfaktoren des Krankenhauses

Das geschilderte Zukunfts- und Erfolgskonzept findet nun – wenn auch noch zögerlich – Eingang in das Gesundheitswesen. Dass hiernach Bedarf besteht, wird aus einer INFAS-Umfrage bei 2000 Einwohnern in Hessen deutlich (6), der zufolge in diesem Bundesland nur 14% der Befragten das deutsche Gesundheitssystem als patientenfreundlich bezeichnen. So fordert der Deutsche Berufsverband für Pflegeberufe mit Recht in seinem Positionspapier „Gesundheitswesen 2000“ u.a.: „Analog zu Wirtschaftsunternehmen ist in der Organisation des Gesundheitswesens mehr klientenorientiertes und marktwirtschaftliches Denken angebracht, nach dem Motto „Der Patient, der Bewohner oder Klient ist König“ (7).

Für den ambulanten Bereich wird u.a. empfohlen, mittels „kreativer Kundenbetreuung“ (8) die Wünsche der Patienten zu erkennen und darauf einzugehen. Gleichzeitig ändert sich auch das Selbstverständnis der hier tätigen Helferinnen. So denkt der Bundesverband der Arzt-, Zahnarzt- und Tierarzthelferinnen über eine neue Berufsbezeichnung nach, die „Medikantin“ (6). Hintergrund dieser Forderung ist, dass man sich als Ansprechpartner für Patienten und Arzt versteht, „als Dienstleistungserbringer, für die die Zufriedenheit des Patienten im Zentrum steht. Der Patient ist unser Kunde.“(9).
Dass mehr Kundenorientierung im Praxisbereich notwendig ist, zeigen die Ergebnisse einer Befragung (10) bei 490 Patienten, die ihren Hausarzt gewechselt haben. Vor allem mangelnde Information, geringe Zuwendung und unfreundliches Personal prägen bei den Befragten das Bild ihrer ehemaligen Praxis.

Hospital Customer Focus-Forschungsprogramm
„Analyse der Gründe für einen Hausarztwechsel“

Für den stationären Bereich wird die Perspektive aufgezeigt, dass das Krankenhaus der Zukunft ein modernes Dienstleistungsunternehmen sein wird, „das im Wettbewerb um sich wandelnde Patientenbedürfnisse steht.“ „Der Patient wird dabei immer mehr in die Rolle eines Kunden schlüpfen, der aus verschiedenen Leistungsangeboten auswählen wird.“ (11)

Die Ausgestaltung des Klinik-Leistungsangebotes geht dabei sogar soweit, dass das Krankenhaus ein „Zuhause auf Zeit“ werden (12) soll.
Diese Entwicklungseinrichtung rückt die Bewertung der Patienten, wie sich die

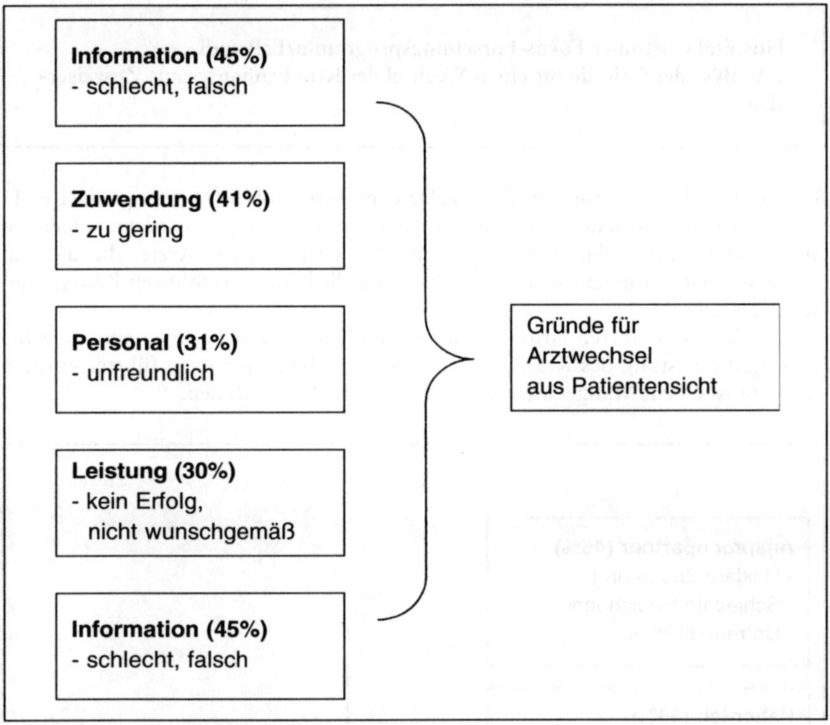

Krankenhausleistung auf ihre Gesundheit und ihre Zufriedenheit mit dem Service ausgewirkt hat, in den Mittelpunkt:

- Bekomme ich die adäquateste Behandlung?
- Werde ich gut behandelt?
- Wie geht man auf meine Wünsche ein?
- Was wird neben der Medizin für mich zusätzlich getan?
- Wie werden meine Belange im Rahmen der Organisation berücksichtigt?
- Bekomme ich Hilfestellung in Bezug auf den Umgang mit meiner Krankheit nach dem Klinikaufenthalt?

Eine solche Sichtweise verlangt eine deutliche Veränderung der Krankenhausarbeit, denn Patienten, Selbsthilfegruppen und Verbraucherorganisationen beklagen auch heute noch Verhaltensweisen im Krankenhaus, die durch „Entpersonalisierung („die Leber in Bett 10“), Gefühlsverneinung („Einer guten Schwester ist es egal, auf welcher Station sie arbeitet“), Aufspaltung der Schwester-Patient-Beziehung ... „ und „Undurchsichtigkeit der Zuständigkeitsverteilung“ (13) geprägt ist. Dienstleistungsmarketing und Kundenorientierung im Krankenhaus beschränken sich aber nicht nur auf den Patienten, sondern müssen auch die zuweisenden niedergelassenen Ärzte in die Betrachtung einschliessen.

Hospital Customer Focus-Forschungsprogramm/Fallstudie
„Analyse der Gründe für einen Wechsel des Krankenhauses aus Zuweisersicht"

Wie der Kunde „zuweisender niedergelassener Arzt" auf die zu geringe oder nicht adäquate Kundenorientierung eines Krankenhauses reagiert, wird im folgenden mit Ergebnis aufgezeigt. Dabei wurden 64 niedergelassene Ärzte, die die Zusammenarbeit mit einem Krankenhaus eingestellt hatten, nach ihren Beweggründen gefragt (14).

Die aufgeführten Gründe machen deutlich, dass nicht etwa eine schlechte Versorgungsleistung des Krankenhauses zu den Abwanderungen führte, sondern ausschliesslich ein Mangel an kundenorientierten Massnahmen.

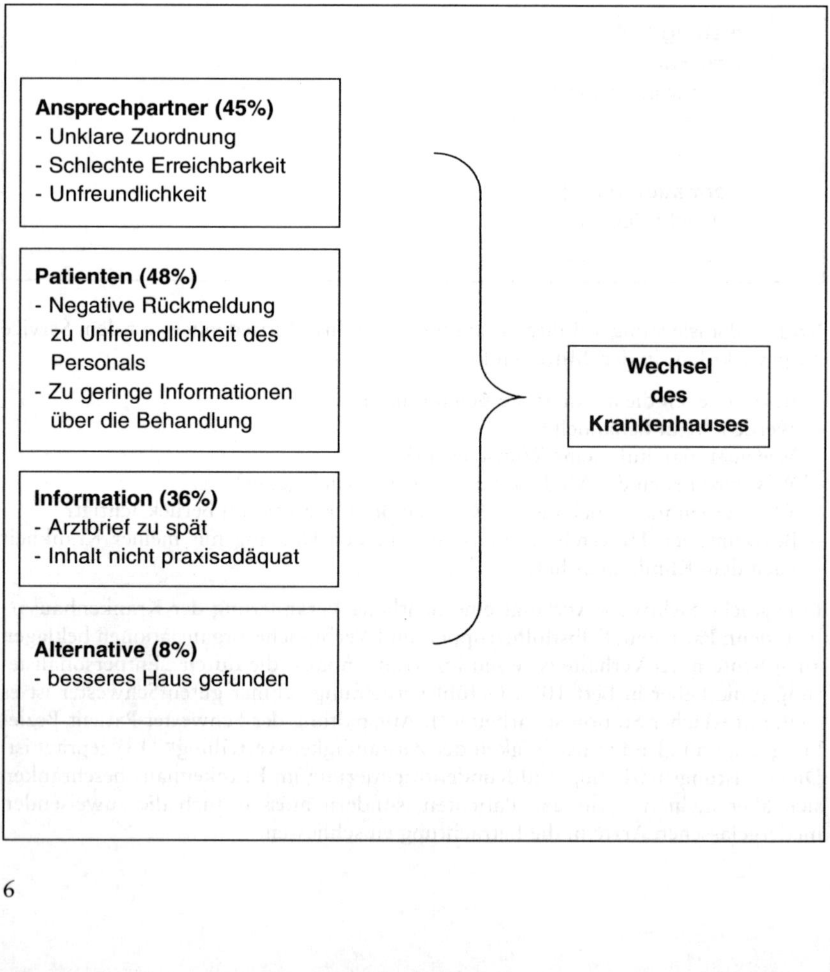

Neben der Änderung dieser Fakten ist es aber auch notwendig, dass die grundsätzlichen Verhaltensstrukturen aufgebrochen werden und alle Fachgruppen des Krankenhauses, einschliesslich der Verwaltung, unter dem Motto „one face to the customer" Dienstleistungs- und Beratungsaufgaben übernehmen (15). Da die hierfür notwendigen Fähigkeiten aber bislang nicht zu den Ausbildungsgängen gehören, erlebt das Angebot an Zusatzausbildungen, in denen vor allem betriebswirtschaftliches und Marketingwissen vermittelt werden z. B. zum Medical Manager (16) , z.Z. einen Boom.

Die Nachfrager- oder Kundenorientierung ist aus betriebswirtschaftlicher Sicht ein Teil der Absatzmarktorientierung (vgl. Abb. 2).
Sie umfasst die Ausrichtung der Unternehmenstätigkeit auf die Umfeldfaktoren (Demographie, rechtlicher Rahmen etc.), auf die Konkurrenz und auf die Öffentlichkeit. Die tatsächlichen Nachfrager eines Unternehmens sind hierbei ein Teil der Öffentlichkeit, die selbst wiederum das Reservoir der potentiellen Nachfrager bildet.

Wenn ein Krankenhaus sich für die unternehmerische Grundhaltung „Kundenorientierung" entscheidet, benötigt es einen darauf ausgerichteten Unternehmensführungsansatz. Das Dienstleistungsmarketing ist ein solcher Ansatz, der sich die Absatzmarkt- und Nachfragerorientierung zu eigen macht, um auf diese Weise die Ziele des Krankenhauses besser zu erreichen.

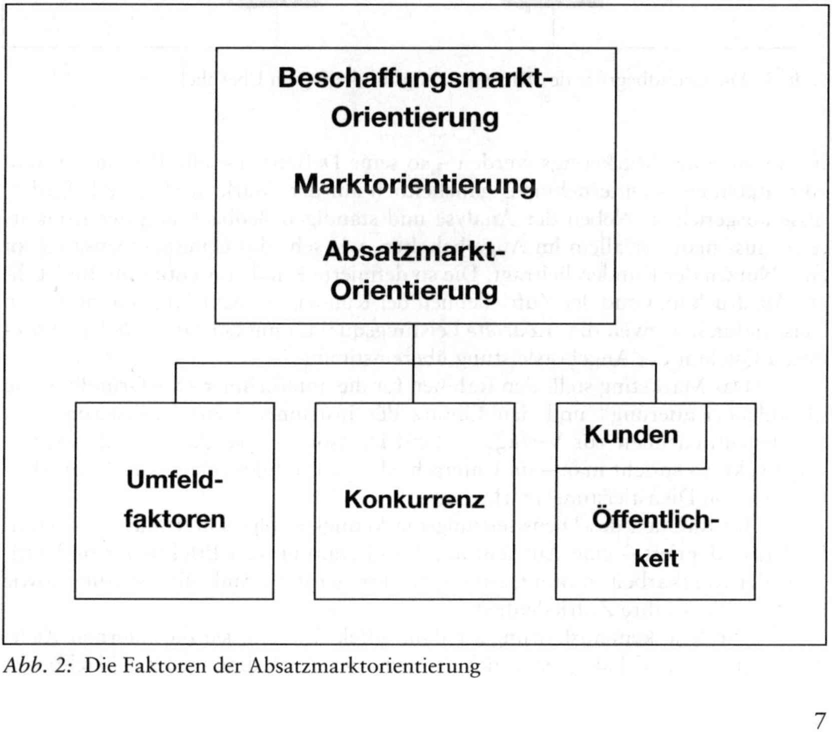

Abb. 2: Die Faktoren der Absatzmarktorientierung

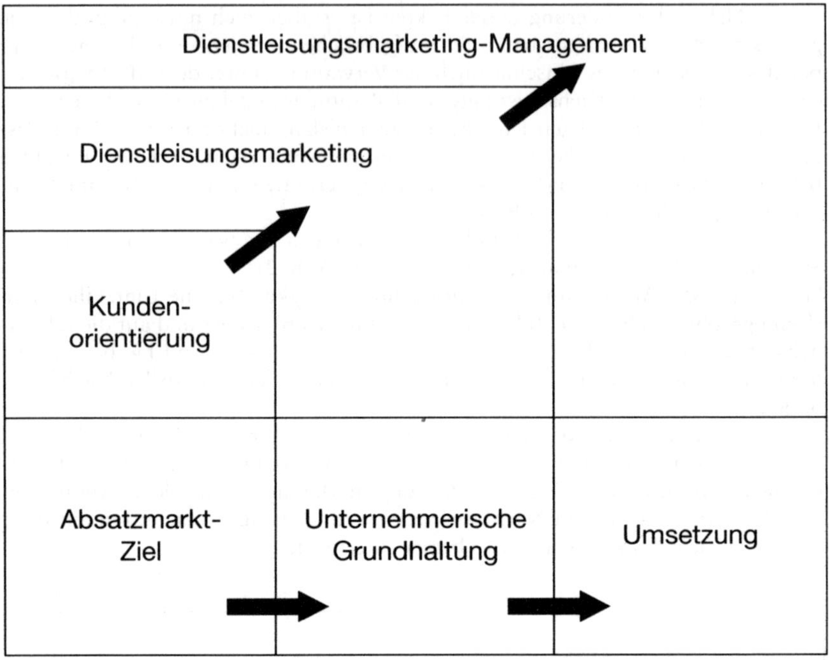

Abb. 3: Die Grundbegriffe des Dienstleistungsmarketing im Überblick

Im Rahmen des Marketings werden – so seine Definition – alle Ressourcen und Aktivitäten eines Unternehmens ganzheitlich auf den Markt und seine Erfordernisse ausgerichtet. Neben der Analyse und ständigen Beobachtung der Konkurrenz muss man vor allem im Auge behalten, wie sehr das Unternehmensangebot zum Nutzen der Kunden beiträgt. Die so definierte Kundenorientierung findet ihren Ausdruck im Grad der Zufriedenheit der Kunden mit dem Angebot. Sie ist ein Mass dafür, inwieweit die *erwartete* Leistungsqualität mit der *tatsächlich empfundenen* Qualität der Angebotsleistung übereinstimmt.

Das Marketing stellt den Rahmen für die unternehmerische Grundhaltung „Kundenorientierung" und den Einsatz der Instrumente zur Realisierung von Kundenzufriedenheit zur Verfügung. Sind Dienstleistungen das zentrale Marketingobjekt, so spricht man – im Unterschied zum Produkt- oder Non-Profit Marketing – von Dienstleistungsmarketing.

Im Rahmen des Dienstleistungsmarketings erfolgt somit – auf das Krankenhaus adaptiert – eine Ausrichtung der Gestaltung von Effektivität und Effizienz der Klinikarbeit in Bezug auf die Nachfrager der Krankenhausleitung sowie im Hinblick auf ihre Zufriedenheit.

Die Krankenhausleistung ist dann effektiv, wenn sie die internen Ziele, Möglichkeiten und Fähigkeiten mit den externen Anforderungen der Nachfrager

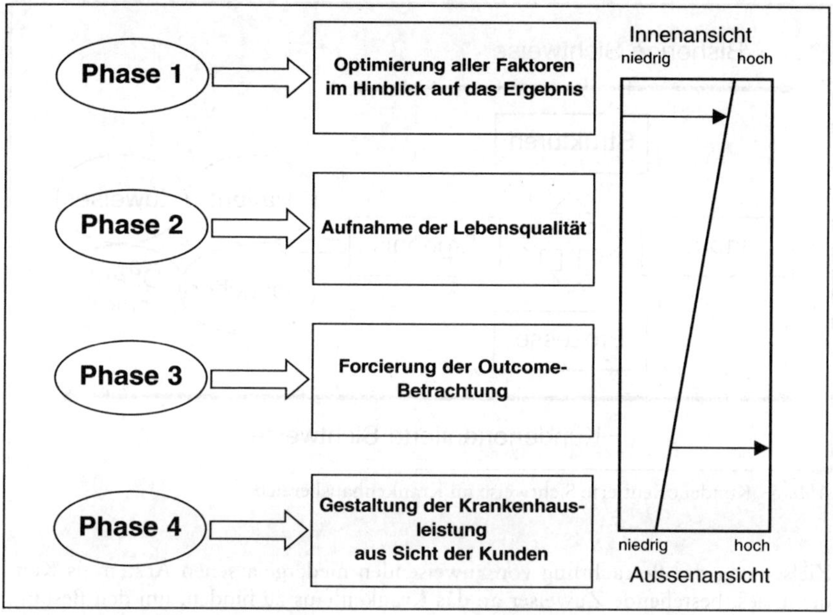

Abb. 4: Entwicklungsphasen des Krankenhaus-Dienstleistungsmarketings

verbindet, d.h. wenn die Erfüllung der intern aufgestellten Ziele zu einer Zufriedenheit der Nachfrager führt.

Die Entwicklung des Krankenhaus-Dienstleistungsmarketings in Bezug auf Patienten hat sich in mehreren Phasen abgespielt. In der „klassischen" Betrachtungsweise der Krankenhausarbeit ging es vor allem darum, den Input von Faktoren und Ressourcen im Rahmen der Strukturen und Prozesse zu optimieren, um ein bestmögliches Ergebnis bei den behandelten Patienten zu bewirken.

In einer zweiten Phase wurde der Aspekt der Lebensqualität der Patienten in die Betrachtung integriert und anschliessend durch die Aufnahme der Wünsche und Erwartungen der Patienten in die Outcome-Betrachtung erweitert.

Die letzte und aktuelle Phase besteht in der Gestaltung der Krankenhausleistung aus Sicht aller Nachfrager von Krankenhausleistungen und in der Bestimmung des gesamten Dienstleistungs-Outcomes des Krankenhauses (Abb. 4).

Der Ansatz der Kundenorientierung öffnet den Blick über den Patienten hinaus auch auf niedergelassene Ärzte, die für den Erfolg des Krankenhauses entscheidend sind, da nur bei einer ausreichenden Anzahl von Zuweisungen – und vor allem der richtigen Krankheitsbilder – eine effektive Krankenhausarbeit überhaupt möglich wird. Um eine solche Zuweisungsqualität auch dauerhaft zu sichern, müssen gleichzeitig auch bislang nicht einweisende Ärzte in ihrer Funktion als potentielle Nachfrager in die Betrachtung einbezogen werden. Weitere Nachfragergruppen sind die Besucher sowie die Öffentlichkeit (vgl. Abb. 5).

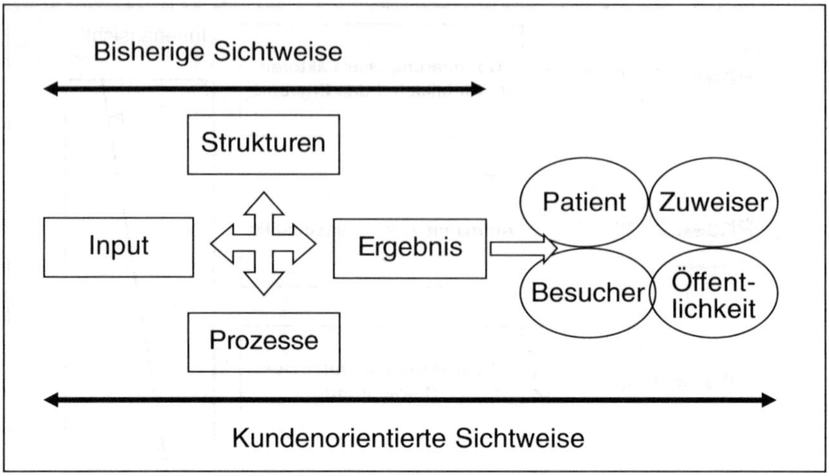

Abb. 5: Kundenorientierte Sichtweise im Krankenhausbereich

Zielsetzung der Betrachtung von zuweisenden niedergelassenen Ärzten als Kunden ist es, bestehende Zuweiser an das Krankenhaus zu binden, um den Bestand dieser wichtigen Beziehung zu wahren. Gleichzeitig müssen neue Kunden gewonnen werden, um ggf. wegfallende Zuweiser zu ersetzen und / oder das Zuweisungsvolumen auszuweiten. Um diese Ziele zu erreichen, muss Kundennähe bestehen, d.h. man muss wissen, wer überhaupt die tatsächlichen und potentiellen Kunden sind und was diese denken, fordern und wünschen, um mit den Leistungen einen möglichst grossen Kundennutzen – und damit Zufriedenheit – zu erzielen.

Die Gestaltung der Effektivität der Krankenhausarbeit im Hinblick auf die Nachfrager der Krankenhausleitung und in Bezug auf ihre Zufriedenheit mit dieser Leistung erfolgt im Rahmen des Dienstleistungsmarketing-Managements. Es umfasst Massnahmen wie z. B.

- die Analyse des Grades der Kundenzufriedenheit und ihrer Faktoren
- die Definition von Kundenzufriedenheitszielen und -standards als Bestandteil der strategischen Unternehmensziele
- die Ausrichtung aller Ressourcen und des organisatorischen Rahmens auf die Steigerung der Kundenzufriedenheit (Prozessorientierung)
- die Befähigung und Begeisterung der Mitarbeiter für kundenorientiertes Arbeiten
- den Einsatz von Instrumenten zur Erzeugung von Kundenzufriedenheit.

Im Rahmen des Dienstleistungsmarketing-Managements vollzieht sich der Abgleich zwischen dem „Eigenbild“ des Krankenhauses und dem „Fremdbild“ der Kunden. Dies macht gleichzeitig deutlich, dass der entscheidende Ansatzpunkt einer erfolgreichen Kundenpolitik nicht nur in der Ermittlung der des Ist-Zustandes

Nachfragerwünsche liegt, sondern vor allem in den daraus abgeleiteten Definitionen und Umsetzungen. Kundenorientierung führt nur zu Kundenzufriedenheit, wenn sie auch tatsächlich vom gesamten Krankenhaus gelebt wird.

Und hier liegt ein zentraler Ansatzpunkt dieses Konzeptes: Kundenzufriedenheit kann nur entstehen, wenn eingefahrene Routinen und tradierte Verhaltensweisen („Das haben wir doch immer so gemacht!“) aufgegeben werden. Zusätzlich ist es notwendig, über Informationen und Anreizsysteme Abwehrhaltungen zu beseitigen und Grundauffassungen zu ändern.

Die Realität zeigt jedoch, dass dies der schwierigste Schritt ist. Routinen und Verhaltensweisen dienen dazu, Sicherheit und Transparenz zu schaffen, aber auch zur Etablierung von „Machtnischen“. Ihre Aufgabe bedingt den Verlust dieser Faktoren und eine Neuverteilung von Aufgaben, Kompetenzen und Organisationsabläufen. Speziell im Krankenhausbereich sind solche Änderungen sehr schwierig zu vollziehen, da die Erfahrungen mit Umstrukturierungen sehr gering ausgeprägt sind. Viele Klinikgebilde bestehen schon – verbunden mit einem hierarchischen Führungsstil – seit Jahrzehnten und wurden nie in Frage gestellt. So ist es kein Wunder, dass Änderungen mit grösster Skepsis gesehen werden, ein endogener Änderungsbedarf selten oder Veränderungen erfolgen daher immer nur aufgrund exogener Einflüsse, die das Haus nicht ignorieren kann wie z. B. Fallzahlsenkungen oder der Wechsel von Entscheidungsträgern.

In Abhängigkeit von der Intensität dieser Veränderungen können in der Realität im Krankenhausbereich zwei grundlegende Formen der Kundenorientierung unterschieden werden. Zum einen gibt es die Kundenorientierung als „symbolische Politik“. Sie bezeichnet eine Grundhaltung, bei der Kundenorientierung proklamiert, aber nicht realisiert wird. Die Instrumente des Dienstleistungsmarketings dienen in diesem Zusammenhang lediglich dazu, die tradierten unternehmensinternen Sicht- und Handlungsweisen nach dem Motto „Say no with a smile“ gegen interne Zwänge so fortzuführen, dass die Internen und die Kunden es möglichst nicht merken.

Die zweite Grundform besteht in der Kundenorientierung als gelebtem Dienstleistungsprinzip. Dieser Ansatz basiert auf dem umfassenden und durchgängigen Willen, das Vertrauen der Kunden zu gewinnen und alles für ihre Zufriedenheit zu tun.

Die Forderung nach der Änderung von Verhaltensweisen und Routinen betrifft im übrigen sowohl die Mitarbeiter als auch viele Führungsverantwortliche, die sich ebenso durch falsche Eigenbilder auszeichnen können: „Wir brauchen unsere Patienten nicht zu befragen. Wir haben eine ganz niedrige Beschwerdequote“ ist ein Standardargument im Dienstleistungssektor. Greift man auf die Erfahrung zurück, dass sich – über alle Branchen betrachtet – lediglich 5% bis 10% der Kunden beschweren, wird deutlich, wie wenig geeignet solche Indikatoren sind, die Qualität des praktizierten Dienstleistungsmarketings zu messen. Noch weniger bekannt ist, dass Unzufriedenheit sechsmal häufiger an Dritte weitergegeben wird als Zufriedenheit. Im Krankenhausbereich liegt diese Multiplikationsquote sogar bei elf Negativkontakten im Vergleich zu vier positiven Multiplikationen. Und nicht nur diese Relation legt nahe, auch im Krankenhaus Kundenorientierung zu praktizieren.

1.3 Das Hospital Customer Focus-Programm©

Die Entwicklung und Umsetzung eines hierfür notwendigen Dienstleistungsmarketing-Konzeptes für das Krankenhaus bedingen die Realisierung einer ganzen Reihe von Aktionen. Krankenhäuser nehmen oft von einer Projektinitiierung Abstand, weil ihnen nicht etwa der Wille fehlt, sondern meist aufgrund einer mangelnden Einschätzbarkeit des Arbeitsaufwandes oder fehlenden Wissens über die Aufeinanderfolge der Massnahmen. Eine Hilfestellung bietet das Hospital Customer Focus-Programm©, kurz HCF-Programm. Es ist das Ergebnis einer langjährigen praktischen Beschäftigung mit der Implementierung von Dienstleistungsmarketing-Konzepten im Krankenhausbereich.

Es besteht aus zwei Grundelementen, dem Forschungs- und dem Umsetzungsprogramm (vgl. Abb. 6).

Das HCF-Forschungsprogramm untersucht die Zielsetzung, die Bedingungen sowie die Gestaltungsfaktoren, die für die Dienstleistungsmarketing-Arbeit des Krankenhauses wichtig sind und liefert u.a. Erkenntnisse zu Fragen wie:

- Was erwarten die verschiedenen Kundengruppen von der Krankenhausleistung?
- Welche Ziele können mit einer kontinuierlichen Dienstleistungsmarketing-Arbeit erreicht werden?
- Wie werden Dienstleistungsmarketing-Instrumente am besten gestaltet, um erfolgreich wirken zu können?

Das HCF-Umsetzungsprogramm stellt dem Krankenhaus-Praktiker auf der Basis der Erkenntnisse des Forschungsprogrammes alle zum Aufbau eines Dienstleistungsmarketing-Konzeptes benötigten Hilfen zur Verfügung (Abb. 7).
Zum ersten ist das Umsetzungsprogramm eine Arbeitsphilosophie, die Krankenhausarbeit konsequent, zielgerichtet, aber unkompliziert auf das Dienstleistungsmarketing auszurichten. Diese Arbeitsphilosophie beinhaltet das notwendige Hintergrundwissen zum Thema „Dienstleistung“ und „Marketing“ im Krankenhaus.

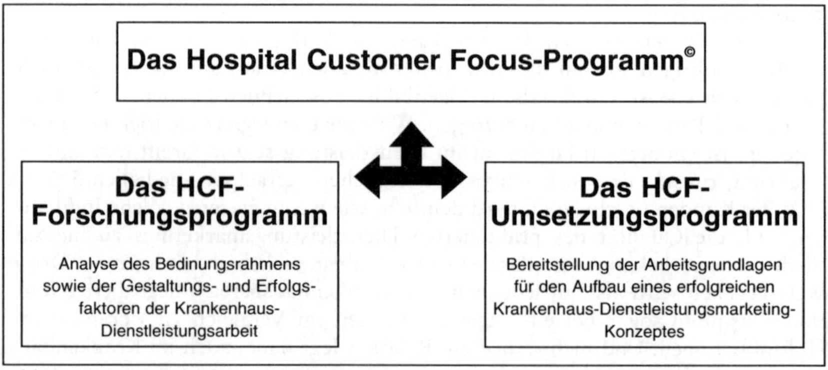

Abb. 6: Die Bestandteile des HCF-Programmes

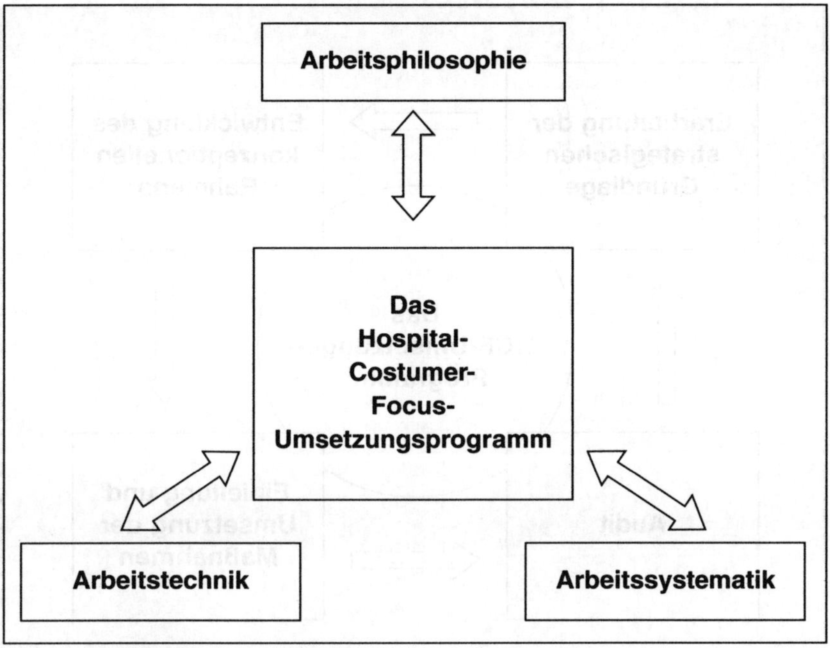

Abb. 7: Das HCF-Umsetzungsprogramm

Zum zweiten stellt das Programm für die praktische Umsetzung der Dienstleistungsmarketing-Idee eine adäquate Arbeitssystematik zur Verfügung. Sie besteht aus einem Programm mit einzelnen Arbeitsschritten, die im Verlauf des Buches näher beschrieben werden, zuzüglich der Arbeitstechniken, die eine auf den Krankenhausalltag abgestimmte Umsetzung des Dienstleistungskonzeptes ermöglichen.

Das Programm wurde vor dem Hintergrund entwickelt, dass ein Grossteil der Probleme im Krankenhaus den Verantwortlichen durchaus bewusst ist, und dass es hierfür eine ganze Reihe von Lösungsansansätzen gibt, die oftmals aber wegen fehlenden Hintergrund- und Detailwissens nicht zur Anwendung kommen. Das Dienstleistungsmarketing ist hierfür ein typisches Beispiel: Management und Marketing sind als Disziplinen in die Krankenhausarbeit vorgerückt, ohne dass diejenigen Personen, die diese Methoden anwenden sollten, während ihrer Ausbildung oder im Laufe der Arbeit mit ihnen vertraut gemacht wurden. So steht mit dem Dienstleistungsmarketing nun ein Problemlösungsansatz zur Verfügung, der aber nicht adäquat eingesetzt werden kann. Hier setzt das HCF-Programm mit seinen Aktionsbausteinen ein (vgl. Abb. 8):

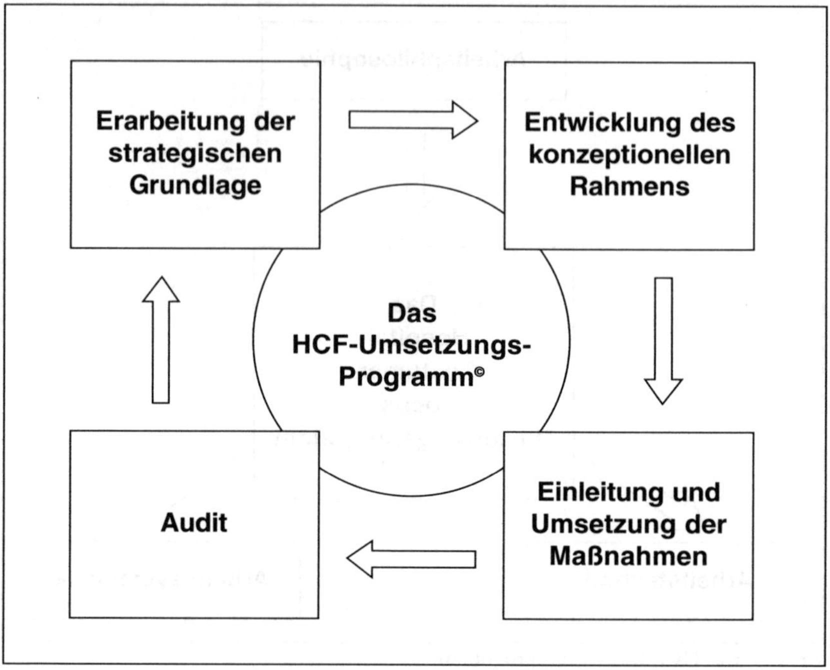

Abb. 8: Die Aktionsbausteine des HCF-Umsetzungsprogrammes

Aktionsbaustein 1: Erarbeitung der strategischen Grundlage

Zunächst muss eine strategisch ausgerichtete Grundlage für den Auf- oder Ausbau des Dienstleistungsmarketings geschaffen werden. Hierfür ist es notwendig, das grundsätzliche Vorhaben zu beschreiben und die mit ihrer Erreichung verbundenen Probleme und Fragestellungen im Rahmen der Dienstleistungsphilosophie zu definieren. Zusätzlich ist es notwendig, eine erste Analyse der eigenen Dienstleistungs- und Kundenorientierungssituation vorzunehmen. Abgeleitet aus der Unternehmensstrategie des einzelnen Hauses umfasst dieser Aktionsbaustein,

- eine Festlegung der Ziele, die mit dem Dienstleistungsmarketing-Management verfolgt werden sollen,
- die Methodik der Implementation (z. B. mit Hilfe interaktiver Workshops) sowie
- die Fixierung des generellen Umsetzungsrahmens (Zeit, Verantwortlichkeiten).

Hinzu kommt die Festlegung des budgetären Rahmens, denn der Aufbau eines umfassenden Kundenzufriedenheits-Managementkonzeptes verursacht Kosten. Hierbei handelt es sich zum einen um direkte Kosten, wenn z. B. bauliche Veränderungen notwendig sind, zum anderen um indirekte Kosten, die beispielsweise durch Arbeitsausfall aufgrund von Schulungen o.ä. entstehen.

Insgesamt kann durch eine detaillierter Planung und ein professionelles Projektmanagement vor dem Hintergrund des zu erwartenden Produktivitätsschubes für das Krankenhaus immer eine positive Kosten-Nutzen-Relation erzielt werden.

Aktionsbaustein 2: Entwicklung des konzeptionellen Rahmens

Anschliessend werden auf Basis einer Umfeldalanlyse und einer Zusammenstellung der Stärken und Schwächen der eigenen, gegenwärtigen Dienstleistungsmarketingarbeit die konkreten Dienstleistungsmarketingziele festgelegt, die Positionierung entwickelt und die Instrumenten-Kategorien des Marketing-Mix-Einsatzes im Hinblick auf die relevanten Zielgruppen beschlossen.

Aktionsbaustein 3: Einleitung und Umsetzung der notwendigen Massnahmen

Vor dem „Feintuning" des Einsatzes der Dienstleistungsmarketing-Instrumente ist es im Hinblick auf jede Zielgruppe zunächst notwendig, das „Eigenbild" des Krankenhauses über sein Leistungsangebot und dessen Qualität mit dem „Fremdbild" der Kundengruppen zu vergleichen sowie Stärken und Schwächen der Krankenhausleistung aus Kundensicht zu identifizieren.

Auf der Basis der Analyseergebnisse kann dann die konzeptionelle Struktur mit Inhalten gefüllt und umgesetzt werden. Grundsätzlich ist dieser Schritt um so erfolgreicher, je früher die Mitarbeiter in das Gesamtprojekt einbezogen werden und Möglichkeiten der Mitgestaltung haben (kooperative Implementierung).

Aktionsbaustein 4: Audit

Die Orientierung an der Kundenzufriedenheit ist ein dynamischer Prozess, der durch ein begleitendes kontinuierliches Monitoring ausgewählter Parameter kontrolliert werden muss, um so zu erkennen, welche Effekte durch Dienstleistungsmarketing-Instrumente entstanden sind, wo es weitere Optimierungsmöglichkeiten gibt und ob das angestrebte Zufriedenheitsniveau auch aufrechterhalten bleibt bzw. gesteigert wird.

Über diesen Mechanismus bewirken Kundenorientierung und Dienstleistungsmarketing eine kontinuierliche Effizienz- und Qualitätssteigerung, da das System des Kundenzufriedenheits-Managements mit seiner Audit-Komponente eine ständige Überprüfung ermöglicht und eine Anpassung der internen Qualitätsstandards der Krankenhaus-Gesamtleistung sicherstellt.

In folgendem wird der Zusammenhang zwischen den o.a. Aktionsbausteinen des HCF-Umsetzungsprogrammes, den zugeordneten Arbeitsschritten und den jeweils verfügbaren empirischen Hintergrundinformationen gezeigt, die das HCF-Forschungsprogramm liefert. Alle Arbeitsschritte und ergänzenden Informationen werden im weiteren Verlauf des Buches detailliert beschrieben. Einen Einstieg in das Thema und eine Verdeutlichung, in welcher Form die einzelnen Arbeitsschritte eine konkrete Unterstützung der Umsetzung des Dienstleistungsmarketing-Konzeptes bieten, demonstriert der erste Arbeitsschritt.

Aktionsbausteine	**Arbeitsschritte des Umsetzungsprogramms**	**Projekte des Forschungsprogrammes**
Grundlagen	Studienprojekt „Analyse der Gründe für einen Hausarztwechsel“ Fallstudie „Situation und Perspektive der Dienstleistungsmarketing-Arbeit im Krankenhaus“ Studienprojekt „Einstellungen von Entscheidern im Krankenhaus zu einer standardisierten Publikumsinformation über die Struktur und das Leistungsspektrum deutscher Krankenhäuser“	
I Erarbeitung der strategischen Grundlage	1 Analyse des „Dienstleistungs-Status-Quo“	
	2 Entwicklung einer Dienstleistungsphilosophie	Fallstudie „Bestandteile von Krankenhaus-Dienstleistungs-Philosophien“
II Entwicklung des konzeptionellen Rahmens	3 Informationsbeschaffung über das Dienstleistungsmarketing-Umfeld: Die Plus-Minus-Analyse 4 Formulierung der Dienstleistungsmarketing-Ziele	Fallstudie „Plus-Minus-Analyse“
	5 Entwicklung einer Positionierung	
	6 Zielgruppenmanagement	Fallstudien „Möglichkeiten des Zielgruppenmanagements“
	7 Bestimmung des Marketing-Mix	Fallbeispiel „Einstufige Kommunikation einer Abteilung für Frauenheilkunde/Geburtshilfe”
III Einleitung und Umsetzung der notwendigen Maßnahmen	8 Analyse der Mitarbeiterzufriedenheit	Fallstudie „Analyse der Mitarbeiterzufriedenheit“
	9 Gestaltung der Mitarbeiterzufriedenheit	Fallbeispiel „Grundsätze der Führung und Zusammenarbeit in Krankenhaus X” (Auszug)
	10 Analyse der Patientenzufriedenheit	Fallbeispiel „Vergleich der Beurteilung von Krankenhausleistungs-Merkmalen aus Patienten- und Arztsicht“ Studienprojekt „Beurteilung und Akzeptanz von Krankenhausbefragungen aus der Sicht von Patienten“ Studienprojekt „Beurteilung und Akzeptanz von Patientenbefragungen durch Krankenhäuser“
	11 Gestaltung der Patientenzufriedenheit	Studienprojekt „Multiplikatorwirkung von Patienten” Studienprojekt „Patientenanforderungen an die Dienstleistung des Krankenhauses”

Aktionsbausteine	Arbeitsschritte des Umsetzungsprogramms	Projekte des Forschungsprogrammes
	12 Analyse der Zuweiserzufriedenheit	Fallstudie „Beurteilung und Akzeptanz von Krankenhausbefragungen aus der Sicht niedergelassener Ärzte“ Studienprojekt „Analyse der Kooperationsmechanismen zwischen Kliniken und niedergelassenen Ärzten aus Krankenhaussicht“ Studienprojekt „Analyse des Dienstleistungsmarketing-Instrumentes“ „Arztbrief“ aus der Sicht niedergelassener Ärzte“ Fallstudie „Analyse der Gründe für einen Wechsel des Krankenhauses aus Zuweisersicht“ Analyse der Zufriedenheit des Praxispersonals mit Krankenhäusern
	13 Gestaltung der Zuweiser-Zufriedenheit	Fallstudie „Anforderungen zuweisender niedergelassener Ärzte an die Dienstleistung des Krankenhauses“
	14 Analyse der Besucherzufriedenheit	Fallstudie „Faktoren der Besucherzufriedenheit“
	15 Gestaltung der Zuweiserzufriedenheit	
	16 Analyse des Krankenhaus-Images in der Öffentlichkeit	
	17 Gestaltung des Krankenhausimages in der Öffentlichkeit	Fallstudie „Unterstützung einer Positionierung durch Pressearbeit“
IV Audit	18 Der P.E.M.-Audit	Fallstudie „Erhöhung der Zuweisungsintensität für eine angiologisch spezialisierte Abteilung“ Fallstudie „Aufbau eines Kunden-Management-Konzeptes für ein Allgemeinkrankenhaus“ Fallstudie „Bekanntmachung eines neuen Therapieschwerpunktes Fallstudie „Dienstleistungsmarketing-Erfolgskontrolle am Beispiel zweier konkurrierender Krankenhäuser“ Fallstudie „Effekte der Einführung eines Dienstleistungsmarketing-Konzeptes für Patienten“

Hospital Customer Focus-Umsetzungsprogramm©
Arbeitsschritt 1: Analyse des „Dienstleistungsmarketing-Status-Quo“

Der Initialschritt im Hinblick auf die Umsetzung des Zieles Kundenorientierung besteht darin, die aktuelle Krankenhaus- oder Abteilungssituation auf den Grad der Etabliertheit von Marketing- und Kundenorientierung zu untersuchen. Diese kann ohne grossen Aufwand durch die Beantwortung der zehn Fragen des folgenden Arbeitsblattes schnell überprüft werden.

	Antwortkategorien Zutreffendes bitte ankreuzen			
	Ja	Ansatzweise	In	Nein
Ist Kundenorientierung ein allen Mitarbeitern bekanntes und von allen getragenes Arbeitsprinzip?				
Dominiert die Ausrichtung auf zufriedene Kunden die Arbeit?				
Sind die Kunden bekannt (z. B. einweisende niedergelassene Ärzte)?				
Ist bekannt, welche Anforderungen die Kunden an die Krankenhausarbeit stellen?				
Wird Kundenorientierung als dynamisches Geschehen gesehen, d.h. werden die Kundenwünsche regelmässig analysiert und das Krankenhausgeschehen darauf abgestimmt?				
Lohnt es sich für die Mitarbeiter, kundenorientiert zu handeln?				
Führt Kundenkritik zu Verhaltens- oder Organisationsänderungen?				
Wird in der Alltagsarbeit die nach aussen kommunizierte Kundenorientierung auch tatsächlich realisiert?				
Werden die Erfahrungen des kundenorientierten Arbeitens systematisch erhoben, ausgewertet und aus den Ergebnissen Konsequenzen gezogen?				
Stimmen Mitarbeiterzufriedenheit und Betriebsklima als wichtigste Grundlagen der Kundenzufriedenheit?				

Wenn zur Beantwortung der Fragen die jeweils am ehesten zutreffende Antwortkategorie angekreuzt wird, lässt sich nicht nur der „Dienstleistungsmarketing-Status-Quo“ bestimmen, sondern es können auch Schwerpunkte der zukünftigen Arbeit identifiziert werden. So kommt es in der Praxis häufig vor, dass die Dienstleistungsmarketing-Strategie zwar allen Mitarbeitern bekannt ist, man aber noch keine detaillierten Daten über die zuweisenden niedergelassenen Ärzte hat. So lassen sich mit Hilfe des Fragenkataloges – neben der Bewusstmachung für die gegenwärtige Situation – auch erste Arbeitsprioritäten identifizieren.

1.4 Die Umsetzungsrealität

Nachdem bislang die Möglichkeiten des Dienstleistungsmarketings im Krankenhaus aufgezeigt wurden, wird im folgenden die derzeitige Umsetzungsrealität untersucht.

Will man sich hierzu einen Überblick verschaffen, so kann man zunächst einen Blick auf den aktuellen Stand der Diskussion in den Fachmedien werfen (17). Hier wird proklamiert, dass Krankenhäusern – wollen sie erfolgreich sein – nichts anderes tun können, als sich zu ökonomisch ausgerichteten, nach strikten betriebswirtschaftlichen Kriterien geführten Dienstleistungsunternehmen zu wandeln und sowohl untereinander als auch mit anderen Anbietern von Gesundheitsleistungen in einen Wettbewerb zu treten. Hierdurch – so die Meinung – entsteht die Notwendigkeit, Handlungsweisen, Entscheidungsprozesse und Aufgaben der Verantwortlichen zu verändern.

Der o.a. Umwandlungsprozess wird durch vier Aktionsbereiche (17) charakterisiert:

- Um ein marktfähiges Angebot bereitzustellen, wird eine strategische Planung benötigt, die Vorgaben für eine deckungsbeitragsorientrierte Leistungserbringung beinhaltet
- Über die Implementierung eines modernen Kosten- und Finanzmanagements müssen nicht nur Kosten- und Leistungstransparenz geschaffen, sondern auch Frühwarnindikatoren bereitgestellt werden.
- Um eine moderne Krankenhauspolitik betreiben zu können, wird zusätzlich ein modernes Managementsystem benötigt, das mit Hilfe flexibler aufbau- und ablauforganisatorischer Strukturen, Anreizsystemen, Motivationsfaktoren und sozialer Kompetenz den notwendigen Realisierungsrahmen sicherstellt.
- Das Managementsystem benötigt eine adäquate Informationsarchitektur, mit deren Hilfe alle Patienten- und Unternehmensdaten gesammelt, verdichtet und bereitgestellt werden.
- Die aus den angeführten Faktoren entstehende Leistungsqualität muss den Kunden des Krankenhauses bewusstgemacht werden. Gleichzeitig ist es notwendig, die Nachfrage auf die im Rahmen der Strategie festgelegten Leistungsschwerpunkte auszurichten.

Soweit die Literaturrecherche. Aber wie weit ist das Problembewusstsein für die geschilderten Zusammenhänge im Krankenhausbereich wirklich ausgeprägt? Und: Welche Konsequenzen werden – hierauf aufbauend – gezogen?

Hospital-Customer-Focus-Forschungsprogramm / Fallstudie „Situation und Perspektive der Dienstleistungsmarketing-Arbeit im Krankenhaus"

Zu diesem Thema wurden – nach Durchführung einer Pilotstudie (17) – 420 weitere Verwaltungsleiter und Chefärzte befragt. Dabei wurden die Pilotergebnisse durch die Haupterhebung bestätigt. Für 89% der Befragten ist Dienstleistungsmarketing eine zentrale Aufgabenstellung der nächsten Zeit, weil (Mehrfachnennungen):

- man grundsätzlich der Überzeugung ist, dass es ohne Dienstleistungsmarketing nicht mehr möglich sein wird, sich im Umfeld der Gesundheitsleistungsangebote zu behaupten (62 %),
- Patienten immer anspruchsvoller werden (56%),
- man hofft, mit Marketing und Kundenorientierung Wettbewerbsvorteile nicht nur im stationären Sektor ausbauen zu können (51%),
- Nachbarhäuser bereits marketingaktiv sind (42%),
- im Hinblick auf die Zusammenarbeit mit einweisenden Ärzten neue Wege gesucht werden (31 %).

64% der Befragungsteilnehmer berichteten über konkrete Einzelmassnahmen, die bereits umgesetzt wurden. Als Beispiele wurden – wie auch in der Initialstudie – hauptsächlich die Durchführung eines „Tages der offenen Tür", die Organisation einer Kunstausstellung oder die Herausgabe einer Hauszeitschrift angeführt.

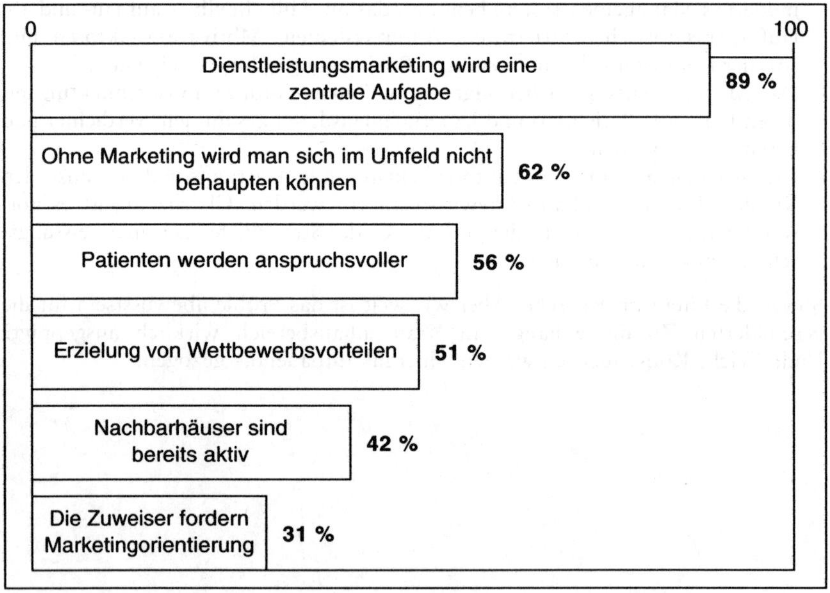

Aus der Einzelbewertung ausgewählter Bereiche des Dienstleistungsmarketing nach der Wichtigkeit, die jedem Bereich grundsätzlich für den zukünftigen Erfolg ihres Krankenhauzugemessen wird und der Dringlichkeit einer Umsetzung ergibt sich folgendes Portfolio:

Entwicklung einer Krankenhaus-Kommunikationsstrategie

- **Marktforschung**
  (1) Markt- und Zielgruppenstruktur
  (2) Kundenzufriedenheitsstruktur
  (3) Konkurrenzstruktur

- **Strategie**
  (4) Marketing-Kommunikationsziele
  (5) Positionierung
  (Wie soll sich das Krankenhaus mit seinem Leistungsangebot darstellen?)
  (6) Corporate Design
  (Wie soll das Haus visuell nach aussen auftreten?)
  (7) Instrumente
  (Auf welchen Wegen sollen die Zielgruppen angesprochen werden?)

Ableitung eines Krankenhaus-Kommunikationskonzeptes im Hinblick auf Niedergelassene Ärzte

(8) **Bereich „Information"**

Information über das Krankenhaus und seine Leistungen, z. B. über Klinik- bzw. Abteilungsbroschüren, Mailings oder den Entlassungsbrief.

(9) **Bereich „Kooperation"**

Massnahmen zur konkreten Zusammenarbeit, um durch persönliche Kontakte ein Vertrauensverhältnis herzustellen, die Patientenversorgung zu verbessern und für beide Seiten Effizienzspielräume zu erschliessen (kontinuierlicher Patientenzufluss), z. B. durch Veranstaltungen oder Organisationshilfen.

- **Patienten**

  (10) Kommunikationsinstrumente bei der Aufnahme
  (z. B. Übermittlung der Krankenhaus-Leistungsphilosophie beim Erstkontakt, Hotelrezeptions-Charakter etc.)
  (11) Kommunikationsinstrumente während des Aufenthaltes
  (z. B. Aufklärungshilfen und Compliance-Unterstützung, Patientenradio und -fernsehen, Kommunikationsschulung für Mitarbeiter)
  (12) Kommunikationsinstrumente bei der Entlassung
  (z. B. Durchführung von Patientenbefragungen)

- **Öffentlichkeit**
  (13) Direkte Kommunikation mit Besuchern
  (z. B. Besucherzeitschrift oder Wegeleitsysteme)
  (14) Instrumente zur Kommunikation mit der Öffentlichkeit
  (Optimierung der Telefonzentrale, Durchführung eines „Tages der offenen Tür“ etc.)
  (15) Indirekte Ansprache der Zielgruppen: Pressearbeit

Institutionalisierung der Krankenhaus-Kommunikation

(16) Einführung der Planstelle eines Krankenhaus-Kommunikationsmanagers

An erster Stelle stehen – dies bestätigt auch die Hauptstudie – für die befragten Teilnehmer Marktforschung und strategische Entscheidungen (A), gefolgt von Massnahmen im Hinblick auf niedergelassene Ärzte (B) und Kommunikationsmassnahmen für die Patienten während des Aufenthaltes. An dritter Stelle steht der Einsatz von Instrumenten der Presse- und Öffentlichkeitsarbeit (C), gefolgt von patientenorientierten Massnahmen bei Aufnahme und Entlassung.

Insgesamt ergab sich, dass umfassende Dienstleistungsmarketing-Massnahmen bislang nur in geringem Umfang umgesetzt wurden. Als Gründe wurden hierfür angeführt:

- es fehle nach Angabe von 81% der Befragten vor allem an methodischem Wissen und der Kenntnis praktischer Instrumente,

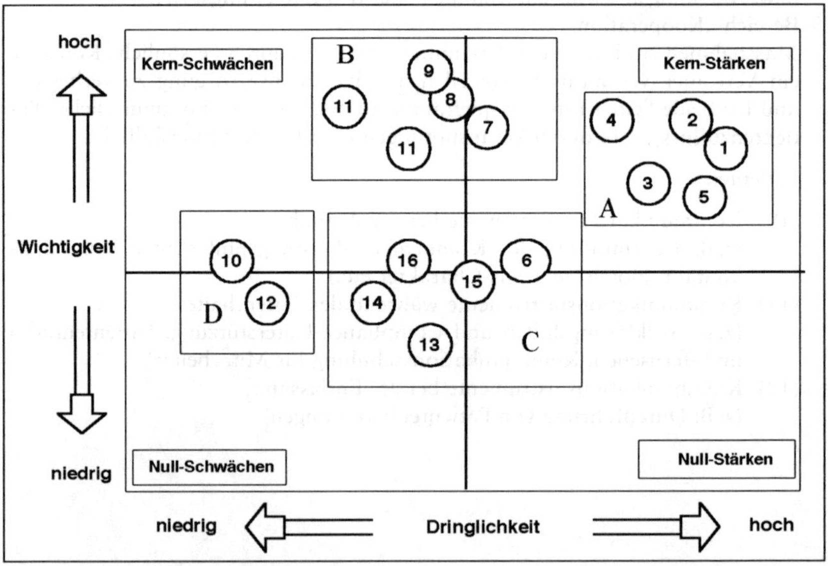

Abb. 9: Wichtigkeits-/Dringlichkeits-Matrix

– man hat im Arbeitsalltag keine Zeit aufgrund einer zu starken Belastung durch andere Arbeiten (54%),
– es existieren Widerstände im eigenen Haus (48%).

Diese Ergebnisse (hohe Nutzenerwartung für die Zukunft, geringe Durchgängigkeit von Massnahmen in der Gegenwart) decken sich mit den Erkenntnissen, die beispielsweise eine Untersuchung der Hessischen Krankenhausgesellschaft zum Informations- und Kommunikationsverhalten von Krankenhäusern ermitteln konnte (18). So ist jede vierte hessische Klinik der Ansicht, dass die Presse- und Öffentlichkeitsarbeit in Zukunft noch stark steigen wird, 69% hatten bereits Schritte in Richtung Kundenorientierung in Form von Patientenbroschüren und -ratgebern unternommen.

Spricht man – unabhängig von solchen Untersuchungen – mit den Verantwortlichen in Verwaltung, ärztlichem Bereich und Pflege, so wird der Dienstleistungs-Marketingbegriff im Krankenhaus extrem polarisiert gesehen, ein „Mittelweg" existiert nicht: die Gegner lehnen ihn vollständig ab, die Befürworter stellen seine gegenwärtige und zukünftige Bedeutung heraus. Wesentlich für Akzeptanz oder Ablehnung ist die Beantwortung der Frage, inwieweit „Patientenversorgung als Leistungsprozess und als Angebot innerhalb eines Marktes" (19) verstanden und akzeptiert wird.

Die Argumente gegen einen Marketingeinsatz sind vielfältig. Oftmals basieren sie auf der Tatsache, dass der Begriff „Marketing" viele im Krankenhausbereich Tätige abschreckt, vor allem aufgrund von Assoziationen des Begriffes mit bunter, schreiender Werbung und aufdringlichen Vertretern sowie aufgrund der Annahme einer grundsätzlichen Unverträglichkeit mit dem medizinischen Auftrag. Häufig wird der Ansatz der Kundenorientierung auch ohne jegliche Wertung auf eine andere Ebene transferiert, indem man die Verwaltung oder Geschäftsleitung als für die Umsetzung verantwortlich identifiziert.
Die Gegenargumente lassen sich insgesamt zu sieben Schwerpunkten verdichten:

– Argument 1: „Marketing ist etwas für Industrie- und Handelsunternehmen!"
– Argument 2: „Krankenhäuser dürfen doch gar nicht werben" „
– Argument 3: „Wir setzen lieber auf „griffige" Grössen wie Qualität und Effizienz!"
– Argument 4: „Der im Rahmen von Marketingaktivitäten verwendete Kundenbegriff ist auf Patienten oder zuweisende niedergelassene Ärzte nicht anwendbar!"
– Argument 5: „Gute Medizin ist bereits Marketing genug!"
– Argument 6: Hat Krankenhausmarketing in Zeiten der Budgetierung noch Bedeutung für das Krankenhaus?
– Argument 7: Für so eine Zusatzbelastung haben wir keine Zeit!

Besonders auf das letzte Argument trifft man häufig, wenn Ärzte über das Thema „Dienstleistungsmarketing" reden. Und es ist sicherlich nicht unberechtigt. Die Länge der Arbeitszeit in Krankenhäuser, die Überstundenbelastung und Personalengpässe schränken vielerorts bereits Versorgungsaktivitäten ein, wie sollte hier noch Platz für Marketing sein?

Unbestritten ist, dass Ärzte häufig Arbeiten durchführen, die mit ihrer eigentlichen Aufgabe nichts zu tun haben, wie z. B. Briefe schreiben oder nach Unterlagen recherchieren. Ist damit das Ende des Dienstleistungsmarketings erreicht, ehe es überhaupt begonnen hat? Greift man auf die Untersuchungsergebnisse von Unternehmensberatungen in Krankenhäusern oder auch des Marburger Bundes (20) zurück, so kommt eine dritte Dimension hinzu: die Organisationsdefizite im Klinikbetrieb. Insgesamt – so könnte der Eindruck entstehen – eine ausweglose Situation. Aber die „keine-Zeit-für-Dienstleistungsmarketing“-Diskussion geht von der falschen Annahme aus, dass Dienstleistungsmarketing etwas ist, was auf die Verantwortlichen zusätzlich zukommt. Vielmehr besteht der Ansatz darin, Bestehendes zu verändern. Natürlich benötigt der Umstellungsprozess zusätzliche Energien, die jedoch dadurch kompensiert werden, dass u.a. alle organisatorischen Abläufe überprüft und – wenn notwendig – harmonisiert werden, so dass Reibungsverluste und Defizite dezimiert werden können. Dienstleistungsmarketing vermag somit zwar nicht, die Arbeit insgesamt zu verringern, aber es trägt dazu bei, dass sie effizienter und „arbeitskraftschonender“ erledigt werden kann.

Ein anderes Problem – und damit auch ein entscheidender Grund für die starke Polarisierung – besteht darin, dass über die Definition und die Inhalte des Begriffes „Marketing“ z. T. keine einheitliche oder gar keine Meinung besteht. Dies zeigen auch die folgenden Zitate, die im Rahmen der Beratung von Krankenhäusern zu Marketingprojekten typischerweise von den Verantwortlichen zur Konkretisierung ihrer Anliegen verwendet werden:

- „...Wir möchten etwas für das Image unseres Hauses tun...“
- „... Unsere Abteilung soll attraktiver werden...“
- „...Unsere Abteilung soll ein besseres Verhältnis zu den Einweisern bekommen...“
- „... Es wäre hilfreich, etwas mehr in der Presse vertreten zu sein...“
- „... Unser Personal soll kundenorientierter arbeiten...“
- „...Die Konkurrenz schläft nicht, wir müssen etwas für unsere Klinik tun...“
- „...Wir möchten gerne zuweisende niedergelassene Ärzte an unser Haus binden...“

Ebenso unterschiedlich wie die Formulierung dessen, was man mit „Marketing“ erreichen möchte, sind die Beweggründe, sich mit dieser Materie zu beschäftigen:

- die Beobachtung zunehmend negativer Ergebnisse (Patientenschwund, Beschwerden etc.),
- die Intuition, etwas tun zu müssen,
- das Erlebnis / die Erkenntnis, dass es eine regionale Konkurrenz-Situation gibt und / oder
- die Suche nach weiteren Effizienzspielräumen.

Diese Formulierungen und Beweggründe machen deutlich, warum der Dienstleistungstrend im Krankenhausbereich erst so spät aufkommt. Zum einen wird Marketing gar nicht als Gesamtkonzept verstanden, das das gesamte Krankenhaus umfasst und durchdringt, sondern über Einzelmassnahmen definiert. Zum zweiten sind sie Ausdruck der „Defizitorientierung“, die viele Kliniken in ihrer unter-

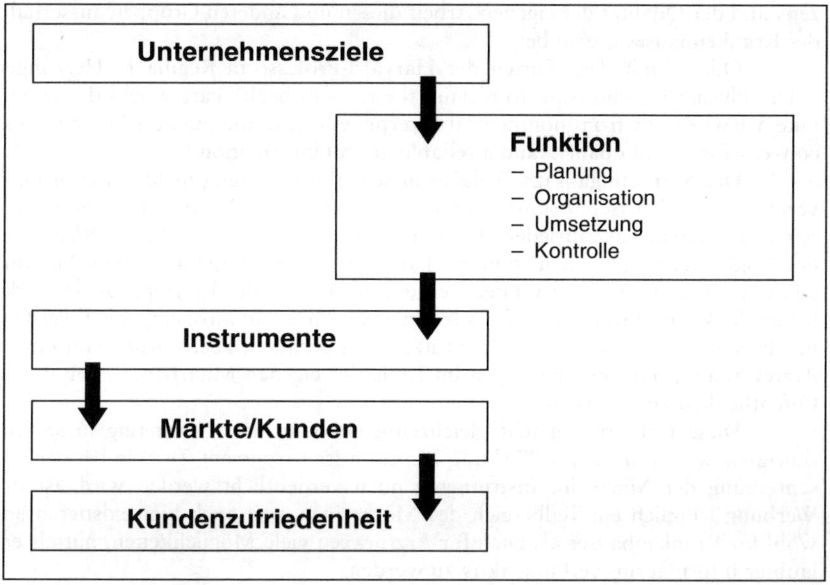

Abb. 10: Die Elemente der Marketingdefinition

nehmerischen Grundhaltung prägt. Aktivität entsteht erst reaktiv aufgrund von auftretenden Problemen, die dann mit dem Ziel gelöst werden, den ursprünglichen Zustand vor Problemauftritt wiederherzustellen. Erst in wenigen Fällen sind Ansätze zu potential- und chancenorientiertem Handeln im Krankenhausbereich zu beobachten, die – unabhängig von Einzelproblemen – perspektivisch-zukunftsorientiert die gesamte Krankenhausarbeit überprüfen und verändern.

Im Zuge einer professionellen Klinikberatung müssen die genannten Ziele weiter konkretisiert werden. Hierbei ist dann der Punkt erreicht, an dem die Frage nach den Möglichkeiten und vor allem nach dem Wesen der Marketingarbeit gestellt wird. Greift man zur ihrer Beantwortung auf die „klassische" Definition zurück, so bezeichnet Marketing eine Denkhaltung und Unternehmensführungs-Konzeption (Abb. 10), die mittels der Funktionen Planung, Organisation, Realisierung und Kontrolle alle Unternehmensaktivitäten auf tatsächliche und mögliche Märkte ausrichtet. Zielsetzung der Unternehmensaktivitäten ist dabei, mit Hilfe von Marketinginstrumenten eine bedarfsgerechte und dauerhafte Befriedigung der Kundenbedürfnisse im Sinne von Kundenzufriedenheit und eine Abgrenzung von konkurrierenden Angeboten zu erreichen, die es ermöglichen, die Unternehmensziele umzusetzen.

Marketing ist also ein System, mit Hilfe dessen Ziele besser und erfolgreicher erreicht werden können. Es stellt die Umsetzung eines einfachen, aber effektiven Handlungsprinzips dar: „Tue Gutes und rede darüber", sprich: Ausrichtung der Krankenhausarbeit auf Patienten und Einweiser sowie Darstellung des Nutzens und der Qualität der eigenen Arbeit diesen und anderen Gruppen ausserhalb des Krankenhauses gegenüber.

Oder – mit den Worten der Harvard-Professorin Regina E. Herzlinger (21): „Physicians who want to reclaim the reins of health care would do well to take a few lessons from nonmedical enterprises ...give the public what it wants: convenience, good quality...and a reliable, useful information."

Der Marketingansatz ist dabei in seiner Anwendung nicht – wie oftmals vermutet – auf Wirtschaftsunternehmen beschränkt (vgl. Argument 1), die mit ihren Waren versuchen, zufriedene Kunden zu schaffen und sich auf diese Weise von der Konkurrenz abzuheben, sondern kann ebenso von Organisationen, Verbänden oder Institutionen verwendet werden, um Ideen oder Konzepte zu verwirklichen. So kann Marketing z. B. auch von einer AIDS-Initiative eingesetzt werden, um Fördermittel und ideelle Unterstützung zu erhalten, aber ebenso von einem Ärzteverband, um Veränderungen im Kreis der eigenen Mitarbeiter oder in der Öffentlichkeit zu bewirken.

Diese Definition macht gleichzeitig deutlich, dass Marketing in seinem zentralen Wesen nicht mit Werbung identisch ist (Argument 2). Wie bei der Beschreibung der Marketing-Instrumente noch verdeutlicht werden wird, ist die Werbung lediglich ein Teilbereich des Marketings, und auch hier existieren sowohl für Krankenhäuser als auch für Arztpraxen viele Möglichkeiten, mittels erlaubter Informationswerbung aktiv zu werden.

Für Krankenhäuser eignet sich Dienstleistungsmarketing, um die angestrebten Versorgungs- und / oder Umsatzziele durch eine optimierte Gestaltung und Darstellung ihrer Dienstleistungen zu erreichen. Es ist dabei nicht auf unbedingtes Wachstum ausgerichtet, sondern wirkt langfristig stabilisierend und fördernd: ein Ruf kann aufgebaut, Kooperationsbeziehungen können gefestigt und Vertrauen erworben werden (Argument 6).

Dieses Ansehen wirkt dann nicht nur auf Kunden und Öffentlichkeit, sondern auch auf Träger, Krankenkassen und administrative bzw. politische Institutionen.

Dienstleistungen stellen dabei – so der definitorische Rahmen – selbständige, marktfähige Leistungen dar, „die mit der Bereitstellung oder dem Einsatz von Leistungsfähigkeiten verbunden sind und im Rahmen des Erstellungsprozesses durch interne und externe Faktorenkombination mit dem Ziel realisiert werden, an den externen Faktoren nutzenstiftende Wirkung zu schaffen" (22).

Auf die Krankenhausleistung konkretisiert bedeutet dies, dass zunächst Räume, Personal, Geräte, Zeit und fachliches Know-How bereitgestellt werden. Zur Erbringung der Dienstleistungen werden diese Faktoren beispielsweise im Hinblick den Patienten und seine individuellen Anforderungen aktiviert, um an diesem einen Nutzen, z. B. nämlich Wiederherstellung der Gesundheit, zu stiften. Aus dem geschilderten Zusammenhang deutet sich überdies an, dass Marketing und Qualität bzw. Marketing- und Qualitätsmanagement keine voneinander unabhängigen Arbeitsbereiche sind (vgl. Argument 3). Qualität bezeichnet „die Gesamtheit der Eigenschaften und Merkmale eines Produktes, eines Prozesses oder einer Dienstleistung, die sie zur Erfüllung vorgegebener Erfordernisse geeignet macht" (23). Werden im Krankenhausbereich gegenwärtig vor allem Anstrengungen unternommen, die sog. objektive Qualität zu optimieren (Stichwort „Zertifizierung" im Sinne der Ausrichtung an definierten Kriterien), steht unter Marketing-Gesichtspunkten die subjektive, vom Kunden erlebte Qualität im Vordergrund. So bezeichnet der Begriff „Dienstleistungsqualität" unter dem Primat des Marketings die Fähigkeit des Krankenhauses , seine Leistungen aufgrund von Kundenerwartungen auf ein bestimmtes Anforderungsniveau zu stellen. Das bedeutet:

- der Kunde bestimmt das Niveau der Qualität,
- die objektive, an Normen und Standards orientierte Qualität richtet sich in ihrer Gestaltung an den subjektiven Kunden-Qualitätsanforderungen aus,
- über die hieraus resultierende Erfüllung der Kundenerwartungen entsteht Kundenzufriedenheit.

So stellt der Dienstleistungsmarketing-Ansatz ein System zur Verfügung, innerhalb dessen ein steter Abgleich von objektiver und subjektiver Qualität erfolgt, um eine möglichst grosse Kundenorientierung zu erreichen, hierüber Kundenzufriedenheit zu schaffen und damit seine Zielsetzungen effektiver erreichen zu können. Das Qualitätsmanagement ist folglich in Relation zur Kundenorientierung kein isoliertes Instrument, sondern integratives Element des Marketing-Managements (vgl. Abb. 11).

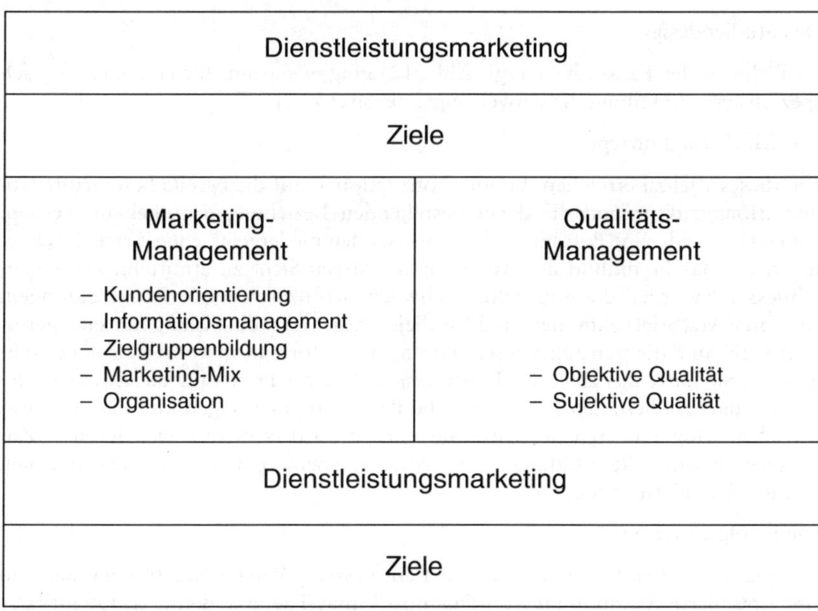

Abb. 11: Der Zusammenhang von Dienstleistungsmarketing und Qualitätsmanagement

1.5 Die Möglichkeiten: Dienstleistungsmarketing-Erfolgskontrolle für Krankenhäuser am Beispiel von fünf Fallstudien

Ehe in den weiteren Ausführungen auf die konkreten Bedingungen und Gestaltungsfaktoren einer erfolgreichen Dienstleistungsmarketing-Arbeit im Krankenhaus eingegangen wird, soll am Beispiel von Fallstudien im Rahmen einer Marketing-Erfolgskontrolle aufgezeigt werden, was ein gezieltes Dienstleistungsmarketing bewirken kann.

Grundsätzlich gibt es zu diesem Thema noch keine umfassenden empirischen und quantitativen Daten, da die Disziplin des Krankenhausmarketings erst seit gut drei Jahren auf einem soliden theoretischen und praktischen Fundament steht. Somit können bislang lediglich die Ergebnisse von Einzelprojekten herangezogen werden. In Kapitel 3, Abschnitt 7 wird zu diesem Thema ein Instrumentarium aufgezeigt, mit dessen Hilfe die Erfolge des Dienstleistungsmarketings durch den Anwender gemessen werden können.

Hospital Customer Focus-Forschungsprogramm / Fallstudie „Erhöhung der Zuweisungsintensität für eine angiologisch spezialisierte Abteilung“

Das Studiendesign

Im Rahmen der Fallstudie 1 (vgl. Abb. 12) ging es darum, für eine angiologisch spezialisierte Abteilung die Zuweisungsintensität zu erhöhen.

Das Marketingkonzept

Um dieses Ziel zu erreichen, konnte konzeptionell auf die bereits bestehende Kooperationsstruktur und die darin bestehenden Beziehungen aufgebaut werden. Zunächst wurde eine Befragung der zuweisenden niedergelassenen Ärzte durchgeführt, um das Fremdbild der Abteilung aus deren Sicht zu ermitteln. Daran anschliessend wurden die ermittelten Schwächen (unzureichende Rückmeldungen, zu später Arztbrief) eliminiert und für diejenigen Ärzte, die bislang nur eine geringe Anzahl an Patienten zugewiesen hatten, eine Informationsveranstaltung durchgeführt. Sie hatte das Ziel, das Leistungsangebot der Praxis für die Zuweiser detailliert darzustellen, den Nutzen für die Patienten aufzuzeigen und die organisatorischen Möglichkeiten der Zusammenarbeit zu diskutieren. Den Intensiv-Zuweisern wurde die Bildung von Arbeitsgemeinschaften zu verschiedenen Krankheitsbildern angeboten.

Die Erfolgskriterien

Als qualitative Erfolgskriterien wurden ein besseres Verständnis füreinander und eine optimierte Abstimmung von Diagnostik und Therapie definiert. Quantitativ wurde eine kontinuierlich angelegte, erhöhte Zuweisungsintensität vor allem der

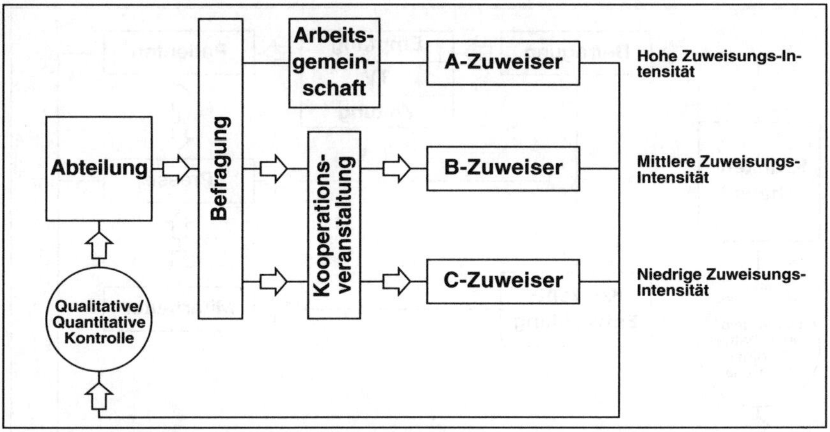

Abb. 12: Erhöhung der Zuweisungsintensität für eine angiologisch spezialisierte Abteilung

„richtigen" Krankheitsbilder festgelegt. Ein dreiviertel Jahr nach Einsatz der o.a. Instrumente konnte im Rahmen der Kontrolle der aufgeführten Parameter eine deutliche positive Entwicklung, sowohl qualitativ als auch vor allem quantitativ – festgestellt werden.

Hospital Customer Focus-Forschungsprogramm / Fallstudie „Aufbau eines Kundenmanagement-Konzeptes für ein Allgemein-Krankenhaus"

Das Studiendesign

Im Rahmen von Fallstudie 2 (vgl. Abb. 13) ging es darum, ein Kundenmanagement-Konzept für ein Allgemein-Krankenhaus zu entwickeln, um die Patientenversorgung zu optimieren und hierdurch die Attraktivität des Hauses zu erhöhen.

Das Marketingkonzept

Um diese Zielsetzung zu erreichen, wurde als konzeptionelle Grundlage der Aufbau eines Kundenmanagement-Konzeptes gewählt, über das die Patientenversorgung verbessert werden sollte. Da es initial keine speziellen Ansatzpunkte hierfür gab, wurde zunächst eine Patientenzufriedenheits-Befragung durchgeführt. Die Ergebnisse wurden dann zum Anlass genommen, zusammen mit den Mitarbeitern über Workshops und Kreativ-Konferenzen ein Kundenkonzept zu entwickeln, das von der gesamten Belegschaft getragen wurde.

Darüber hinaus wurden Mitarbeiterschulungen zu kundenorientiertem Verhalten durchgeführt, im Eingangsbereich ein zentraler Empfangstresen eingerichtet, an dem die Patienten begrüsst und ihre Daten erfasst wurden sowie Patienten-Fernsehen und eine Patientenzeitung als erste Massnahmen eingerichtet.

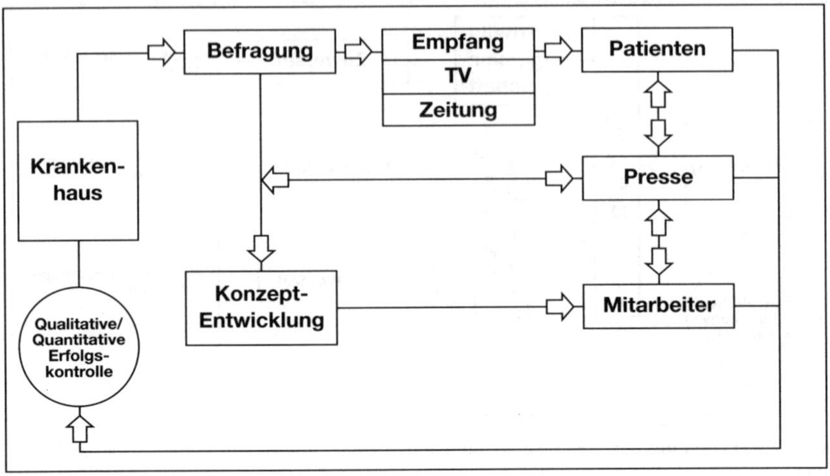

Abb. 13: Aufbau eines Kundenmanagement-Konzeptes für ein Allgemein-Krankenhaus

Die Erfolgskriterien

Qualitativ ging es – neben einer positiven Beurteilung des Hauses durch die Patienten und ergänzende imagefördernde Berichte in der Lokalpresse – auch um eine Verbesserung des Betriebsklimas innerhalb des Hauses. Hier sollte das Kundenmanagement-Projekt dazu beitragen, eine neue „Geschlossenheit" innerhalb des Personals zu erzeugen. Quantitativ war eine Erhöhung des Patientenzustroms beabsichtigt. Er konnte nach einem Jahr um 20% gesteigert werden konnte.

Hospital Customer Focus-Forschungsprogramm / Fallstudie „Bekanntmachung eines neuen Therapieschwerpunktes"

Das Studiendesign

In einem Allgemein-Krankenhaus wurde die Urologie ausgebaut und mit einem international renommierten Chefarzt besetzt. Das zu entwickelnde Marketing-Konzept sollte eine schnelle und breit angelegte Bekanntmachung der Abteilung sicherstellen.

Das Marketingkonzept

Die konzeptionelle Grundlage bildete die Realisierung einer PR- und Öffentlichkeitsarbeits-Kampagne. Neben der Entwicklung und Umsetzung eines Pressekonzeptes einschliesslich einer Pressekonferenz wurden zwei „Tage der offenen Tür", einer für niedergelassene Ärzte als „Fachpublikum", ein zweiter für die interessierte Öffentlichkeit, veranstaltet. Darüber hinaus wurden ein Fachsymposium

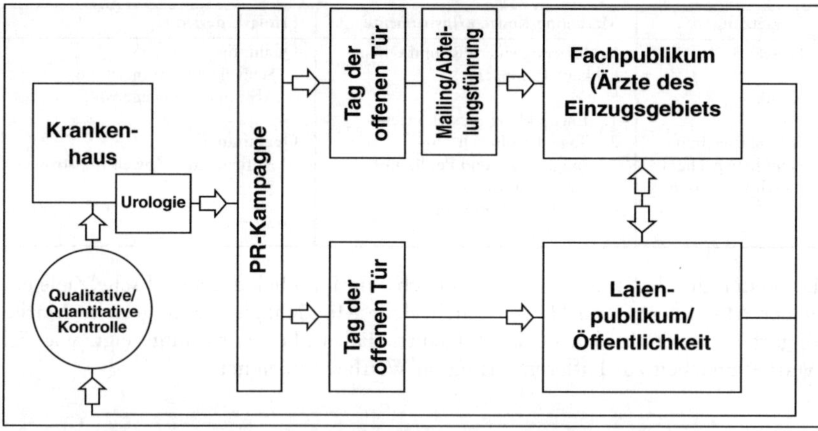

Abb. 14: Bekanntmachung eines neuen Therapieschwerpunktes

durchgeführt und eine Mailingaktion für alle relevanten niedergelassenen Ärzte des Einzugsgebietes gestartet. Die Angeschriebenen hatten hierbei die Möglichkeit, Informationsmaterial über die Abteilung anzufordern und sich zu bestimmten Terminen zu Führungen durch die Abteilung anzumelden.

Die Erfolgskriterien

Qualitativ sollte der Erfolg an der schnellen Bekanntmachung der Abteilung gemessen werden, quantitativ stand vor allem der Aufbau eines Zuweisungsstromes im Vordergrund. Bereits nach wenigen Monaten trug das Marketingkonzept zu der gewünschten Abteilungsauslastung bei.

Alle drei Fallstudien sind im Überblick nochmals zusammengefasst:

Zielsetzung	**Marketing-Konzept/Instrumente**	**Erfolgskriterien**
Projekt 1 Praxis Erhöhung der Zuweisungs-intensität	Verbesserung der Kooperations-beziehungen 1. Zuweiserbefragung 2. Eliminierung Schwächen 3. Kooperationsveranstaltung 4. Bildung von Arbeitsgemein-schaften	**Qualitativ:** – Besseres Verständnis – Abstimmung Diagnostik **Quantitativ:** – Kontinuierliche, erhöhte Zuwei-sungen – „Richtige" Krankheitsbilder
Projetk 2 Klinik Verbesserung der Attraktivität	Optimierung der Patientenbetreuung durch ein Kundenorientierungs-Konzeptes 1. Patientenbefragung 2. Kunden-Strategie 3. Mitarbeiterschulung 4. Empfangstresen 5. Patienten-TV 6. Patientenzeitung	**Qualitativ:** – Verbessertes Betriebsklima – Positive Patientenbeurteilung – Imagefördernde Berichte in der Lokalpresse **Quantitativ:** – Erhöhter Patientenzustrom

Zielsetzung	Marketing-Konzept/Instrumente	Erfolgskriterien
Projekt 3 Klinik Bekanntmachung eines neuen Thera--pieschwerpunktes	Realisierung einer PR- und Öffentlichkeits-Kampagne 1. Entwicklung Pressekonzept 2. Tage der offenen Tür (ndgl. Ärzte und Publikum) 3. Fachsymposium 4. Mailin-Aktion/Urologie-Führung	**Qualitativ:** – Schnelle Bekanntmachung – Abstimmung Diagnostik **Quantitativ:** – Aufbau eines Zuweisungsstromes

Die ersten drei Fallstudien zeigten zunächst im Hinblick auf spezifische Ziele einzelner Abteilungen und Häuser auf, welche Möglichkeiten eine gezielte Marketingarbeit bietet. In den beiden folgenden Fallstudien wird aufgezeigt, wie sich Marketingarbeit zur Differenzierung im Wettbewerb eignet.

Hospital Customer Focus-Forschungsprogramm / Fallstudie „Dienstleistungsmarketing-Erfolgskontrolle am Beispiel zweier konkurrierender Krankenhäuser"

Das Studiendesign

Zwei konkurrierende, in Struktur und Leistungsspektrum vergleichbare Krankenhäuser in einer Versorgungsregion wurden im Rahmen schriftlicher Patientenbefragungen mit Hilfe eines praxisgetesteten Befragungsrasters (24) auf ihre Stärken und Schwächen hin untersucht. Parallel wurde in der Öffentlichkeit des Einzugsgebietes eine Imagebefragung durchgeführt.

Die Analysemerkmale

Im Rahmen der Patientenanalyse wurden folgende Merkmale von den Befragten beurteilt, die in den Abbildungen 15, 16 und 17 als nummerierte Kreise dargestellt werden:

Grundleistungen

(1) Zimmerausstattung
(2) Sauberkeit des Zimmers
(3) Atmosphäre im Aufenthaltsraum
(4) Qualität und Auswahl des Essens
(5) Unterhaltungsmöglichkeiten

Abläufe

(6) Formalitäten bei der Aufnahme
(7) Orientierung im Haus
(8) Abstimmung der Untersuchungen
(9) Besuchszeiten
(10) Weckzeiten

Umgang

(11) Freundlichkeit bei der Aufnahme
(12) Zuwendung / Anteilnahme des Personals
(13) Zuwendung und Anteilnahme der Ärzte
(14) Wahrung der Privatsphäre

Information

(15) Aufklärung über die Erkrankung
(16) Information über Untersuchungen, Therapien etc.
(17) Aufklärung über mögliche Risiken und Komplikationen

Leistungen

(18) Qualität der Pflege
(19) Apparative Ausstattung
(20) Qualität der ärztlichen Leistung

Die Befragungsergebnisse als Portfolio-Darstellung

Die Fragebögen waren methodisch so aufgebaut, dass zu jedem einzelnen Merkmal nicht nur die Zufriedenheit der Befragten mit diesem Merkmal erhoben wurde, sondern auch die Wichtigkeit, die es im Hinblick auf die generelle Beurteilung von Krankenhäusern besitzt. Die Ergebnisse lassen sich in einem zweidimensionalen Portfolio-Diagramm abbilden und in Stärken-Schwächen-Segmenten klassifizieren. Merkmale – z. B. die Freundlichkeit des Personals oder die Sauberkeit der Zimmer – die eine grosse Wichtigkeit besitzen und denen gleichzeitig ein hoher Zufriedenheitswert zugemessen wird, bilden die Kernstärken der Krankenhausleistung. Ist die Wichtigkeit gross, die zuerkannte Zufriedenheit aber gering, ist das Merkmal als Kern-Schwäche einzuordnen.

Qualitative Erfolgsanalyse

Der Erfolg des Krankenhauses A ist – wie bei vielen überdurchschnittlich erfolgreichen Krankenhäusern – das Ergebnis einer gezielten Marketingstrategie mit folgenden Hauptinstrumenten:

- Verfügbarkeit einer Dienstleistungsphilosophie
- Schulung der Mitarbeiter auf den Gebieten „Dienstleistungsmarketing" und „Kundenorientierung"
- Regelmässige Kontrolle der Zufriedenheit von Patienten, Einweisern, Besuchern
- Einsatz patientengerechter Informationen
- enge Abstimmung und Zusammenarbeit mit den einweisenden Ärzten
- Motivationsmassnahmen für die Mitarbeiter zur Förderung der kundenorientierten Arbeit
- Patienten- und Mitarbeiterzeitschrift,
- gezielte und kontinuierliche Presse- und Öffentlichkeitsarbeit

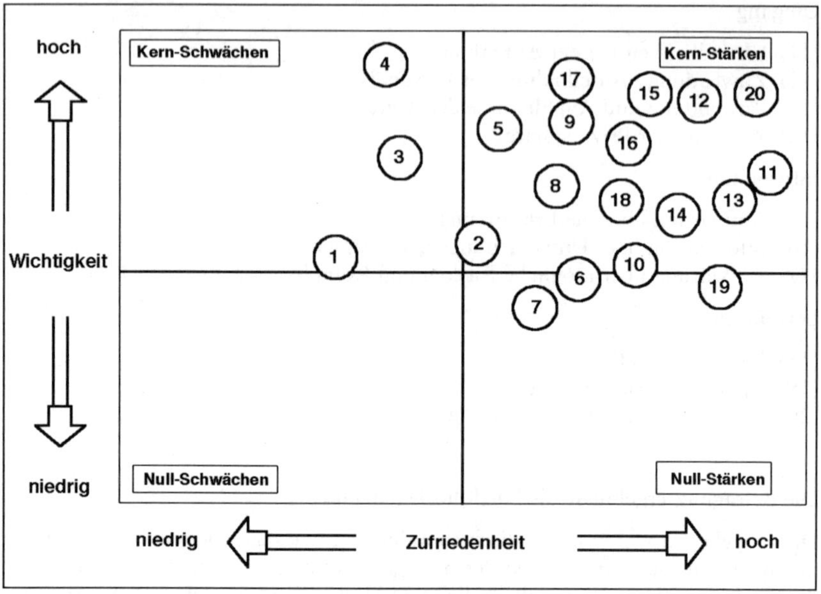

Abb. 15: Stärken-Schwächen-Portfolio Krankenhaus A

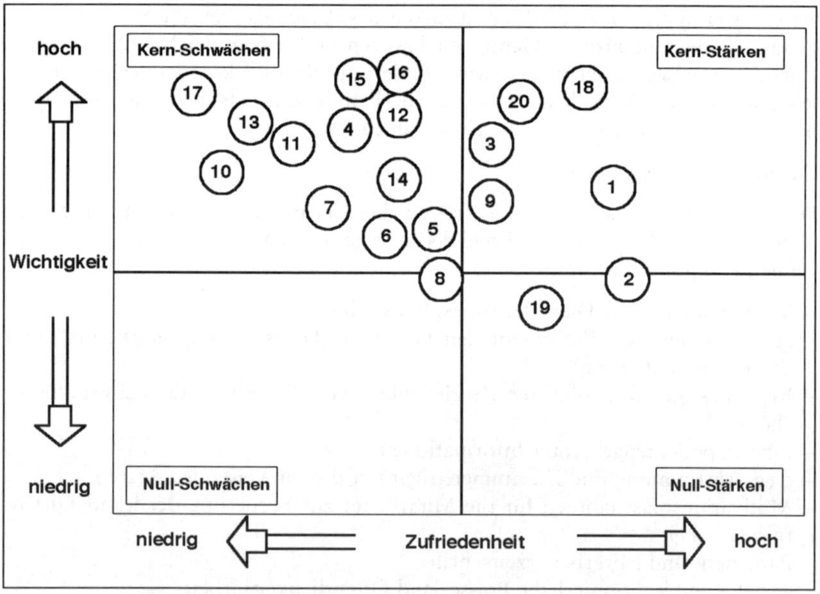

Abb. 16: Stärken-Schwächen-Portfolio Krankenhaus B

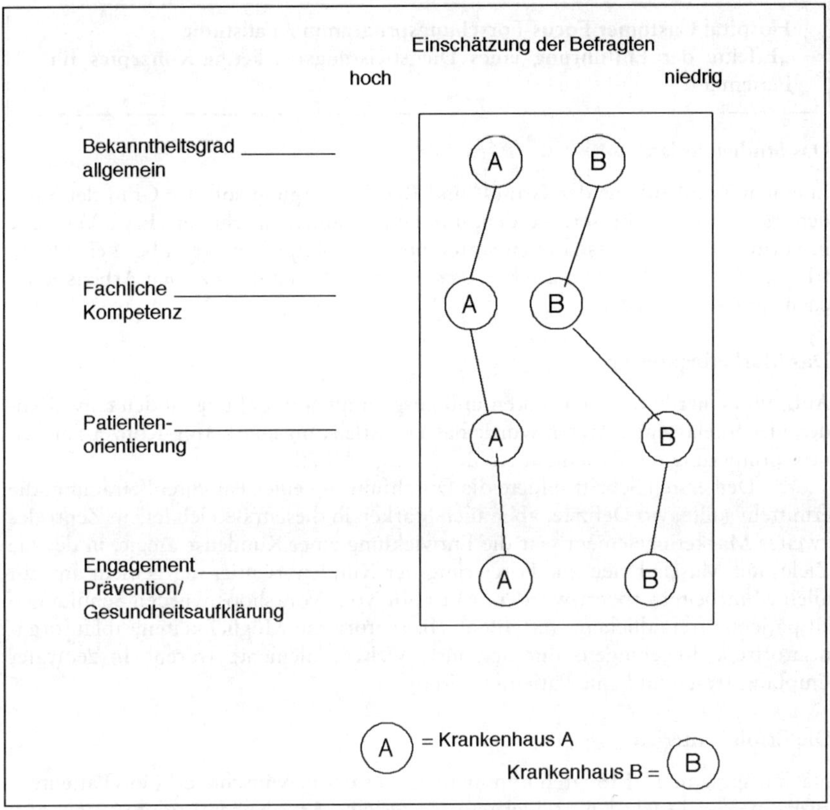

Abb. 17: Ausgewählte Ergebnisse der Imagebefragung

Fasst man die qualitativen und quantitativen Ergebnisse der vorgestellten Fallstudien zusammen, so wird deutlich, welche Möglichkeiten sich für Krankenhäuser durch den gezielten Einsatz von Dienstleistungsmarketing-Massnahmen erschliessen:

- die gesetzten Ziele sind besser erreichbar
- ihr Leistungsangebot und dessen -qualität kann „fassbar" und publik gemacht werden
- die Nachfrage kann gezielt gesteuert werden, und zwar in alle Richtungen (Erhöhung, Reduktion, Konzentration)
- man kann sich von konkurrierenden Wettbewerbern abheben.

Hospital Customer Focus-Forschungsprogramm / Fallstudie „Effekte der Einführung eines Dienstleistungsmarketing-Konzeptes für Patienten“

Das Studiendesign

In einem Krankenhaus der Grund- und Regelversorgung soll der Grad der Kundenorientierung verbessert werden, um die Fallzahlen zu erhöhen. Erste Versuche in Form von Einzelmassnahmen waren initial erfolgreich, hatten aber keine langfristigen und nachhaltigen Effekte, da sie nur punktuell in einzelnen Arbeitsbereichen eingesetzt wurden.

Das Marketingkonzept

Aufgrund einer bereits sehr guten und ausgeprägten Beziehung zu den einweisenden niedergelassenen Ärzten wurde das Dienstleistungsmarketing-Konzept auf eine Optimierung der Patientenbetreuung ausgerichtet.

Den ersten Schritt bildete die Durchführung einer Patientenbefragung, die ermitteln sollte, wo Defizite, aber auch Stärken in diesem Bereich lagen. Zentrales zweites Marketingelement war die Entwicklung einer Kundenstrategie, in der die Ziele und Massnahmen zur Forcierung der Kundenorientierung gemeinsam mit allen Mitarbeitern fixiert wurden. Mit Hilfe von Workshops wurden Schulungen zu patientenfreundlichem Verhalten(z. B. rhetorische Möglichkeiten, ablauforganisatorische Regelungen) durchgeführt. Weitere Elemente waren ein zentraler Empfangstresen und eine Patientenzeitung.

Die Erfolgskriterien

Nach insgesamt 15 Monaten konnte nicht nur der gewünschte erhöhte Patientenzustrom erreicht werden, sondern auch – als eine Art „Nebenprodukt“ – ein verbessertes Betriebsklima im Krankenhaus.

Im Zuge der Workshops wurden viele kleine Probleme aufgedeckt und Lösungen zu ihrer Beseitigung entwickelt. Gleichzeitig kam es zu einer deutlichen Verbesserung der Ablauforganisation (Vermeidung von Reibungsverlusten, Beseitigung von Schnittstellenproblemen. Eine zweite Patientenbefragung bestätigte auch aus Patientensicht den Erfolg der Massnahmen. Da die Ergebnisverbesserung so deutlich war, wurden Massnahmen, Vorgehen und Effekte im Rahmen einer Pressekonferenz vorgestellt und über die sich anschliessenden Veröffentlichungen an die Öffentlichkeit herangetragen.

Betrachtet man die über eine systematische Arbeit erzielten Erfolge, resultieren hieraus zwei Konsequenzen für die aktuelle Krankenhausarbeit. Zum ersten ist es in zeitlicher Hinsicht möglich, sich bei Realisierung entsprechender Massnahmen in der Gegenwart schon heute auf die Zeit vorzubereiten, in der Marketing noch wichtiger wird. Und zweitens beruht ausbleibender Erfolg allein auf „halbherziger“ Umsetzung. Halbherzig bedeutet in diesem Zusammenhang, dass entweder nur isoliert Einzelmassnahmen umgesetzt werden und keine notwendige

Kontinuität entsteht, oder dass Marketing pro forma betrieben wird, um beispielsweise Aktionen einfach nur intern nachweisen zu können. Gerade der letztgenannte Punkt klingt absurd, ist aber leider oftmals an der Tagesordnung.

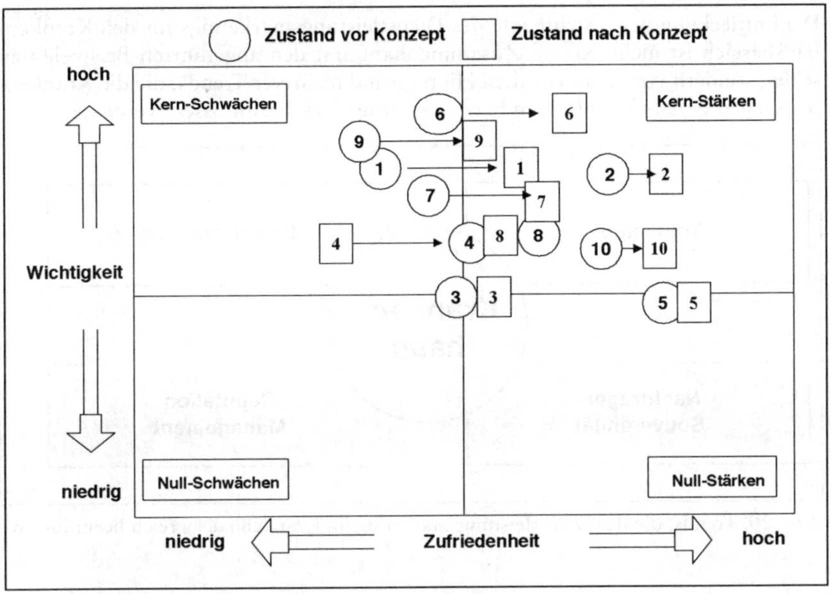

Abb. 18: Vorher-Nachher-Portfolio mit Veränderungen

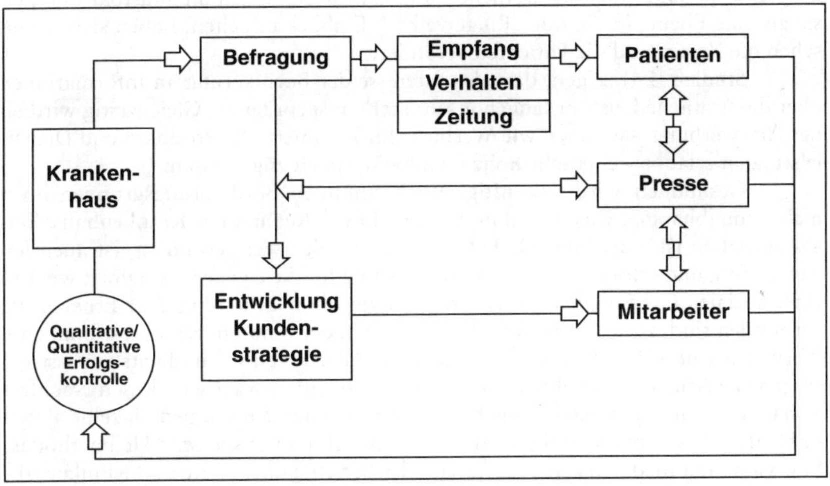

Abb. 19: Die Elemente des Dienstleistungsmarketing-Konzeptes eines Krankenhauses

1.6 Krankenhaus-Dienstleistungsmarketing im Trend der Zeit

Die Entdeckung der Instrumente des Dienstleistungsmarketings für den Krankenhausbereich ist nicht nur im Zusammenhang mit den angeführten Beispielen zu sehen, sondern vor allem vor dem Hintergrund mehrerer Trends, die die Krankenhausarbeit bereits beeinflussen bzw. zukünftig stark beeinflussen werden:

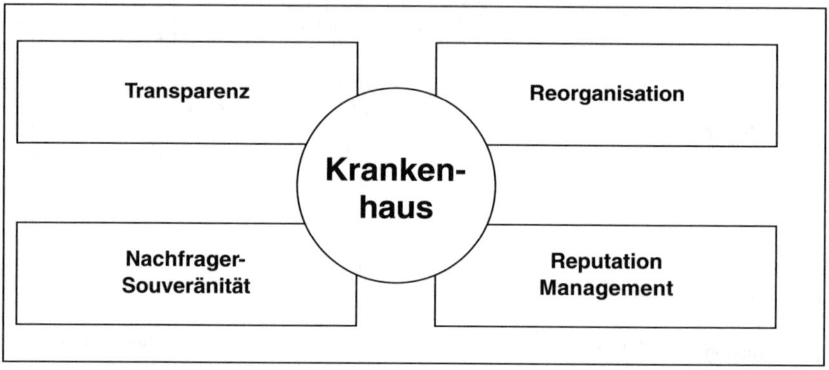

Abb. 20: Trends, die das Dienstleistungsmarketing im Krankenhausbereich beeinflussen

Trend 1: Transparenz

War in früheren Zeiten die ärztliche Tätigkeit für den Laien unantastbar und galt sie als eine Ebene, in die nur „Eingeweihte" Einblick erhielten, haben sich inzwischen die Zeiten und die Patienten verändert.

Studien (24) zeigen, dass das Interesse der Bevölkerung an Informationen über das ärztliche Leistungsangebot sehr stark ausgeprägt ist. Gleichzeitig wird einer Arztwerbung – wäre sie wie Werbung für kommerzielle Produkte und Dienstleistungen erlaubt – eine sehr hohe Glaubwürdigkeit zugemessen.

Gesundheit wird zukünftig von bestimmten Bevölkerungsgruppen noch mehr – unabhängig, was davon in Anbetracht der Realität des Krankenhausalltages zu halten ist – als Lifestyle-Faktor gesehen. Nur wer gesund ist, ist auch leistungsfähig und erfolgreich. Die Verantwortung für die eigene Gesundheit wird zu einer sozialen Grösse, viele Aktivitäten, die mit ihrer Erhaltung oder Erneuerung verbunden sind, zum Statussymbol („Ich war in der renommierten xy-Klinik zum jährlichen Check-Up"). Aus dem sich so entwickelnden Gesundheitsbewusstsein ist ganz natürlich ein erhöhtes Informationsbedürfnis erwachsen, dessen Nachfragemacht ein umfangreiches Angebot schafft. Zunächst begannen einzelne Publikumstitel, diese Entwicklung aufzugreifen. Berichte über spezielle Heilmethoden, Interviews mit medizinischen Experten oder Berichte über Ärzte und Kliniken, die – publikumsorientiert – Besonderes zu bieten hatten, standen am Anfang.

Sehr schnell griff dann auch die pharmazeutische Industrie diesen Trend auf und versucht in immer ausführlicherem und zukünftig noch zunehmendem Masse, ergänzend zu oder über ihre „Absatzmittler“ Arzt und Apotheker auch die eigentlichen Endkunden anzusprechen. Das Internet bietet hierbei einen wesentlichen Beitrag zur Verbreitung dieser Informationen. Zukünftig werden sich auch immer mehr interessierte medizinische Laien vor dem Hintergrund eines durch die o.a. Prozesse gestärkten Selbstbewusstseins um diese Themen kümmern und versuchen, hier aktiv mitzugestalten. Die Selbsthilfegruppen sind dabei nur ein erster Schritt. Sie werden sich – zum Entsetzen so manchen Arztes – zu beratenden Institutionen entwickeln, die partiell auch gatekeeper-Funktionen für den ambulanten und stationären Bereich übernehmen.

Wie gross der Einfluss dieser Gruppen bereits heute ist, zeigt die im Oktober und November 1998 veröffentlichte Klinik-Analyse des Nachrichtenmagazins „Focus“. Um Krankenhäuser für Patienten transparent zu machen und in ihrer Leistungsqualität zu vergleichen, wurden spezielle Leistungsdaten der Häuser mit den Eindrücken von Selbsthilfegruppen über die Häuser zu einem Wertmassstab verdichtet.

Eine andere Entwicklungsrichtung stellen Arzt-Suchservice dar, die Patienten, Ärzte, Zahnärzte und Kliniken mit ihren Leistungsschwerpunkten benennen. Gleichzeitig etablieren Untersuchungen dieser Art – wie auch verschiedene Untersuchungen der Stiftung Warentest zeigen – Transparenz als gesellschaftlichen Anspruch. Der „gute Arzt“ der Zukunft – ob nun im Krankenhaus oder ambulant tätig – wird aus Patientensicht nicht mehr allein durch die Attribute „Kompetenz“ und „Einfühlungsvermögen“ gekennzeichnet sein, sondern in gleichem Masse auch durch das Merkmal „Informationsbereitschaft“.

Auch von juristischer Seite erhält das Transparenzstreben Unterstützung. So entschied das OLG München aufgrund einer Klage der bayerischen Landesärztekammer, dass der erwähnte Focus-Report nicht gegen das Wettbewerbsrecht verstoße, da ein Bedürfnis der Öffentlichkeit an einer namentlichen Zusammenstellung besonders spezialisierter Fachärzte bestehe (26).

Diese Entwicklung bedingt gleichzeitig, dass auch der Kunde „zuweisender niedergelassener Arzt“ veränderte und höhere Ansprüche an das Krankenhaus stellt, nicht nur aus eigenem Interesse, sondern auch aufgrund der Forderungen, die sein Kunde Patient an ihn stellt. Beide Punkte werden später explizit behandelt.

Trend 2: Reorganisation

Wirtschaftlichkeit und Wettbewerb dringen als Handlungsgrundsätze über den Wirtschaftsbereich in alle Bereiche des öffentlichen Lebens vor. Unter dem Stichwort „Reorganisation“ werden dabei Massnahmen zur Verbesserung des Ergebnisses (Produktbildung, Kosten- und Leistungsrechnung, Frühwarnsysteme etc.) und zur Dezentralisierung der Verantwortung geplant und umgesetzt. So dringen betriebswirtschaftliche Kriterien bis in den Bereich der Sozialgerichte vor, wo Leistungsvergleiche zwischen Richtern und Wirtschaftlichkeitsanalysen der Gerichtstätigkeit kein Neuland mehr sind. Ebenso werden Effizienzkriterien für die Arbeit von Hochschulprofessoren entwickelt und die Studenten als Kunden der

Hochschule betrachtet. Behörden sehen Bürger als Kunden und versuchen, in ihrer Arbeit auf deren Wünsche einzugehen und Zufriedenheit zu schaffen.

Diesen Entwicklungen liegt die Erkenntnis zugrunde, dass eine Fortsetzung tradierter Arbeitsweisen den heutigen Anforderungen, wie sie aus ökonomischer und gesellschaftlicher Sicht resultieren, nicht mehr genügen. Auch Krankenhäuser können sich dieser Entwicklung nicht entziehen. Zusätzlich erfordern die Veränderungen des gesundheitspolitischen Rahmens, dass Krankenhäuser – um zukünftig erfolgreich zu sein – im Verständnis von Dienstleistungsunternehmen markt- und kundenorientiert arbeiten müssen. Die sowohl zu ambulanten als auch stationären Gesundheitsanbietern entstehenden regionalen Wettbewerbssituationen, in denen der Nachfrager nach Gesundheitsleistungen fast immer zwischen vergleichbaren Alternativen wählen kann, fordert diese Umorientierung. Unter strategischen Aspekten benötigt das Dienstleistungsunternehmen Krankenhaus betriebswirtschaftliche Methoden und ein kundenorientiertes Dienstleistungs-Marketingkonzept, das durch Massnahmen der Patientenbindung und -werbung seine Position sichert und den Ausbau ermöglicht.

Trend 3: Nachfrager-Souveränität

Krankenhäuser sind gesetzlich verpflichtet, an qualitätssichernden Massnahmen teilzunehmen und Struktur-, Prozess- und Ergebnisqualität zu optimieren.
Unter diesem in der Krankenhaus-Strategie zu verankernden Qualitätsaspekt geht es vor allem darum, Schwachstellen aufzudecken, Verbesserungsmöglichkeiten zu entwickeln und innerhalb des Hauses oder einzelner Abteilungen die Schnittstellen zu optimieren. Unterschieden wird hierbei zwischen der bereits erwähnten objektiven und subjektiven Qualität. Bezeichnet die erstgenannte Dimension Kriterien, Standards und Normen, werden über die subjektive Qualität auch die Wahrnehmungen und Beurteilungen der Patienten in die Betrachtung einbezogen, deren Ermittlung u.a. auch in der Qualitätsnorm DIN ISO 9004 empfohlen wird.

In immer stärkerem Masse wird die regionale Situation die Krankenhausverantwortlichen zwingen, speziell die subjektive Qualität in den Vordergrund der Arbeit zu stellen, denn konkurrierende Anbieter von Gesundheitsleistungen praktizieren dies bereits, da sie sich den Anforderungen der Nachfrager weder entziehen können noch wollen.

Trend 4: Reputation Management

Und nicht zuletzt zwingt die mangelnde öffentlichkeitswirksame Arbeit der Krankenhaus-Interessensvertretungen, die ihre eigenen Mitglieder bislang in Sachen kommunikativer Unterstützung nicht als Kunden gesehen haben, das einzelne Haus zur „Flucht nach vorne". Das Image des deutschen Krankenhauses in der Öffentlichkeit ist desolat. Es wird geprägt durch Schlagworte wie „Kostentreiber", „Unwirtschaftlichkeit", „Pflege-Notstand", „Notopfer" oder „Skandale": Nicht gesprochen wird über die positiven Aspekte: dass Krankenhäuser für Versorgungssicherheit stehen, modernste Diagnose- und Therapieverfahren anbieten, den medizinischen Fortschritt durch Forschung fördern oder einfach nur professionelle Patientenversorgung betreiben. Aktive Presse- und Öffentlichkeitsarbeit auf Bundes- oder Landesebene findet hierzu allerdings kaum statt. Vielmehr wird – häufig mit dem Rücken an der Wand – passiv auf Anfeindungen und Vorwürfe reagiert. Ebenso haben es die Interessenvertretungen verpasst, die Qualitätsdiskussion als eigene Sache zu besetzen. Jetzt nutzen die Kostenträger diesen Begriff als Steuerungsinstrument.

Der einzige Interessensvertreter des Krankenhauses vor Ort ist das Krankenhaus selbst, das seinen an Transparenz interessierten tatsächlichen und potentiellen Kunden zeigen muss, welche Dienstleistungsqualität sie erwarten können.

In der Consulting-Fachsprache wird das als „Reputation-Management" bezeichnet. Hierunter ist die „zielgerichtete systematische Planung, Steuerung und Kontrolle aller Handlungen eines Unternehmens" zu verstehen, „die zur Steigerung von Glaubwürdigkeit und Vertrauen bei den relevanten internen und externen Bezugsgruppen beitragen" (27).

Und hier ist es wichtig, bereits heute die Weichen für die Zukunft zu stellen und sich zu öffnen. Nur so wird es möglich, informative Selbstdarstellung und Zielerreichung aktiv gestaltend zu verbinden, getreu dem Motte „Tue Gutes und rede darüber". Dies bedeutet eine Ausrichtung der Krankenhausarbeit auf die Zufriedenheit und das Vertrauen von Patienten, Einweisern und Besuchern sowie die gleichzeitige Darstellung des Nutzens der Krankenhausarbeit gegenüber diesen Gruppen sowie gegenüber der Öffentlichkeit.

1.7 Krankenhaus-Dienstleistungsmarketing – Der Begriff, seine Bestandteile und die praktischen Implikationen für den Krankenhauserfolg

Nachdem mittels Fallstudien die Möglichkeiten eines gezielten Dienstleistungsmarketings aufgezeigt werden konnten, wird im folgenden Kapitel auf die Besonderheiten eingegangen, die die Dienstleistungen von Kliniken charakterisieren, um aus ihnen den Bedingungsrahmen für das Dienstleistungsmarketing-Management, d.h. die Umsetzung der Marketingmassnahmen, abzuleiten.

Die Krankenhaus-Dienstleistung wird – wie bereits dargestellt – in der klassischen Definition mit Hilfe des internen Produktionsfaktors „menschliche Leistungsfähigkeit" (Ärzte und Pflege- bzw. Hilfspersonal) unmittelbar und individuell am „externen Faktor" Patient im Hinblick auf dessen Gesundheitszustand vollzogen (vgl. Abb. 21).

Sie sind – im Unterschied zu Sachleistungen – durch eine Reihe spezifischer Merkmale gekennzeichnet (28, 29), die in Abbildung 22 aufgeführt sind und im folgenden näher beschrieben werden. Aus ihnen resultieren ganz spezifische Anforderungen an die Ausgestaltung des Marketing-Managements (30) , dessen Charakteristika Abbildung 23 widerspiegelt . Aus der Zusammenführung der beiden Bereiche – Dienstleistung und Marketingmanagement – , wie sie in Abbildung 24 vorgenommen wird, entsteht dann ein speziell auf den Krankenhausbereich ausgerichtetes Arbeitssystem.

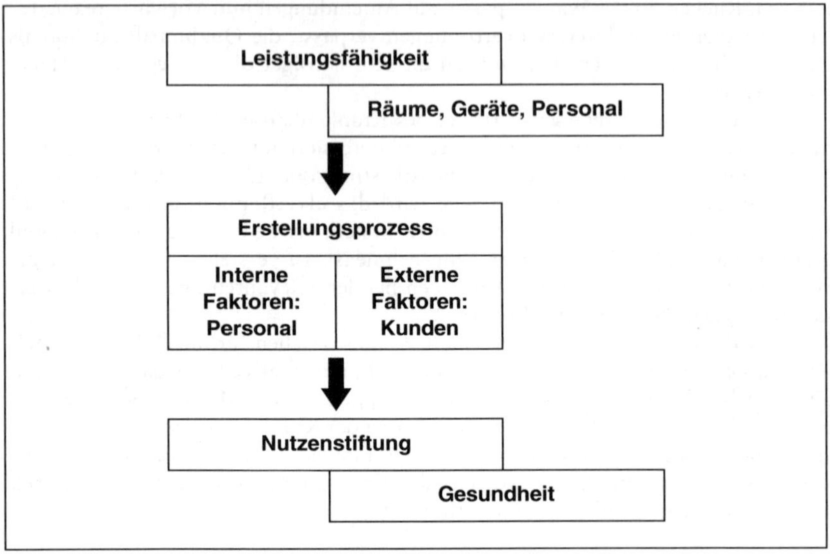

Abb. 21: Die Elemente der Krankenhaus-Dienstleistung

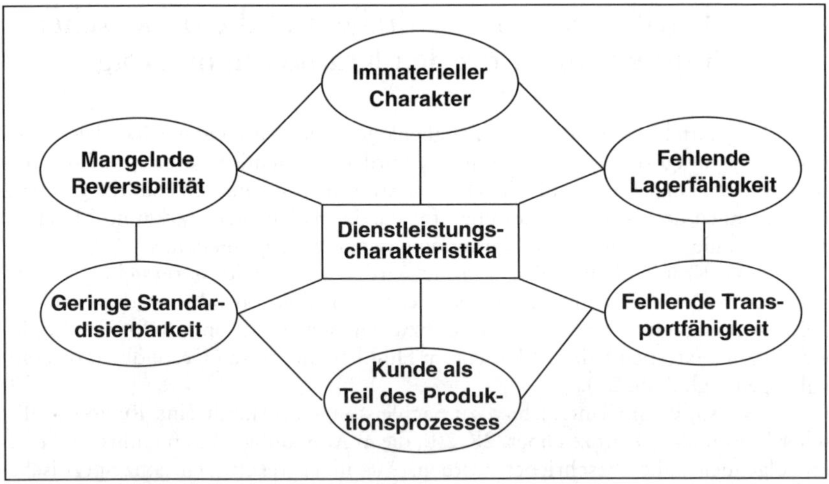

Abb. 22: Die Dienstleistungscharakteristika

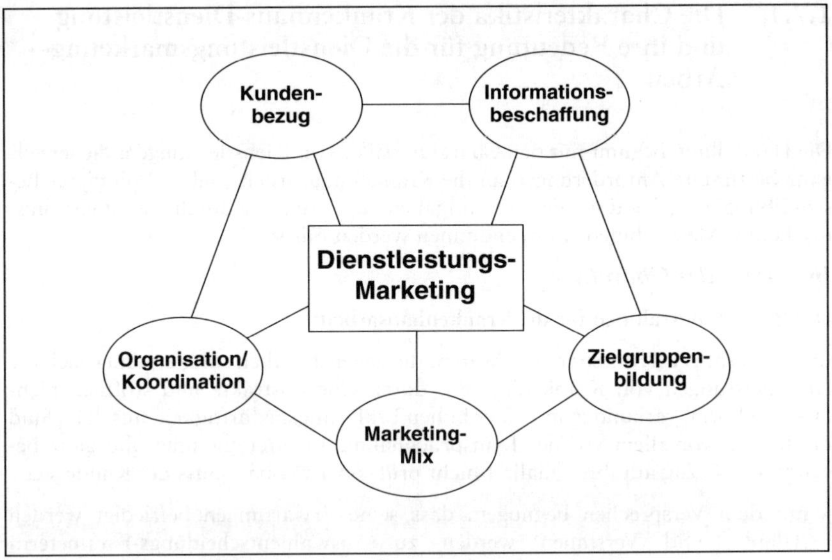

Abb. 23: Die Merkmale des Dienstleistungsmarketing

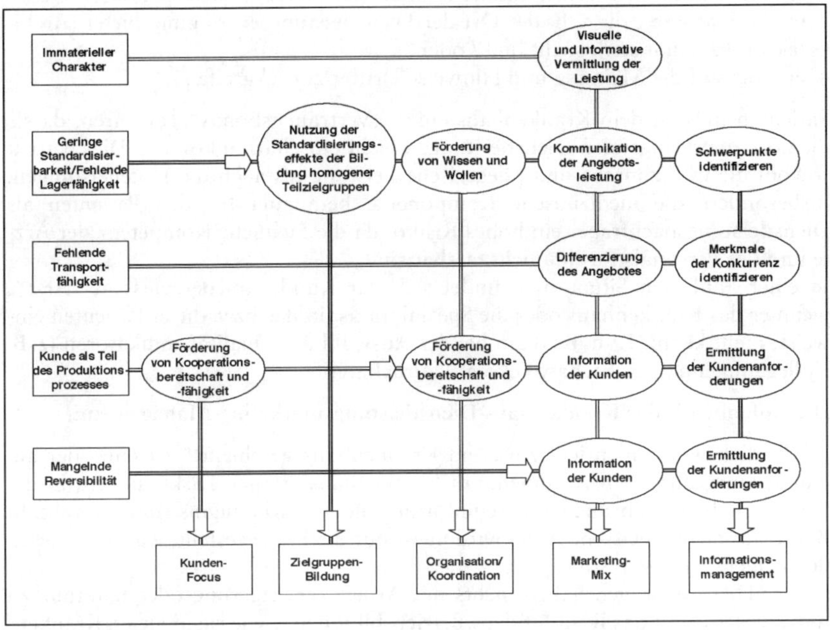

Abb. 24: Der Zusammenhang zwischen den Charakteristika der Krankenhaus-Dienstleistung und den Merkmalen des Marketing-Managements

1.7.1 Die Charakteristika der Krankenhaus-Dienstleistung und ihre Bedeutung für die Dienstleistungsmarketing-Arbeit

Die Darstellung beginnt mit den Charakteristika von Dienstleistungen, die jeweils ganz bestimmte Anforderungen an die Krankenhausarbeit stellen. Von dieser Beschreibung ausgehend werden die Aufgaben abgeleitet, die durch Dienstleistungsmarketing-Massnahmen wahrgenommen werden müssen.

Immaterieller Charakter

Der Bedingungsrahmen für die Krankenhausarbeit:

Im Gegensatz zu Produkten und Waren, die gegenständlich sind, zeichnen sich die Dienstleistungen von Krankenhäusern durch eine abstrakte und stofflich nicht fassbare Form, verbunden mit einer hohen Erklärungsbedürftigkeit, aus (31). Sind Leistungen vor allem vor der Inanspruchnahme in ihrer Eignung und ganz besonders in Bezug auf ihre Qualität nicht prüf- oder fassbar, muss der Kunde sich

- mit dem Versprechen begnügen, dass seine Erwartungen befriedigt werden (Glaube und Vertrauen werden zu Auswahlentscheidungs-Parametern) und/oder
- er kann seine Unsicherheit dadurch minimieren, dass er nach sichtbaren Qualitätsindikatoren , die z. B. der Ort der Dienstleistungserbringung bietet (Architektur, Personal etc.), sucht und / oder
- er kann auf die Meinung und Hinweise Dritter zurückgreifen.

Patienten müssen dem Krankenhaus einen „Vertrauensbonus" gewähren, da sie die dort zu erbringenden Dienstleistungen nicht einschätzen können. Dies betrifft sowohl die medizinische und pflegerische Leistung als auch die Hotelleistungen. Insbesondere die medizinische Komponente beinhaltet für den Patienten als Dienstleistungsnachfrager ein hohes Risiko, da die fachliche Kompetenz der Ärzte und des Personals für ihn nicht fassbar sind.
In einer ähnlichen Situation befindet sich der Kunde „niedergelassener Arzt", wenn er das Krankenhaus oder die Spezialpraxis, in das bzw. die er Patienten einweist, nicht kennt. Er muss dann bei der Auswahl auf Qualitätsindikatoren (z. B. Kollegenmeinungen, Fachartikel o.ä.) zurückgreifen.

Die Aufgabe für das Krankenhaus-Dienstleistungsmarketing-Management:

„Eigentlich weiss doch jeder, was im Krankenhaus geschieht!" ist eines der am häufigsten geäusserten Argumente in krankenhausinternen Diskussionen, in denen es um die Einführung patienteninformierender Marketinginstrumente geht. In Bezug auf niedergelassene Ärzte wird meist nur die Frage gestellt, was man diesen denn eigentlich sagen solle.

Diese Aussagen haben nichts mit Arbeitsverweigerung oder Ignoranz zu tun, sondern sind das Resultat der „Betriebsblindheit", wie sie in vielen Krankenhäusern zu finden ist. Das Unternehmen Krankenhaus war bislang eine sehr stark nach innen gerichtete Institution, deren Aussenwirkung nur wenig Beachtung geschenkt wurde. Im Mittelpunkt standen vor allem die Optimierung der internen Abläufe oder die Weiterentwicklung diagnostischer und therapeutischer Verfahren.

Die veränderte Umfeldsituation führt nun dazu, dass auch der Aussenwirkung Beachtung geschenkt werden muss. Hier existieren – wie später in den Ausführungen zu den Anforderungen der einzelnen Kundengruppen noch detailliert analysiert wird – weitreichende Wünsche nach Einblicken in das Leistungsgeschehen und die Leistungsqualität, um so Entscheidungen (Aufenthalt, Einweisung o.ä.) treffen zu können.

In diesem Zusammenhang erfordert der immaterielle und speziell für den Kunden Patient sachlich nicht nachvollziehbare Charakter der Krankenhausleistung, dass ihr Wesen, ihre Qualität und vor allem ihr Nutzen im Rahmen des Marketingmanagement Bereiches „Marketing-Mix" visuell (anschaulich-bildlich) und informativ (beschreibend-erkärend) an die Zielpersonen herangetragen werden. Der hierfür hauptsächlich einzusetzende Instrumentenbereich ist die Kommunikationspolitik. Mit seiner Hilfe können Wiedererkennbarkeit, Kennzeichnung und Konkretisierung erzeugt werden.

Fehlende Lagerfähigkeit/Geringe Standardisierbarkeit

Der Bedingungsrahmen für die Krankenhausarbeit:

Dienstleistungen entstehen im Moment ihrer Inanspruchnahme und können nicht – wie z. B. Waren – gelagert werden (32). Diese Tatsache erfordert eine ständige Leistungsbereitschaft, wobei im Krankenhausbereich Zeitpunkt und Intensität der Nachfrage nur bedingt steuerbar sind. Dies zieht automatisch eine eingeschränkte Standardisierbarkeit nach sich. Jede Dienstleistung befindet sich in einem Spannungsfeld, dessen Eckpunkte einerseits der Grad der Individualität, z. B. als Differenzierungsmerkmal im Wettbewerb, bildet, zum anderen die Höhe der mit diesem Grad der Individualität verbundenen Kosten. Primäres Ziel ist es deshalb, unter den Zielsetzungen "Leistungsschwerpunkt(e)" und „Auslastung" einen planbaren und vor allem kontinuierlichen Patientenzustrom zu organisieren.

Die Aufgabe für das Krankenhaus-Dienstleistungsmarketing-Management:

Eine zentrale Strategie zum Management dieses Dienstleistungs-Charakteristikums für Kliniken ist die Steuerung der Kapazitätsnachfrage. Gerade der letztgenannte Punkt kann durch eine gezielte Bildung indikativer Schwerpunkte oder durch die Konzentration auf die Diagnose und Therapie bestimmter Behandlungsbilder im Rahmen der Leistungspolitik (Marketingmanagement-Bereich: Marketing-Mix) vorgenommen werden. Über eine derartige Steuerung der Nachfrage wird es möglich, die Kapazitätsbereitstellung zu standardisieren und so Effizienzspielräume zu erschliessen.

Im Rahmen der Marktforschung (Marketing-Managementbereich „Informationsmanagement") müssen im Vorfeld Umfang und Perspektiven der Nachfrage nach solchen Schwerpunkten zu identifizieren bzw. zu verifizieren und das Angebot an die relevanten Kunden zu kommunizieren sein.

Ebenso ist es möglich, die Erwartungen der Kunden zu normieren. Dies kann z. B. dadurch erreicht werden, dass eine Segmentierung der Dienstleistungsnachfrager erfolgt, so dass homogene Teilzielgruppen mit gleichen Anforderungen entstehen (Zielgruppenbildung). Gleichzeitig kommt es in diesem Zusammenhang ganz wesentlich auf die förderliche und abgestimmte Zusammenarbeit mit zuweisenden niedergelassenen Ärzten an (Kommunikationspolitik).
Zum dritten können die Förderung des Wissens (Qualifikation, Ausbildung, Praxiserfahrung) und des Wollens (Motivation, Identifikation) der Mitarbeiter im Zuge der Personalpolitik deren inhaltliche Aspekte dem Marketing-Mixbereich und deren aufbau- und ablauforganisatorische Elemente dem Organisations- und Koordinationsbereich zuzuordnen sind, dazu eingesetzt werden, das o.a. Spannungsfeld zu managen.

Fehlende Transportfähigkeit

Der Bedingungsrahmen für die Krankenhausarbeit:

Die Krankenhausdienstleistungen sind nicht transportfähig und somit an den Ort der Leistungserbringung, das Krankenhaus in seinem regionalen Umfeld, gebunden. Dieses Merkmal legt damit eine entscheidende Bedeutung auf das Einzugsgebiet, seinen soziodemographischen Charakter und ganz zentral auf die Anziehungskraft des Krankenhauses.

Die Aufgabe für das Krankenhaus-Dienstleistungsmarketing-Management:

Eine aktive Standortpolitik setzt zunächst umfassende Marktforschung voraus, die das Standort- bzw. Einzugsgebiet-Profil (Einwohner, Krankheitsbilder, Versorgungssituation durch andere ambulante und stationäre Anbieter, Konkurrenzverhältnisse) in ihrem aktuellen Status sowie im Hinblick auf ihre kurz-, mittel- und langfristige Entwicklung analysiert. In Abhängigkeit von den Ergebnissen dieser Analyse muss das einzelne Haus eine Positionierung vornehmen, um sich über Kommunikationsmassnahmen gegenüber vergleichbaren Angeboten zu differenzieren bzw. – falls dies nicht möglich ist – zusätzlich neue Wirkungskreise im Sinne der Erweiterung des Einzugsgebietes schaffen.

Der Kunde als Teil des Produktionsprozesses

Der Bedingungsrahmen für die Krankenhausarbeit:

Die Krankenhausdienstleistung erfordert – wie bereits dargestellt – die Beteiligung des Kunden:

- er bestimmt, wann die Erbringung der Leistung erfolgen soll,
- seine Anforderungen bestimmen die individuelle Ausgestaltung der Dienstleistung,
- die Wechselbeziehung zwischen dem Personal und dem Kunden verkörpert den zentralen Produktionsprozess, der Kunde ist folglich eine Art Mit-Produzent (Gesundheit kann ohne Mitarbeit des Patienten nicht produziert werden) (33).

Die Aufgabe für das Krankenhaus-Dienstleistungsmarketing-Management:

Hieraus resultieren gleich mehrere Bedingungen für die Gestaltung des Dienstleistungsmarketings:

- Die Qualität einer Leistung hängt u.a. auch entscheidend von der Kooperationsfähigkeit und der Kooperationsbereitschaft des Kunden ab (34). Deshalb sind Kommunikationsmassnahmen zur Information und Motivation der Patienten notwendig.
- Produktion und Marketing fallen zusammen, da die Krankenhausleistung vor allem personendominiert erbracht wird. Das Personal ist somit Teil der Leistung und untrennbar mit dem anbietenden Krankenhaus verbunden (35) . Hierdurch erhält die Personalpolitik mit speziellen Massnahmen zur Mitarbeiterqualifikation und -motivation eine entscheidende Bedeutung für die Kundenzufriedenheit.

Mangelnde Reversibilität

Der Bedingungsrahmen für die Krankenhausarbeit:

Die medizinischen Dienstleistungen des Krankenhauses können i.d.R. nicht rückgängig gemacht werden. Zwar ist es z. B. möglich, Medikamente abzusetzen, wenn Nebenwirkungen auftreten, aber bei vielen Leistungen wie z. B. Operationen und umfangreicheren therapeutischen Massnahmen sind Wandlungen oder Umtausch – wie bei Sachleistungen – nicht möglich. Dies erschwert die Entscheidung vor allem der Patienten, die trotz gewachsener Aufgeklärtheit die Konsequenzen vieler medizinischer Arbeiten nicht einschätzen können. Aus diesem Grund muss vor allem über Instrumente der Kommunikationspolitik versucht werden, durch Informationen die Risikoabwägung der Patienten zugunsten des eigenen Hauses zu beeinflussen bzw. seine Kooperation hierdurch zu erhöhen.

Die Aufgabe für das Krankenhaus-Dienstleistungsmarketing-Management:

Das Bewusstsein der mangelnden Reversibilität steht in enger Beziehung zum Merkmal der Immaterialität. Da – wie vorangehend bereits angeführt – die Leistungsqualität entscheidend von der Kooperation des Patienten abhängt, muss über Marketingmassnahmen vor allem im Rahmen der Kommunikationspolitik (Marketing-Managementbereich „Marketing-Mix“) das subjektive Risikoempfinden des einzelnen Patienten minimiert werden.

Nachdem aufgezeigt wurde, wie sich aus den Charakteristika der Krankenhaus-Dienstleistung die Notwendigkeit des Einsatzes von Marketingmassnahmen ergibt, werden im folgenden die Charakteristika des bislang nur kurz skizzierten Marketingmanagement-Bereich näher dargestellt.

Dienstleistungs -Merkmal	Marketing-Management-Bereich	Instrumentenbereich
Immaterieller Charakter →	Marketing-Mix →	Kommunikationspolitik
Fehlende Lagerfähigkeit/ Geringe Standardisierbarkeit →	Marketing-Mix →	Leistungspolitik Kommunikationspolitik Personalpolitik
	Informations -Management →	Marktforschung
	Zielgruppen-Bildung Organisation + Koordination	Personalpolitik
Fehlende Transportfähigkeit →	Informationsmanagement →	Marktforschung
→	Marketing-Mix →	Positionierung Marketing-Mix
Der Kunde als Teil des Produktionsprozesses →	Marketing-Mix →	Kommunikationspolitik
Mangelnde Reversibilität →	Marketing-Mix →	Personalpolitik
	→	Kommunikationspolitik

1.7.2 Die Charakteristika des Krankenhaus-Dienstleistungsmarketing-Managements

Die konkrete Umsetzung von Dienstleistungsmarketing-Aktivitäten im Krankenhausalltag wird als Dienstleistungsmarketing-Management bezeichnet. Diese Umsetzung orientiert sich – so die Marketingtheorie – an bestimmten Arbeitsprinzipien (36), die Marketingarbeit grundlegend charakterisieren und gleichzeitig aufzeigen, welche grundsätzlichen Änderungen eine auf die neuen Erfordernisse ausgerichtete Krankenhausarbeit verlangt.

Kundenorientierung

Krankenhaus-Dienstleistungsmarketing orientiert sich an den Kunden und ihren Bedürfnissen und Wünschen. Das bedeutet, dass die Krankenhaus-Angebotsleistung vom Markt her entwickelt werden muss und ihre Ausgestaltung darauf ausgerichtet ist, den Kunden einen möglichst grossen Nutzen zu bieten. Kundenbezug bzw. -orientierung bedeutet in diesem Zusammenhang:

- die Anforderungen vor allem der Schlüsselkunden „Patient“ und „Zuweiser“ möglichst genau zu analysieren,
- auf der Grundlage dieses Wissens auf Schlüsselkunden möglichst individuell einzugehen,

- durch die Erfahrungen im Umgang mit ihnen zu lernen (lernende Organisation) und
- auf Basis dieses Wissens Kundenzufriedenheit nachhaltig und vorausschauend gewährleisten zu können.

Auf diese Weise wird der „Blick nach Innen“ durch die Einbeziehung der Aussenwelt und vor allem durch eine Beachtung der Wünsche und Anforderungen der Kunden ersetzt.

Aber ist der Kundenbegriff – so die Frage der Skeptiker – auf den Krankenhausbereich überhaupt anwendbar (vgl. Argument 5) ? Zwar gäbe es hier gewisse Entsprechungen, aber dennoch seien die Unterschiede zwischen dem Kunden, der ein Kaufhaus aufsucht und dem Patienten, der sich in eine Klinik begibt, zu gross.

Auf den ersten Blick stimmt dieses Argument. Der Kunden im Kaufhaus sucht als Nachfrager Produkte, die er für seinen Bedarf benötigt. Der Patient im Krankenhaus ist ein Kranker, Leidender, der nach Beseitigung oder Besserung seines Leidens sucht. Anstelle der Ware benötigt er eine Dienstleistung, in Abhängigkeit vom Krankheitsbild wahrscheinlich dringender als die Ware im Kaufhaus. Ebenso suchen die Kunden „Einweiser“ und „Besucher“ zunächst wesentlich spezifischere Dinge.

Das Festhalten an der tradierten Bezeichnung ist somit zunächst eine Art Schutz vor der Nivellierung der Begriffe. Kunden und Patienten begrifflich gleichzusetzen, klammert ethische Momente aus und macht Gesundheit und alle für ihre Wiederherstellung bzw. Aufrechterhaltung notwendigen Leistungen zu einem ubiquitär verfügbaren Gut. Swatch-Uhr und Blinddarmoperation werden eins.

Die Anwendung des Kundenbegriffes beinhaltet aber eine ganz andere Denkhaltung. Er fungiert als zeit- und nachfragergemässe Erweiterung der bestehenden Begriffe „Patient“, „Einweiser“ oder „Besucher“, um deren

- veränderten Anforderungen an die Krankenhausleistung,
- geänderten Verhaltensweisen im Umgang mit ihrer Erkrankung
- gewachsene Bedeutung für den Krankenhauserfolg und
- zunehmende Marketingwirkung herauszustellen.

Abb. 25 zeigt die Kunden des Krankenhauses mit ihren Kundenbeziehungen und Marketingwirkungen für das Krankenhaus. Auf die einzelnen Punkte wird im Kapitel 3 näher eingegangen.

Der Kundenbegriff im Zusammenhang mit dem Dienstleistungsunternehmen Krankenhaus steht also für die Erweiterung der existierenden Begriffe „Patient“, „Einweiser“ oder „Besucher“ und deren Bedeutung für den Krankenhaus-Erfolg und deren Marketingwirkung. Er will nicht ersetzen, sondern die Multifunktionalität der o.a. Gruppen betonen und auch auf die Möglichkeit einer Instrumentalisierung hinweisen.

Informationsmanagement

Wer sich um Kunden kümmern möchte, muss diese kennen und wissen, welche Erwartungen sie haben. Gleichzeitig muss auch bekannt sein, an wen sich Kunden

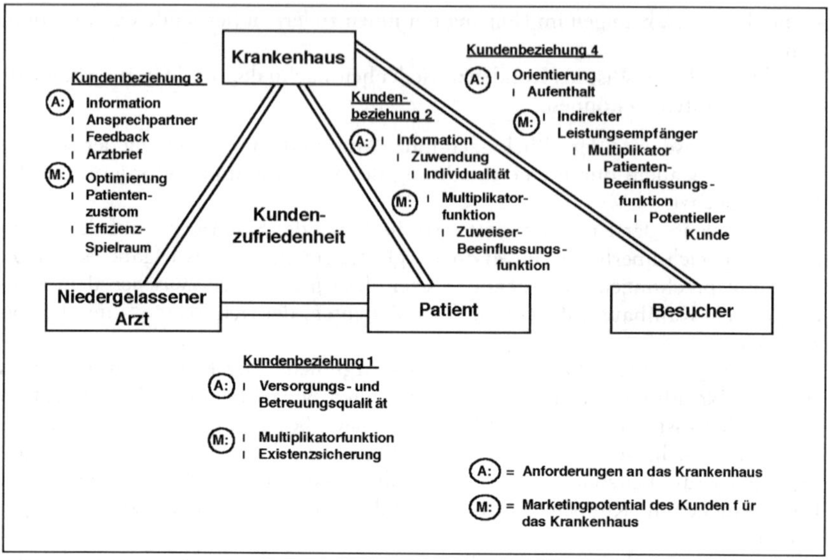

Abb. 25: Die Kunden des Krankenhauses und ihre Marketingeffekte für das Krankenhaus

alternativ wenden könnten oder es tatsächlich tun. Um dem Dienstleistungsmarketing-Arbeitsprinzip der Kundenorientierung folglich nachkommen und um generell Marketingentscheidungen treffen zu können, benötigt das Krankenhaus detaillierte Informationen über „seinen Markt", d.h. über sein Einzugsgebiet und die hier angesiedelten Kunden und Konkurrenten. Als Bestimmungsgrössen des Marktes fungieren hierbei

- vorhandene und potentielle Patienten
- zuweisende niedergelassene Ärzte
- konkurrierende niedergelassene Ärzte, Krankenhäuser und
- sonstige Anbieter von Gesundheitsleistungen (Heilpraktiker, Gesundheitsinstitute etc.)

Hierbei müssen sowohl quantitative (Anzahl, Verteilung, Entwicklung etc.) als auch qualitative Aspekte (Verhalten, Schwerpunkte etc.) berücksichtigt werden. Darüber hinaus ist es wichtig, kontinuierlich die übergeordneten Entwicklungsperspektiven des Marktes (z. B. gesundheitspolitische Regelungen, Verbraucherverhalten im Hinblick auf Gesundheitsleistungen, Entwicklung neuer Therapieschwerpunkte u.ä.) zu analysieren. Diese Bestimmungsgrössen sind wiederum unter verschiedenen Informationsaspekten zu beurteilen (vgl. Abb. 26)

Um diese Informationen für das Krankenhaus zu beschaffen, können geeignete Instrumente der Marketingforschung eingesetzt werden.

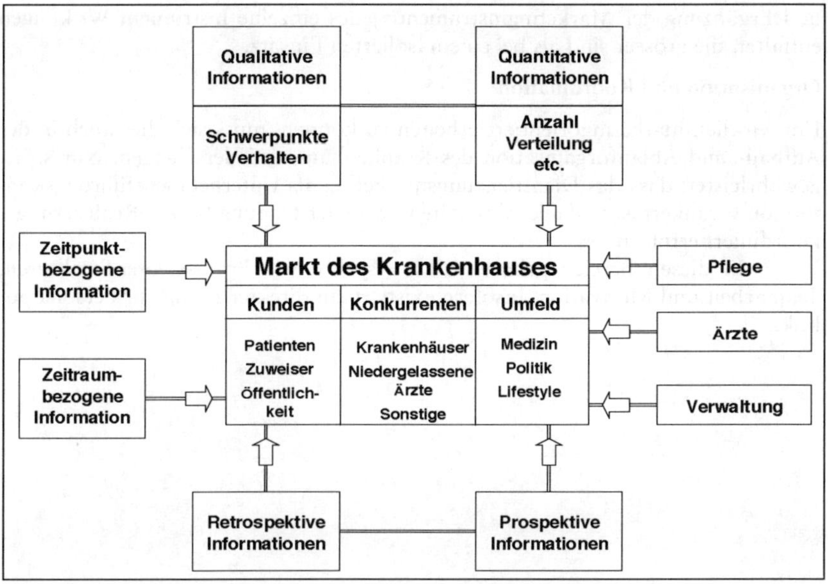

Abb. 26: Analysebereiche des Krankenhausmarktes

Zielgruppenbildung

Ein weiteres Kennzeichen des Dienstleistungsmarketings ist die Bildung homogener Teilgruppen innerhalb der gesamten Kundengruppe, die dann konzentriert mit einem abgestimmten Instrumentarium bearbeitet werden. Man verwendet nicht für alle tatsächlichen und potentiellen Kunden die gleichen Massnahmen, sondern differenziert nach sog. Zielgruppen, deren Mitglieder in bestimmten, markanten Merkmalen übereinstimmen (z. B. bestimmte Krankheitsbilder bei Patienten oder ausgewählte Fachrichtungen bei Zuweisern).

Zielsetzung ist es, auf diese Weise Kosten und Wirkung des Einsatzes der Marketinginstrumente zu optimieren. Dies ist jedoch nur möglich, wenn das vorher beschriebenen Informationsmanagement aufgebaut ist, das alle für die Zielgruppenbildung relevanten Daten liefert.

Marketing-Mix

Um Dienstleistungsmarketing konkret umzusetzen, werden Instrumente eingesetzt, die in den vier Bereichen Leistungspolitik, Preispolitik sowie Distributions- und Kommunikationspolitik zusammengefasst werden. Ihr Einsatz erfolgt im Rahmen des sog. Marketing-Mix. Dieser Begriff bezeichnet ein Vorgehen, die einzelnen Instrumente nicht isoliert einzusetzen, sondern synergistisch aufeinander abzustimmen. Dies bedeutet, dass durch die gegenseitige Verknüpfung (z. B. parallele Schaltung eines PR-Artikels zur Durchführung eines Tages der offenen Tür) und Ergänzung der Marketinginstrumente jedes einzelne Instrument Wirkungen entfaltet, die grösser sind als bei einem isolierten Einsatz.

Organisation und Koordination

Um wirklich marketingorientiert arbeiten zu können, muss sich dies auch in der Aufbau- und Ablauforganisation des Krankenhauses niederschlagen. Nur so ist gewährleistet, dass das Dienstleistungsmarketing als Unternehmensführungskonzeption verankert ist und alle Aktivitäten – von der Planung bis zur Realisierung – koordiniert erfolgen.

In diesen Bereich gehören auch Aspekte wie Profit-Center-Strukturen, Teamarbeit und Motivation. Insofern existiert ein direkter Bezug zur Personalpolitik.

2 Aufbau eines Krankenhaus-Dienstleistungsmarketing-Konzeptes

Erarbeitung der strategischen Grundlage und Entwicklung des konzeptionellen Rahmens

Das Dienstleistungsmarketing-Management benötigt, um erfolgsgerichtet und effektiv umgesetzt zu werden, eine Anwendungssystematik. Abb. 27 zeigt die Bestandteile dieser Systematik in Form einer Übersicht.

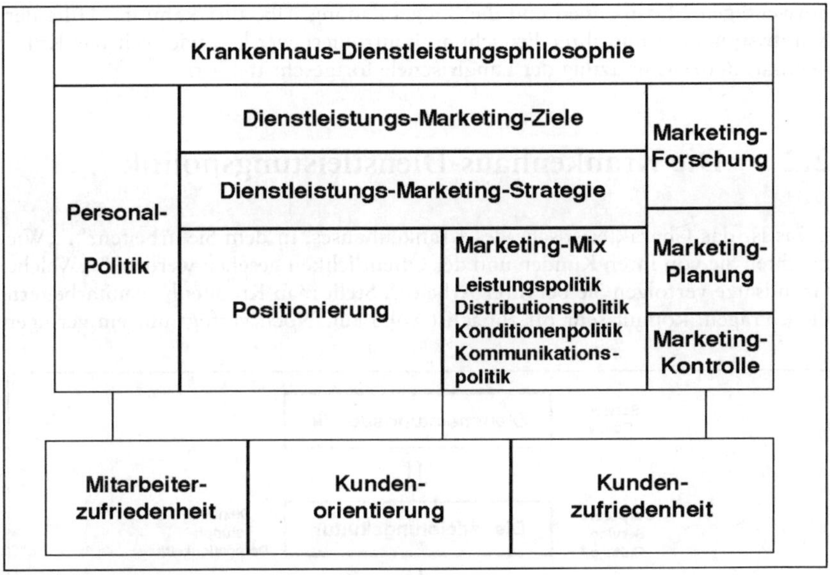

Abb. 27: Das Dienstleistungsmarketing-System

2.1 Die Dienstleistungsmarketing-Planung des Krankenhauses

Mit Hilfe der Dienstleistungsmarketing-Planung wird die Marketingarbeit gedanklich vorbereitet und möglichst weitreichend geordnet. Sie beinhaltet die Festlegung der Ziele, der Strategie und der zugehörigen Massnahmen (37). Die Dienstleistungsmarketing-Planung des Krankenhauses

- koordiniert alle mit der Marketingarbeit verbundenen Entscheidungen und Massnahmen,

- trägt zur Identifizierung der Chancen und Risiken der Krankenhausarbeit bei, weil sie eine Beschäftigung mit Zukunftsszenarien verlangt, und
- schafft durch die Aufstellung von Zielparametern die Voraussetzung für Leistungsbeurteilung und Kontrolle.

Die Formen der Marketingplanung unterscheiden sich im Hinblick auf den zeitlichen Horizont in die strategische und die taktischen Planung. Die Perspektive der strategischen Planung richtet sich auf die - von der Gegenwart aus gesehen - kommenden ein bis drei Jahre. Planungsgegenstand sind die langfristigen Markt- und Kundenziele des Krankenhauses.

Die taktische (operationale) Marketingplanung (bis zu einem Jahr) beinhaltet die Festlegung der kurzfristigen Marketingziele, der zu ihrer Erreichung notwendigen Massnahmen und die Budgetplanung. Überdies kann mit Hilfe der Kurzfristplanung und ihrer Erreichung kontrolliert werden, wie weit das Krankenhaus in der Umsetzung der Langfristziele fortgeschritten ist.

2.2 Die Krankenhaus-Dienstleistungspolitik

„Was ist das Charakteristische des Krankenhauses, in dem Sie arbeiten?“. „Wie möchten Sie von Ihren Kunden und der Öffentlichkeit gesehen werden?“ „Welche Grundsätze verfolgen Sie bei Ihrer Arbeit?“. Stellt man Krankenhausmitarbeitern diese Fragen, kommt sehr oft zunächst Stille auf. Noch verfügt nur ein geringer

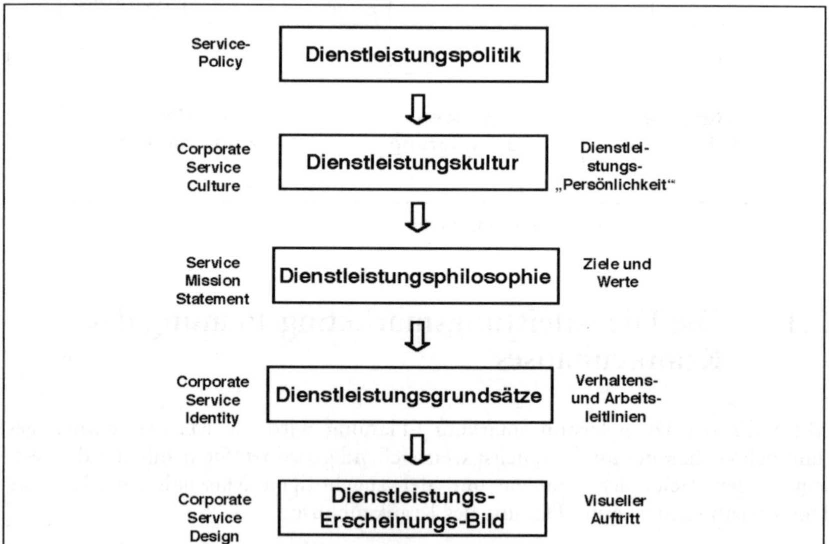

Abb. 28: Die Dienstleistungspolitik und ihre Bestandteile

Anteil der deutschen Krankenhäuser über ein Selbstbild, das als durchgängiges Handlungsprinzip den Arbeitsalltag prägt. Dieses Selbstbild, als Dienstleistungspolitik (Service Policy, Abb. 28) bezeichnet, bildet den generellen Rahmen für die Umsetzung des Dienstleistungsmarketings im Krankenhaus. Innerhalb dieser Politik werden Entscheidungen zur Dienstleistungskultur (Corporate Service Culture) getroffen, die als „Persönlichkeit" oder Wesen der Dienstleistung, z. B. repräsentiert in Form von Arbeitsgrundsätzen, verstanden wird. Ihr Ziel ist die Schaffung einheitlicher Vorgehens- und Verhaltensweisen (38) im Krankenhaus.

Ein Bestandteil der Kultur ist die Dienstleistungsphilosophie (Service Mission Statement), die die grundlegenden Ziele und Werte der Dienstleistungserbringung des Krankenhauses fixiert (39). Hierbei geht es um die Darstellung

- des Dienstleistungszweckes (z. B. regionale medizinische Versorgung)
- der Zukunftsvorstellungen (z. B. Entwicklung des Krankenhauses auf dem präventiven Sektor)
- der Art der Abgrenzung von Wettbewerbern
- der gesellschaftlichen Rolle des Krankenhauses sowie um die Darstellung der Art der internen Zusammenarbeit (Führungsphilosophie).

Aus der Dienstleistungsphilosophie leiten sich das Ziel- und Wertsystem des Krankenhauses sowie die Standards und Verhaltensleitlinien für die Arbeit ab.

Wie das in Abbildung 29 aufgeführte Befragungsergebnis zeigt, verfügen Kliniken nur selten über eine Dienstleistungsphilosophie, und in diesen wenigen Fällen dann auch meist nur in Form einer unausgesprochenen Übereinkunft.

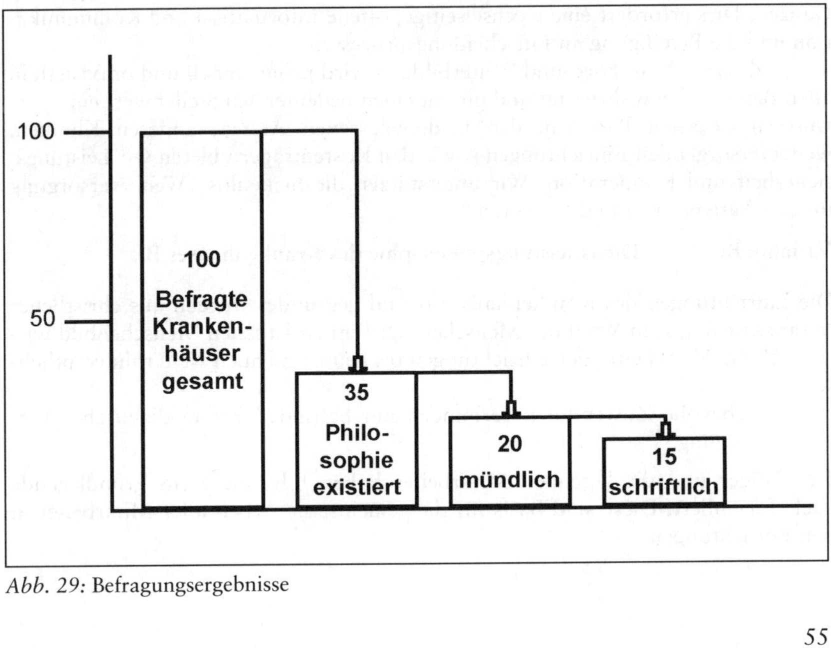

Abb. 29: Befragungsergebnisse

Selten wird sie in Form von Dienstleistungsgrundsätzen schriftlich fixiert und nach innen und aussen (PR-Wirkung) kommuniziert. Ihre Etablierung verfolgt dabei das Ziel, eine grundsätzliche Verhaltens- und Arbeitslinie aufzuzeigen, die als Orientierung für die Mitarbeiter, aber auch als Information für die Marktpartner verwendet werden kann. Die folgenden beiden Fallstudien demonstrieren den Aufbau gegenwärtig verwendeter Dienstleistungsmarketing-Philosophien.

Hospital Customer Focus-Forschungsprogramm / Fallstudie „Bestandteile von Krankenhaus-Dienstleistungsphilosophien"

Variante A: Die Dienstleistungsphilosophie des Krankenhauses A

„Unser Krankenhaus bietet eine Betreuung auf dem aktuellen Stand der wissenschaftlichen Erkenntnisse.

Wir, die Mitarbeiterinnen und Mitarbeiter, orientieren uns in unserem Handeln an der speziellen Krankheitssituation, an den körperlichen, seelischen, sozialen und kulturellen Bedürfnissen unserer Patientinnen und Patienten.
Wir halten uns an die Gebote der Humanität sowie der Qualität und berücksichtigen wirtschaftliche Grundsätze.

Im Team trägt jeder einzelne mit seinen individuellen Fähigkeiten Verantwortung für ein menschenfreundliches Arbeitsklima und erbringt in den verschiedenen Diensten und Bereichen einen unverzichtbaren Beitrag zum Gelingen des Ganzen. Dies erfordert eine wechselseitige, offene Information und Kommunikation und die Beteiligung an Entscheidungsprozessen.

Unsere Aus-, Fort- und Weiterbildung wird professionell und praxisnah in allen Bereichen gewährleistet und nimmt einen bedeutenden Stellenwert ein.
Unseren externen Partnern, den niedergelassenen Ärzten, anderen Kliniken, weiterversorgenden Einrichtungen sowie den Kostenträgern bieten wir Leistungssicherheit und Kooperation. Wir unterstützen die lückenlose Weiterversorgung unserer Patientinnen und Patienten."

Variante B: Dienstleistungsphilosophie des Krankenhauses B

Die Einrichtungen des Krankenhauses B sind gegründet worden aus christlicher Verantwortung zum Wohl der Menschen. Diesem christlichen Menschenbild wissen sich die Mitarbeiter der Einrichtungen bis heute und auch weiterhin verpflichtet:

> liebevolle Zuwendung, verbunden mit bestmöglicher medizinischer Versorgung.

Der Träger und die leitenden Mitarbeiter haben folgende sechs grundlegende Ziele formuliert. Diese sind Basis für die gemeinsame Arbeit aller Mitarbeiter in den Einrichtungen.

Wir wollen:
optimale Qualität in der Behandlung und Versorgung der uns anvertrauten Menschen sichern und weiterentwickeln
- Fortschritte in allen Bereichen fördern
- Spezialisierung und Schwerpunktbildung weiter ausbauen

die Zufriedenheit der Mitarbeiter fördern
- verbindliche Leitlinien der Zusammenarbeit vereinbaren
- durch Bindung an das kirchliche Tarifrecht Sicherheit gewährleisten

den guten Ruf und das Vertrauen der Bevölkerung in die Einrichtungen festigen
- Qualität durch Mitverantwortung aller Mitarbeiter sichern und ausbauen
- unter Wahrung der Vertraulichkeit durch Offenheit und gezielte Öffentlichkeitsarbeit eine Transparenz schaffen

das Bekenntnis zur christlichen Ausrichtung deutlich machen
- vielfältige Angebote in seelsorglicher Begleitung anbieten
- persönliche Zuwendung und Begleitung Schwerstkranker und Sterbender

die partnerschaftliche Zusammenarbeit der Einrichtungen fördern
- die medizinischen Schwerpunkte gezielt nutzen
- die zentralen Dienste gleichberechtigt in Anspruch nehmen

die Ziele durch wirtschaftliches Handeln erreichen
- die zur Verfügung stehenden Ressourcen gezielt und bewusst einsetzen
- im Rahmen einer guten Organisation effektiv arbeiten

Das Vorhandensein einer Dienstleistungsphilosophie bietet im Hinblick auf die Leitung und Lenkung eines Krankenhauses eine Reihe von Vorteilen:
- es werden weniger Regelungen benötigt, da die Verbindlichkeit der Philosophie bis in die operative Arbeit wirkt.
- Als Beispiel mag der Passus „Dies erfordert eine wechselseitige, offene Information und Kommunikation und die Beteiligung an Entscheidungsprozessen" aus der o.a. Dienstleistungsphilosophie dienen. Er regelt nicht nur das grundsätzliche Kommunikationsverhalten, sondern zeigt auch die Normen der informativen Zusammenarbeit für alle denkbaren Situationen des Alltages auf.
- Es entsteht eine hohe Motivation durch das erzeugte „Wir"-Gefühl": können sich die Mitarbeiter mit der Dienstleistungsphilosophie identifizieren, verbindet sie ein gemeinsames Ziel. Diese Gemeinsamkeit fördert kollegiale Zusammenarbeit und stärkt den Zusammenhalt der Belegschaft.
- Mitarbeiter werden aufgrund der Identifizierungsmöglichkeit gebunden: ist die Dienstleistungsphilosophie so ausgestaltet, dass sie motiviert, entsteht eine Bindung der Mitarbeiter an das Krankenhaus und an ihren Arbeitsplatz, so dass gleichzeitig die Fluktuationsquote gesenkt wird.
- Die Mitarbeiter haben bei ihren Entscheidungen und Handlungen eine klare Orientierung.
- Es entstehen auf diese Weise Sicherheit und Vertrauen.

Auf der anderen Seite sind in diesem Zusammenhang jedoch auch Gefahren zu beachten wie z. B.:

- Betriebsblindheit oder
- das Ausbleiben von Impulsen und Innovationen.

Wesentlicher Qualitätsindikator und damit zentrales Gestaltungselement einer Dienstleistungsphilosophie ist der Grad ihrer Operationalität und damit der Messbarkeit ihrer Umsetzung. Wendet man dieses Kriterium auf die o.a. Philosophien an, so wird deutlich, dass ihre Leistungsfähigkeit deutlich eingeschränkt ist, da keine Anhaltspunkte gegeben werden, wie die Philosophie im Arbeitsalltag umgesetzt werden soll.

Das folgende Beispiel zum Bereich „Mitarbeiter" demonstriert, wie Oberziele (jeweils fettgedruckt) durch Unterziele konkretisiert und messbar gestaltet werden können:

Mitarbeiter
Der Erfolg der Krankenhausdienstleistung ist das Ergebnis der zielgerichteten Bündelung aller individuellen Fähigkeiten der Mitarbeiter im Zuge der gemeinsamen Arbeit. Ihre Grundlage besteht in

Offenheit und Vertrauen durch

- Übertragung von Verantwortung
- Möglichkeiten zur Selbstverwirklichung

Teamgeist durch

- Verzicht auf Statussymbole
- Informeller Umgang und offene Kommunikation
- Gegenseitiges Helfen

Flexibilität und Innovation durch

- Breites Angebot an Weiterbildungsmassnahmen
- Führen durch Zielvereinbarung
- Übersichtliche Bereiche durch Dezentralisierung
- Flexibles Arbeitszeitmodell

Hohes Niveau der Leistungen durch

- Beteiligung der Mitarbeiter am Unternehmenserfolg
- Qualitätsphilosophie und Total Quality Management

Hospital Customer Focus-Programm
Arbeitsschritt 2: Entwicklung einer Dienstleistungsphilosophie

Ein zeitgemässes Krankenhausleitbild sollte – in Erweiterung der klassischen Form - Aussagen zu folgenden Punkten aufweisen:

Leistungsangebot
Definition des Kerngeschäftes, der Art der Hotel- und Zusatzleistungen (z. B. Prävention etc.)
Differenzierungsmerkmale, die das Krankenhaus und seine Abteilungen von anderen Krankenhäusern unterscheiden
Kurzfristige Perspektive: ____________________

____

Langfristige Perspektive: ____________________

Selbstverständnis
Formulierung in Abhängigkeit von Träger, gesellschaftlicher Einordnung etc.
Kurzfristige Perspektive: ____________________

____

Langfristige Perspektive: ____________________

____

Betriebswirtschaftlicher Leistungsaspekt
Darlegung der wirtschaftlichen Ziele, die das Krankenhaus als Unternehmen erreichen möchte (z. B. Existenzsicherung) und der zu ihrer Erreichung vorgesehenen Methodik (Schaffung von Kostentransparenz, Einsatz von Planungsinstrumenten)
Kurzfristige Perspektive: ____________________

____

Langfristige Perspektive: ____________________

____

Dienstleistungsmarketing
Ausführungen zu den vorgesehenen Verhaltens-, Kommunikations- und Arbeitsweisen zwischen den Kunden und den Mitarbeitern des Krankenhauses; Festlegung der Leistungen für Patienten, zuweisende niedergelassene Ärzte, Besucher und Öffentlichkeit
Kurzfristige Perspektive: ____________________

____

Langfristige Perspektive: ____________________

____

Beschaffungsmarketing
Ausführungen zu vorgesehenen Verhaltens-, Kommunikations- und Arbeitsweisen zwischen Lieferanten und Mitarbeitern des Krankenhauses
Kurzfristige Perspektive: ____________________

____

Langfristige Perspektive: ____________________

____

____

Qualitätsmanagement
Hausspezifische Definition der mit dem Qualitätsmanagement verbundenen Begriffe, Ziele und Verantwortlichkeiten
Kurzfristige Perspektive: ______________________________

____
Langfristige Perspektive: ______________________________

____

Zusammenarbeit
Fixierung des Führungsstils und der beabsichtigten Gestaltung der Zusammenarbeit zwischen den Berufsgruppen (Teamarbeit) sowie der internen Kommunikationsmittel und -wege
Kurzfristige Perspektive: ______________________________

____
Langfristige Perspektive: ______________________________

____

Ressourceneinsatz
Definition der mit dem Ressourceneinsatz verbundenen ökonomischen und ökologischen Ziele
Kurzfristige Perspektive: ______________________________

____
Langfristige Perspektive: ______________________________

____

____

Personalentwicklung
Festlegung der grundsätzlichen Aus- und Weiterbildungsstrategie sowie der grundlegenden Motivationsfaktoren
Kurzfristige Perspektive: ______________________________

____
Langfristige Perspektive: ______________________________

____

Der letzte Bestandteil der Dienstleistungspolitik ist das Corporate Service Design. Hierunter versteht man die sichtbare Umsetzung des Dienstleistungswesens (Architektur, Logo, Typographie etc.). Speziell in diesen Bereich werden häufig viel Aufmerksamkeit, Zeit und hohe Budgetmittel investiert, etwa für die Gestaltung eines Signets für das Krankenhaus, die Auswahl einer Schrifttype und einer Hausfarbe sowie für den Entwurf von Visitenkarten.

Die Beschäftigung mit diesem Thema ist auf jeden Fall wichtig, da hiermit die Dienstleistungsmarketing-Qualität über Zeichen den Kunden kommuniziert werden kann, z. B. mittels farbpsychologischer Gestaltungen. Allerdings ist damit vielfach auch die Meinung verbundenen, dass sich nun vieles „von selbst erledige“: das Logo auf dem Arztbrief erzeuge Attraktivität für Einweiser, die neue Kittelfarbe des Personals beeindrucke die Patienten. Zeichen bleiben jedoch nur Selbstzweck, wenn sie nicht durch konkretes Handeln unterstützt werden. Das Corporate Service Design ist somit ein additiver und sekundärer Faktor, dessen Effekte ohne Dienstleistungsmarketing-Praxis verpuffen.

2.3 Dienstleistungsmarketing-Forschung: Die Situationsanalyse

Ist die Dienstleistungsphilosophie fertiggestellt, müssen die Dienstleistungsmarketing-Ziele formuliert werden. Ihre Generierung setzt jedoch zunächst die Analyse des Zielmarktes (Grösse, Kundenstruktur etc.) sowie der Probleme und Möglichkeiten der Marketingarbeit im Zielmarkt voraus. Die sich hieraus ergebenden Schlussfolgerungen bilden dann die Marketingziele.

2.3.1 Information als Grundlage des Dienstleistungsmarketings

Dienstleistungsmarketing ist auf die Befriedigung der Kundenbedürfnisse ausgerichtet. Darum benötigen alle Entscheidungen – z. B. zum Aufbau der Dienstleistungsmarketing-Strategie oder zum Einsatz der Dienstleistungsmarketing-Instrumente quantitative und qualitative Informationen über die Marketing-Umwelt (z. B. rechtlicher, wirtschaftlicher, sozialer Rahmen), das Versorgungs- / Einzugsgebiet und die dort ansässigen Kunden und Konkurrenten. Je besser die Qualität dieser Informationen ist, desto gezielter kann die Dienstleistungsmarketing-Arbeit gestaltet werden. Diese Qualität wird vor allem durch den Grad der Vollständigkeit der Informationen und ihre Aktualität bestimmt.

2.3.2 Informationsmanagement

Um die benötigten Informationen zu beschaffen, auszuwerten und im Krankenhaus nutzbar zu machen, benötigt das Krankenhaus ein Informationsmanagement.

Als Informationsquellen dienen hierbei zunächst bereits vorhandene Einrichtungen wie z. B. Rechnungswesen, Kostenrechnung oder interne Statistiken. Diese können – bei Bedarf - um die Angaben aus externen Quellen ergänzt werden (z. B. Veröffentlichungen, Fachbücher oder Analysen von Marktforschungsinstituten). Über ein Informationssystem werden die Daten dann im Krankenhaus verteilt.

Der Aufbau eines Informationssystems läuft in folgenden Schritten ab:

Schritt 1: **Bestimmung des Informationsbedarfs-**	Die benötigten Daten müssen nach – ihrer Art, – dem benötigten Detaillierungsgrad und – dem angestrebten Zeitbezug umrissen werden.
Schritt 2: **Aufbau eines Systems zur effizienten Informationsbeschaffung**	Effiziente Informationsbeschaffung basiert auf einer – möglichst vollständigen, – überschneidungsfreien und – wirtschaftlichen Erhebung aller relevanten Daten. Hierbei müssen die verschiedenen dem Krankenhaus zur Verfügung stehenden Informationsquellen miteinander abgeglichen und aufeinander abgestimmt werden (Kostenrechnung, Marktforschung, innerbetriebliche Statistiken und Berichte etc.).
Schritt 3: **Etablierung einer Aufbereitungs- und Auswertungssystematik**	Die beschafften Informationen sind nach ausgewählten Kriterien auszuwerten und in einem übersichtlichen Reportingsystem darzustellen.
Schritt 4: **Gestaltung eines Informationsnetzes**	Das Informationsnetz als Organisation der Informationsflüsse systematisiert die schnelle, fortwährende und zielgerichtete Übermittlung der Informationen zwischen den Beteiligten des Netzes

2.3.3 Dienstleistungsmarketing-Forschung

In der Realität werden die o.a. Forderungen jedoch nur eingeschränkt umgesetzt. Eine Umfrage bei 408 deutschen Unternehmen mit einen Umsatz über 100 Mio. DM (40) ergab, dass nur 40 % der befragten Personen auf Geschäftsleitungsebene mit Art und Qualität der ihnen zur Verfügung stehenden Kundeninformationen zufrieden sind. 51% erhalten diese nur auf ausdrücklichen Wunsch, in elektronisch aufbereiteter Form sind sie nur 7% der Befragten zugänglich.

Im Krankenhaus kennzeichnen die Begriffe „Krankenhaus-Informationssystem", „elektronische Krankenakte" und „Klinik-Praxis-Vernetzung" die gegenwärtige Diskussion zum Informationsmanagement von Krankenhäusern. Dennoch zeigt die Realität, dass Kliniken auf Veränderungen in ihrer Umwelt nur reagieren und nicht agieren. Viele der von den Verantwortlichen beklagten Wettbewerbsnachteile gründen auf dieser Tatsache. Als Ursache hierfür ist der nicht zielgerichtete, unkoordinierte Umgang mit Informationen über die Umwelt auszumachen. Hierbei sind es weniger die Daten des krankenhauspolitischen Raumes, sondern vor allem die Informationen über den Erfolg des eigenen Handelns und über das handlungsrelevante Umfeld (Versorgungsgebiet) mit seinen Akteuren, Interaktionen und Perspektiven.

Der Informationsaustausch zwischen dem Krankenhaus und der Umwelt erfolgt i.d.R. fachgruppenspezifisch. Die Verwaltung erhält bestimmte Informationen für ihre Arbeit, ebenso die Ärzteschaft und der Pflegebereich. Diese Informationen beziehen sich dabei vor allem auf das konkrete Handlungsfeld der einzelnen Fachgruppen. Ein Bereich weiss somit nichts über die Informationen und den Informationsstand des anderen Bereiches, in dem es aber durchaus Daten geben kann, die auch für Nachbarbereiche interessant sein können. Es fehlt somit an Transparenz, da es keine Koordination gibt.

Des weiteren existiert i.d.R. auch keine übergeordnete strategische Informationsbeschaffung, die für das Dienstleistungsunternehmen Krankenhaus fachgruppenübergreifend, kontinuierlich und vorausschauend tätig wird.

Aber auch die Nutzung hausinterner Informationen ist häufig mit fast unüberwindlichen Schwierigkeiten verbunden. So stellt die Beschaffung der Adressen zuweisender niedergelassener Ärzte, die von einer Abteilung für eine Mailingaktion benötigt werden, in vielen Fällen ein unüberwindliches Hindernis dar. Ebenso existieren nur wenig klare und damit auch nicht nutzbare Informationen über die Anforderungen der Kunden an die Dienstleistungen des Hauses.

Insgesamt besteht die Informationsstruktur vieler Krankenhäuser auch heute aus einer Vielzahl einzelner Informationsquellen, deren Zielrichtung retrospektiv, rechtfertigend und abwehrend ausgerichtet ist. Ebenso werden extern verfügbare Daten (Statistisches Bundesamt) nicht genutzt.

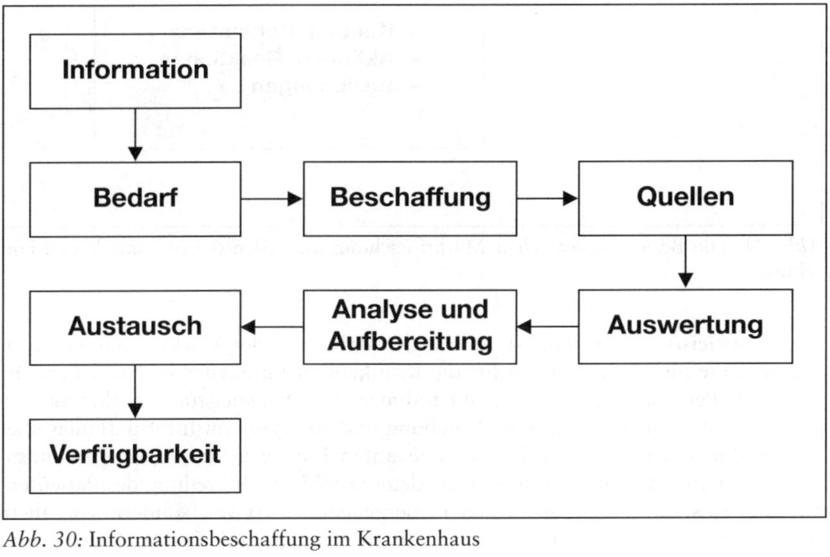

Abb. 30: Informationsbeschaffung im Krankenhaus

Vor diesem Hintergrund ist es für das Krankenhaus zunächst notwendig, sich Klarheit über den Informationsbedarf zu verschaffen und nach Wegen zu suchen, über die Auswahl geeigneter Informationsquellen diesen Bedarf zu decken (vgl. Abb. 30). Alle ermittelten Informationen müssen dann ausgewertet und allen Beteiligten zur Verfügung gestellt werden.

In diesem Zusammenhang umfasst der Begriff „Dienstleistungsmarketing-Forschung" alle Aktivitäten, die mit der systematischen Suche, Zusammenstellung, Analyse und Interpretation von Informationen über alle Marketingaspekte der seitens des Krankenhauses angebotenen Dienstleistungen verbunden sind.

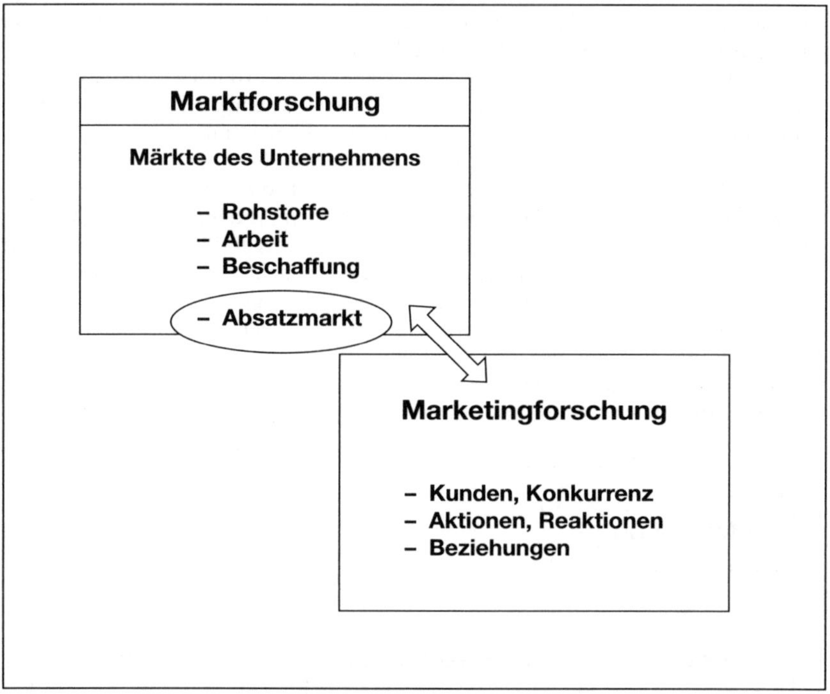

Abb. 31: Die Beziehung zwischen Marktforschung und Dienstleistungsmarketing-Forschung

Die Dienstleistungsmarketing-Forschung ist dabei von der Marktforschung abzugrenzen, die auch alle anderen für die Krankenhaustätigkeit relevanten Bereiche (Einkauf, Personal etc.) umfasst. Im Rahmen der Dienstleistungsmarketing-Forschung geht es nicht nur um die Erhebung und Analyse von Informationen über die Konkurrenten und Kunden des relevanten Einzugsgebietes (z. B. Leistungsschwerpunkte anderer Krankenhäuser, demographische Verteilung des Patientenaufkommens oder Praxisstrategien niedergelassener Ärzte), sondern vor allem über deren Aktionen und Reaktionen (z. B. die von anderen Krankenhäusern eingesetzten Dienstleistungsmarketing-Instrumente) sowie um die Beziehungen zwischen den Teilnehmern (z. B. Kooperationen zwischen den Abteilungen anderer Kliniken und niedergelassenen Ärzten), aber auch um die Ermittlung der Erfolge der eingesetzten Marketinginstrumente.

2.3.4 Die Plus-Minus-Situationsanalyse

Die Plus-Minus-Situationsanalyse setzt sich aus fünf Elementen zusammen. Zunächst werden im Rahmen der Marktanalyse die Zielgruppen-, Konkurrenz- sowie die Trend- und Themenstruktur (41) untersucht. Hieran schliesst sich eine Zusammenstellung und Bewertung der Stärken und Schwächen des Krankenhauses oder der Abteilung sowie der Chancen und Risiken der Arbeit im Vergleich zum kompetitiven Umfeld an.

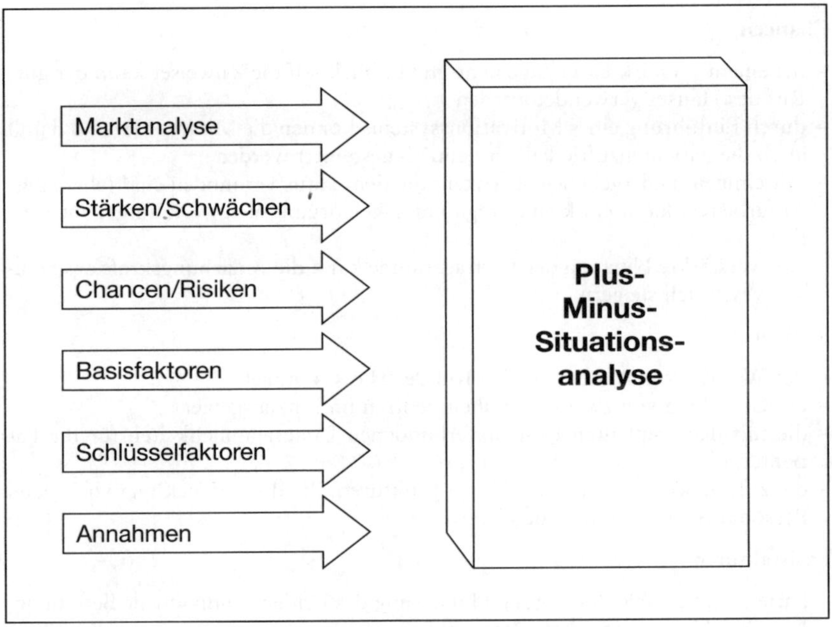

Abb. 32: Die Plus-Minus-Situationsanalyse des Krankenhauses

Hospital Customer Focus-Umsetzungsprogramm
Fallstudie „ Plus-Minus-Situationsanalyse"

Die folgende Fallstudie konkretisiert die o.a. Punkte für ein Krankenhaus der Grund- und Regelversorgung. Die in Auszügen wiedergegebenen Aussagen wurden anlässlich eines Strategie-Workshops der Krankenhausleistung erarbeitet.

Stärken

- Grösse und Ruf des Krankenhauses
- Ausbildungsstand der Mitarbeiter
- Medizinische Geräte (Art und Modernität)
- Krankenhaus-Informationssystem
- Bekanntheit des Hauses für die Behandlung bestimmter Krankheitsbilder

Schwächen

- Kommunikation zwischen den Bereichen
- Bislang unzureichende Darstellung in der Presse
- Hohe Personalfluktuation
- Geringe Kenntnis der Zuweiserstruktur
- Nicht funktionierendes Beschwerdemanagement

Chancen

- bei einem verstärkten Engagement im Hinblick auf die Zuweiser kann der gute Ruf des Hauses verwendet werden
- durch Einführung eines Motivationssystems können die Mitarbeiter- und damit auch die Patientenzufriedenheit deutlich gesteigert werden
- mit einigen niedergelassenen Ärzten, die dem Haus verbunden sind (ehemalige Mitarbeiter) kann ein kleines regionales Versorgungsnetzwerk aufgebaut werden
- eine verstärkte Nutzung der Vortragsräume kann die Anziehungskraft des Hauses wesentlich steigern

Risiken

- der Wechsel von Ärzten, die den Ruf des Hauses prägen
- die Gründung von zwei Gesundheitszentren im Einzugsgebiet
- die mit dem geplanten Umbau verbundenen Unannehmlichkeiten für die Patienten
- die z.T. verkrusteten Entscheidungsstrukturen, die die Entwicklung von neuen Personal-Anreizsystemen behindern

Basisfaktoren

- Patienten: Schnelle Beseitigung / Linderung des Leidens, individuelle Betreuung, Freundlichkeit, angenehme Atmosphäre
- Zuweisende Ärzte: Erstklassige Ausführung der delegierten Leistung, schnelle und unkomplizierte Kommunikation, zufriedene Patienten

Erfolgs-Schlüsselfaktoren

- Alle Aktivitäten müssen dem Primat der Kundenzufriedenheit zugeordnet werden.
- Um erfolgreich zu sein, müssen wir die Mindestanforderungen unserer Kunden „Patient“, „Zuweiser“ und „Besucher“ deutlich übertreffen.

- Hieraus ergibt sich, dass die Zielsetzung und die Instrumente vor allem der Personalpolitik (Führungsmanagement, Aus- und Weiterbildung, Gewinnung neuer Mitarbeiter) neu zu entwickeln sind.
- Die Wettbewerber müssen intensiver und zielgerichteter beobachtet werden.
- Um alle für das Dienstleistungsmarketing-Konzept notwendigen Aktivitäten umsetzen zu können, ist ein eigenständiges Projektmanagement einzurichten, dessen Mitarbeiter über genügend Kompetenzen verfügen, den Projektprozess ziel-, zeit- und Budgetgerecht zu steuern.

Annahmen

- Das Wettbewerbsumfeld ändert sich nur unwesentlich.
- Unser Ruf hat eine solide Basis.
- Abgesehen von strukturellen Änderungen wird sich das gesamte Organisationsgefüge des Krankenhauses nicht ändern.
- Unsere Leistungs- und Versorgungsschwerpunkte sind nach wie vor existenzsichernd und zeitgemäss.

Neben der blossen Auflistung ist es vor allem in Bezug auf die Chancen und Risiken notwendig, diese in ihrer Auswirkung auf die Krankenhausarbeit zu charakterisieren, etwa wie folgt:

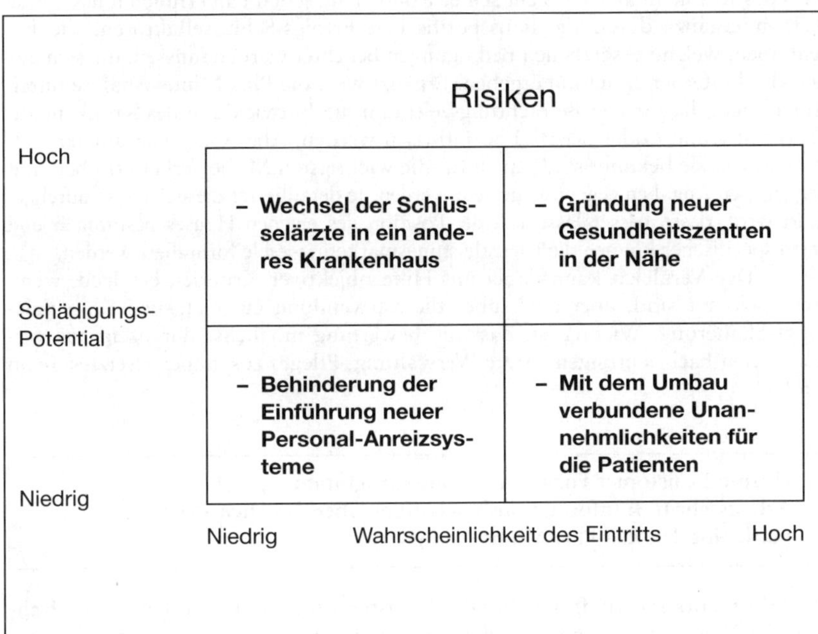

Abb. 33: Risiken-Portfolio im Rahmen der Krankenhaus-Plus-Minus-Analyse

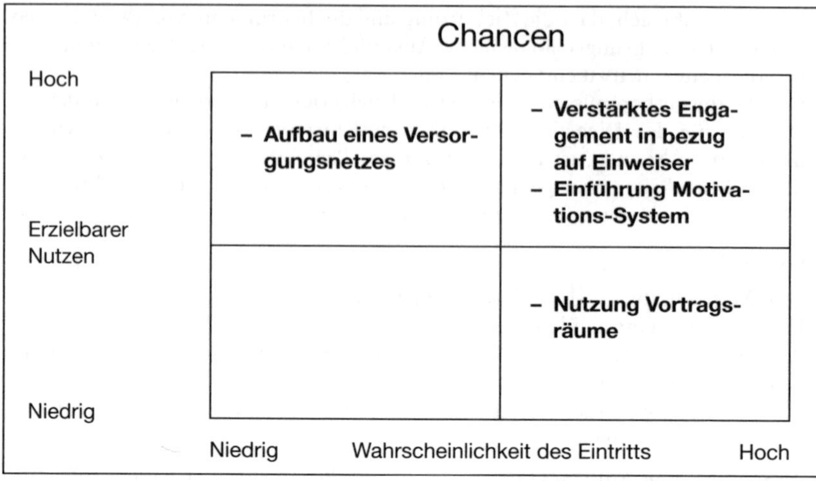

Abb. 34: Chancen-Portfolio im Rahmen der Krankenhaus-Plus-Minus-Analyse

Des weiteren ist es wichtig, die Basisfaktoren zu kennen, d.h. diejenigen Faktoren, die jedes Krankenhaus aus Sicht seiner Kunden auf jeden Fall erfüllen muss. Diese werden ergänzt durch die hausspezifischen Erfolgs-Schlüsselfaktoren, die beschreiben, welche zusätzlichen Bedingungen beachtet werden müssen, die sich aus der klinikinternen Situation ergeben. Ergänzt wird die Plus-Minus-Analyse durch Annahmen, die für den Betrachtungszeitraum die Entwicklung des Krankenhauses (positiv und / oder negativ) beeinflussen werden. Alle Analyseparameter sollten - soweit sie bekannt sind - auch für die wichtigsten Mitbewerber erhoben und den eigenen Angaben gegenübergestellt werden. Je detaillierter diese Analyse durchgeführt wird, desto besser lässt sich die Position des eigenen Hauses bestimmen und desto spezifischer können die Dienstleistungsmarketing-Ziele formuliert werden.

Der Vergleich kann dabei mit Hilfe objektiver Kriterien erfolgen, wenn diese bekannt sind, aber auch über die Verwendung einer eigenen Klassifizierungs-Skalierung. Wichtig ist, dass die Bewertung möglichst durch ein aus verschiedenen Fachrichtungen (Ärzte, Verwaltung, Pflege) zusammengesetztes Team erfolgt.

Hospital Customer Focus-Umsetzungsprogramm
Arbeitsschritt 3: Informationsbeschaffung über das Dienstleistungsmarketing-Umfeld Plus-Minus-Analyse

Die Informationsbeschaffung über das Dienstleistungsmarketing-Umfeld im Rahmen der Plus-Minus-Analyse beginnt mit einer Marktanalyse (42), die Akteure und Rahmenbedingungen erfasst.

Die Zielgruppenstruktur	-Vorhandene Patienten	– Indikationen - Regionale Verteilung - Sozio-demographische Merkmale
	- Einweisende niedergelassene Ärzte	Art, Anzahl und regionale Verteilung – Fachrichtungen – Zuweisungsintensität – Bisherige Kontakte
	- Laienöffentlichkeit: Potentielle Patienten - Fachöffentlichkeit: Potentielle einweisende niedergelassene Ärzte	- Gewünschte Indikationen – Aufkommen - Regionale Verteilung – Fachrichtungen
Die Konkurrenzstruktur	Krankenhäuser	- Art, Anzahl und Verteilung der Merkmale - Diagnostische und therapeutische Schwerpunkte, - Informations-, Kooperations- und Wettbewerbsverhalten
	Niedergelassene Ärzte	- Anzahl und Verteilung – Fachrichtungen – Diagnostische und therapeutische Schwerpunkte, - Informations-, Kooperations- und Wettbewerbsverhalten
	Übrige Anbieter von Gesundheitsleistungen	- Art, Anzahl und Verteilung - Diagnostische und therapeutische Schwerpunkte - Informations-, Kooperations- und Wettbewerbsverhalten

Trend- und Themenstruktur	Indikationen Diagnostische und therapeutische Verfahren	
	Versorgungsformen	
	Medizinische Themen Trends	
	Rechtliche, politische und soziale Bedingungen	

Basisfaktoren	Unser Haus	Wettbewerber 1	Wettbewerber 2	Wettbewerber n
1. Freundlichkeit	5	3	4	7
2.				
3.				
n.				

Klassifizierungs-Schlüssel: 0 = keine Erfüllung, 10 = beste Erfüllung

Marktteilnehmer	Stärken	Schwächen	Wettbewerbssituation
Unser Krankenhaus	1. 2. 3. n.	1. 2. 3. n.	
Wettbewerber 1	1. 2. 3. n.	1. 2. 3. n.	
Wettbewerber 2	1. 2. 3. n.	1. 2. 3. n.	

Wettbewerber n	1. 2. 3. n.	1. 2. 3. n.	

Klassifizierungs-Schlüssel „Wettbewerbssituation“: + = gut, 0 = mittel, - = schlecht

Schlüsselfaktoren	Umsetzbarkeit
1.	
2.	
3.	
n.	

Klassifizierungs-Schlüssel „Umsetzbarkeit“: 0 = nicht umsetzbar, 10 = sofort umsetzbar

2.4 Dienstleistungsmarketing-Ziele

Die Dienstleistungsmarketing-Ziele werden auf der Grundlage der Gesamtziele des Krankenhauses entwickelt und sind auf sein Versorgungs- / Einzugsgebiet ausgerichtet. Sie bilden die Vorgabe für die im vorgegebenen budgetären Rahmen einzusetzenden Instrumente und für die durch sie zu erzielenden Ergebnisse.

Man unterscheidet die sog. Globalziele, mit denen festgelegt wird, was grundsätzlich mit Hilfe der Dienstleistungsmarketing-Arbeit erreicht werden soll, und die Teilziele, die z. B. in Bezug auf die einzelnen Zielgruppen formuliert werden.

Hierzu ein Beispiel:

Globalziel: (kurzfristig)	Die Anziehungskraft unseres Krankenhauses soll im Hinblick auf die relevanten Zielgruppen „Patienten“ und „Zuweiser“ insgesamt so ausgebaut werden, dass folgende Einzelziele erreicht werden:
Teilzeil 1:	Gewinnung von x% der niedergelassenen Ärzte des Einzugsgebietes in einem Zeitraum von einem Jahr als Zuweiser für die Gefässchirurgische Klinik
Teilziel 2:	Erhöhung des Bekanntheitsgrades des Manager-Check-Up-Programms bei der Zielgruppe „Leitende Angestellte“ in den

	Regionalbereichen A, B und C um 10% auf insgesamt 60% bis zum 31.12. diesen Jahres“
Tielziel 3:	Erreichung eines durch schriftliche Befragungen zu ermittelnden Patienten-Zufriedenheitsgrades von 1,8 innerhalb von sechs Monaten
Globalziel: (langfristig)	Innerhalb der nächsten drei Jahre soll für unser Krankenhaus ein überregionaler Ruf als integriertes Gesundheitszentrum für angiologische Erkrankungen geschaffen werden
Teilziel 1:	Patienten erhalten nicht nur die bestmögliche Versorgung, sondern auch eine umfassende Information zum Umgang mit ihrer Erkrankung
Teilziel 2:	Zuweiser werden als eigenständige Partner in den Behandlungsprozess einbezogen.

Um als Vorgabe fungieren zu können, müssen Dienstleistungsmarketing-Ziele analog zu den Beispielzielen so formuliert werden, sie auch ein- und umsetzbar sind. Gestaltungsfaktoren sind dabei:

- die Spezifizierung auf ein oder mehrere konkrete Bezugsobjekte,
- die Benennung von Messgrössen, mit deren Hilfe die beabsichtigten Resultate quantifizierbar bzw. überprüfbar sind (Zielausmass). Hierbei unterscheidet man ökonomische Dienstleistungsmarketing-Ziele wie z. B. Umsatz, Absatz, Marktanteil und psychographische Dienstleistungsmarketing-Ziele wie Bekanntheit, Einstellung oder Image.
- die Definition der Veränderung des oder der Bezugsobjekte sowie der hierfür zur Verfügung stehenden Zeiteinheit.

Neben ökonomischen Zielen (Existenzsicherung, aber auch Gewinn) ist das Image-Ziel (Mercedes = solides Auto, Elisabeth-Krankenhaus = menschliche Spitzenmedizin) ein wesentliches Ziel für das Krankenhaus. Unter einem Image versteht man ein Bild, ein Gefühl oder eine Assoziation, die ein Produkt oder eine Leistung im Bewusstsein hervorruft (43).

Von gleich grosser Bedeutung ist das Einstellungs-Ziel („Ich verwende das x-Waschmittel, weil es gut und billig zugleich ist“, „Ich überweise meine Patienten in das Martinus-Krankenhaus, weil sie dort optimal versorgt und sehr gut behandelt werden“). Einstellungen sind Glaubensansichten und Gefühle (44), die in bestimmten Situationen immer wieder in einer bestimmten Art und Weise auftreten. Angewandt auf das Krankenhaus muss es z. B. ein Dienstleistungsmarketing-Ziel sein, die Einstellung zuweisender niedergelassener Ärzte im Sinne „Ich überweise in die Chirurgische Klinik des Krankenhauses xy, weil meine Patienten hier bestens betreut werden zu beeinflussen.“

Eine ganz entscheidende Dimension für die Marketingarbeit ist der Zeitraum, auf den Ziele sich beziehen, d.h. der Zielhorizont. Ist dieser langfristig ausgerichtet (ein Jahr und mehr), spricht man von strategischen Zielen. Sie dienen als Orientierungshilfen für den generellen Zielerreichungsgrad. Sobald sich die zugrunde gelegten ändern, ist eine Anpassung der strategischen Ziele notwendig.

Operationale (taktische) Ziele umfassen einen Zeitraum von bis zu einem Jahr. Sie leiten sich aus den strategischen Zielen ab und fixieren die Teilschritte zur Erreichung der strategischen Ziele. Gleichzeitig sind sie ein Gradmesser für die kurzfristige Marketingarbeit.

Ein strategisches Ziel kann es z. B. sein, ein Krankenhaus zu einem Gesundheitszentrum auszubauen, das seine Leistungen einem bestimmten regionalen Einzugsgebiet oder bestimmten Zielgruppen zur Verfügung stellen will. Diese langfristige Entwicklung muss mit einer Vielzahl und Aneinanderreihung kurzfristiger Aktivitäten realisiert werden, für die entsprechende operative Zielsetzungen zu formulieren sind (Entwicklung des Zentrum-Konzeptes, Schaffung der räumlichen, organisatorischen und personellen Voraussetzungen, Kommunikation der Leistungen etc.).

Ein weiteres Klassifizierungsmerkmal ist die „Marktaktivität" der Ziele: sind sie auf Zugewinn, z. B. von Patienten, ausgerichtet, spricht man von offensiven, andernfalls von adaptiven Zielen. Die geschilderten Ziel-Zusammenhänge sind in Abb. 35 zusammengefasst.

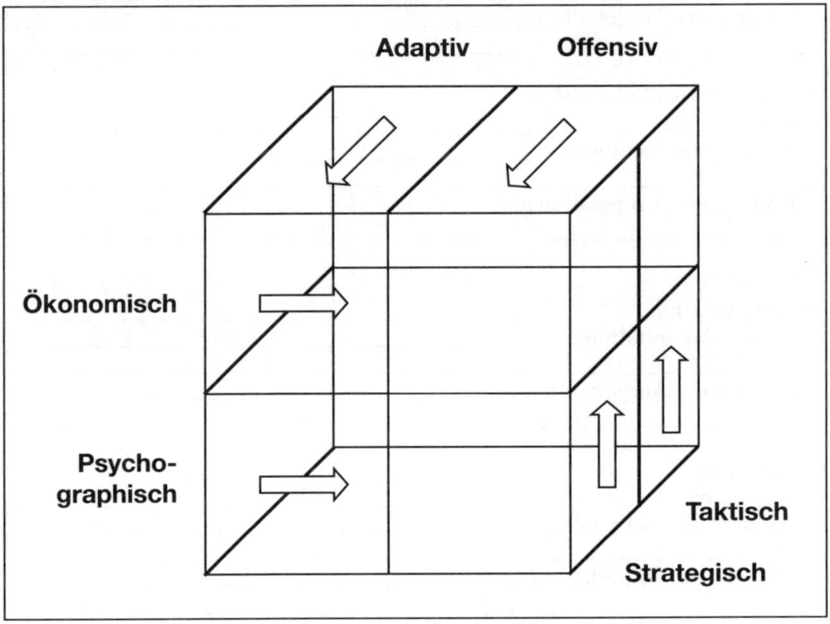

Abb. 35: Das Marketing-Zielsystem

Hospital Customer Focus-Programm
Arbeitsschritt 4: Formulierung der Dienstleistungsmarketing-Ziele

Kurzfristiges Globalziel:
- Bezugsobjekt: __________
- Art der Ausgestaltung: __________
- Umfang der Ausgestaltung __________

Teilziel 1
- Bezugsobjekt: __________
- Art der Ausgestaltung: __________
- Umfang der Ausgestaltung __________

Teilziel n:
- Bezugsobjekt: __________
- Art der Ausgestaltung: __________
- Umfang der Ausgestaltung __________

Langfristiges Globalziel:
- Bezugsobjekt: __________
- Art der Ausgestaltung: __________
- Umfang der Ausgestaltung __________

Teilziel 1:
- Bezugsobjekt: __________
- Art der Ausgestaltung: __________
- Umfang der Ausgestaltung __________

Teilziel n:
- Bezugsobjekt: __________
- Art der Ausgestaltung: __________
- Umfang der Ausgestaltung __________

2.5 Die Dienstleistungsmarketing-Strategie

Die Dienstleistungsmarketing-Strategie beschreibt, über welche Wege die festgelegten Dienstleistungsmarketingziele erreicht werden sollen. Sind Marketingziele - wie beschrieben - durch eine hohe Spezifizierung, Quantifizierbarkeit und Messbarkeit charakterisiert, so ist das Wesen der Marketingstrategie qualitativ-beschreibend. Sie dient dazu (vgl. Abb. 36),

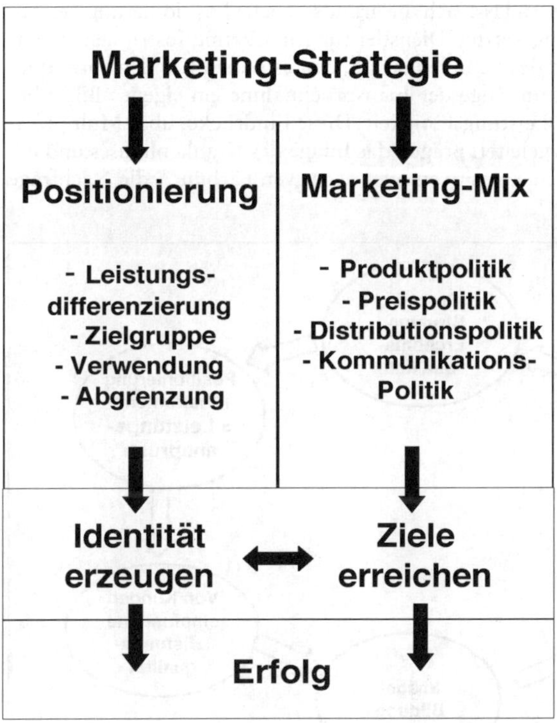
Marketing-Strategie
Positionierung
Marketing-Mix
- Leistungs-differenzierung
- Zielgruppe
- Verwendung
- Abgrenzung
- Produktpolitik
- Preispolitik
- Distributionspolitik
- Kommunikations-Politik
Identität erzeugen
Ziele erreichen
Erfolg

Abb. 36: Die Grundelemente der Dienstleistungsmarketing-Strategie

– die Leistung des Krankenhauses zu positionieren, d.h. eine Identität zu erzeugen, die das Krankenhaus von vergleichbaren Anbietern unterscheidet und
– den Einsatzrahmen des Marketinginstrumentariums festzulegen (Marketing-Mix), mit dessen Hilfe das Dienstleistungsmarketing-Instrumentarium insgesamt erreicht werden soll.

2.5.1 Positionierung

Die Positionierung kennzeichnet die Identität der Krankenhaus-Dienstleistung, „so dass man seine hervorstechenden Merkmale oder Vorteile im Vergleich zur Konkurrenz wahrnimmt" (45). Die Positionierung ist die „Hardware", die Instrumente sind die „Software" der Krankenhausidentität.

Um die Identität des Krankenhauses zu finden, kann auf die Ergebnisse der Plus-Minus-Analyse zurückgegriffen werden. Sie geben Aufschluss darüber, wie die eigene Leistungsfähigkeit im Vergleich zum Wettbewerb ausgeprägt ist und welche Leistungsangebote am Markt die grösste Attraktivität besitzen. Aus der Zusammenführung dieser Grössen lässt sich die grundsätzliche Positionierung bestimmen. Zusammen mit den eingesetzten Dienstleistungsmarketing-Instrumenten entsteht der Leistungsanspruch des Krankenhauses, den es seinen Kunden vermittelt. Die Nachfrager bilden sich im Zuge der Inanspruchnahme ein eigenes Bild über das Krankenhaus und seine Leistungsfähigkeit. Diese Eindrücke, über Multiplikatorprozesse an Dritte weitergeleitet, prägen das Image des Krankenhauses und beeinflussen - entsprechend seiner positiven oder negativen Färbung - die Nachfrage (vgl. Abb. 37).

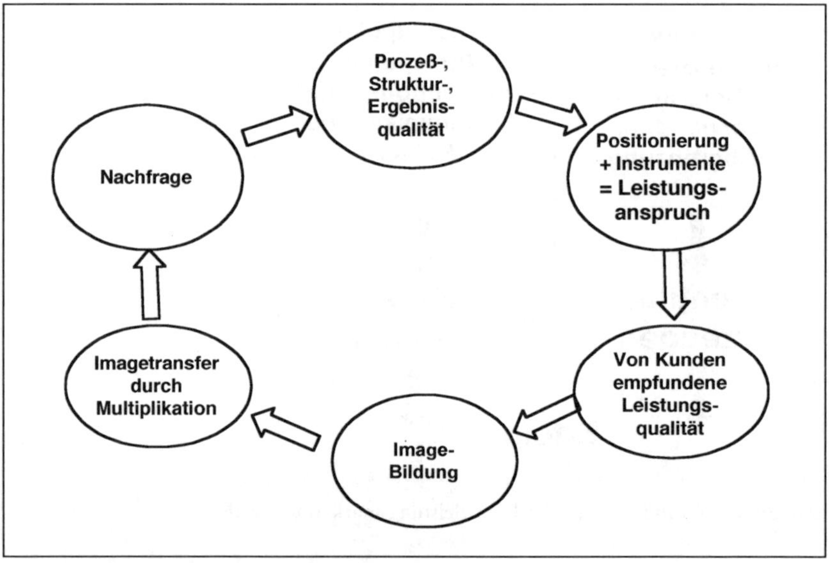

Abb. 37: Imagebildung der Krankenhausleistung

Das in Abb. 38 aufgeführte Beispiel repräsentiert eine Situation, in der die Plus-Minus-Analyse ergab, dass die Qualität der angebotenen allgemeinchirurgische Basisleistung der betrachteten Abteilung im Vergleich zum Wettbewerb überproportional hoch, seine Attraktivität jedoch nur gering ausgeprägt ist.

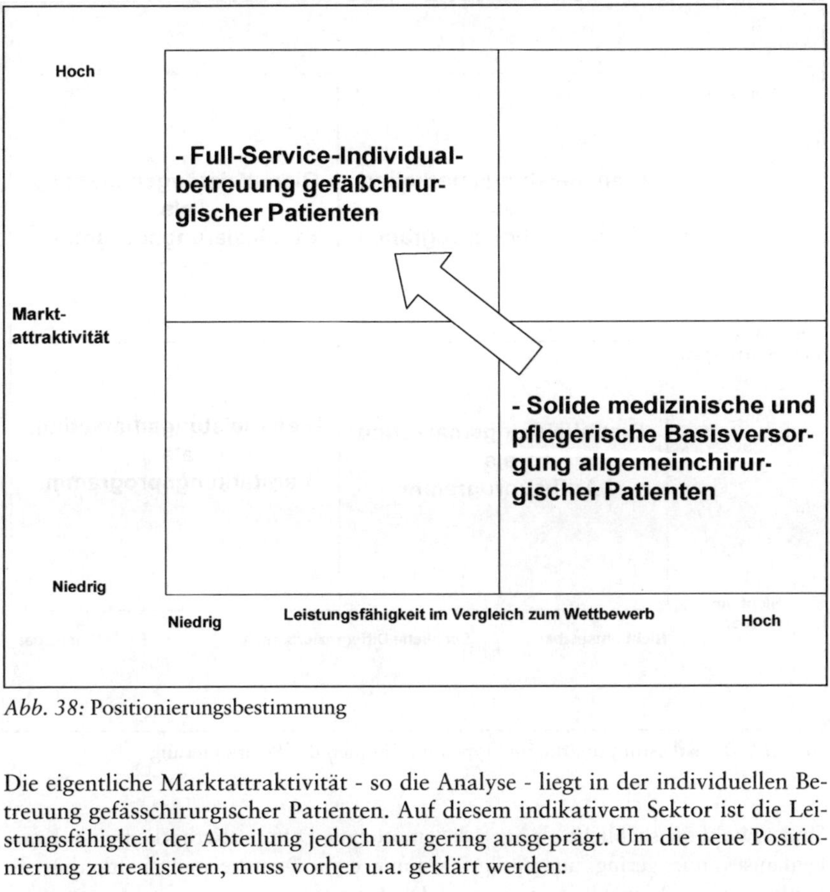

Abb. 38: Positionierungsbestimmung

Die eigentliche Marktattraktivität - so die Analyse - liegt in der individuellen Betreuung gefässchirurgischer Patienten. Auf diesem indikativem Sektor ist die Leistungsfähigkeit der Abteilung jedoch nur gering ausgeprägt. Um die neue Positionierung zu realisieren, muss vorher u.a. geklärt werden:

- Besitzt man ausreichendes Know-How oder kann es unproblematisch beschafft werden?
- Sind die internen Kapazitäten und Abläufe auf die neue Positionierung abstimmbar?
- Haben Mitbewerber ggf. das gleiche Bestreben?
- Können sie die Umsetzung schneller / besser erreichen?

Das o.a. Beispiel verwendet zur Positionierung objektive Leistungsmerkmale, die eine sachliche Differenzierbarkeit ermöglichen. Sind Merkmale dieser Art nicht verfügbar, kann auf Grössen zurückgegriffen werden, die zu einer emotionalen Differenzierbarkeit führen (z. B. Menschlichkeit, Zuwendung, Freundlichkeit). Zwischen den genannten Positionen existieren verschiedene Mischformen, die mit Hilfe der Instrumente des Dienstleistungsmarketings erfolgreich umgesetzt werden können (vgl. Abb. 39).

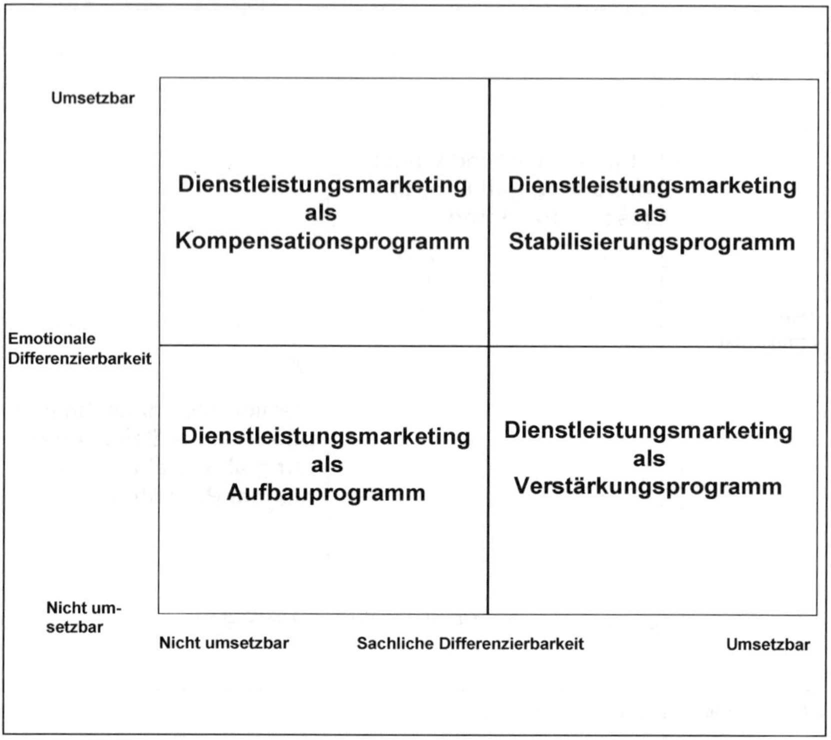

Abb. 39: Dienstleistungsmarketing-Typen im Rahmen der Positionierung

Sind sowohl die sachliche als auch die emotionale Differenzierbarkeit eines Krankenhauses nur gering ausgeprägt, kommt dem Dienstleistungsmarketing die Funktion eines Aufbauprogrammes zu. Die Instrumente müssen so eingesetzt werden, dass die sachliche und / oder emotionale Komponente in ihrer Wahrnehmbarkeit gesteigert wird. Zunächst ist allerdings zu analysieren, ob es nicht doch bislang noch unerkannte Positionierungsmerkmale gibt. Ist dies nicht der Fall, kann eine Positionierung entwickelt werden, die anschliessend in den verschiedenen Medien der Dienstleistungsmarketing-Arbeit an die relevanten Zielgruppen herangetragen wird.

Sind beide Komponenten stark ausgeprägt, trägt das Dienstleistungsmarketing zur Stabilisierung dieser Position bei. Gibt es nur die Option einer emotionalen Differenzierbarkeit, erfolgt der Einsatz des Dienstleistungsmarketings, um die sachliche Komponente zu kompensieren (Bsp.: kontinuierlich durchgeführte Aktionen, um Sympathiewerbung für das Krankenhaus zu betreiben).

Dominieren starke sachliche Aspekte, können diese durch das Dienstleistungsmarketing verstärkt und bei Bedarf durch emotionale ergänzt werden.

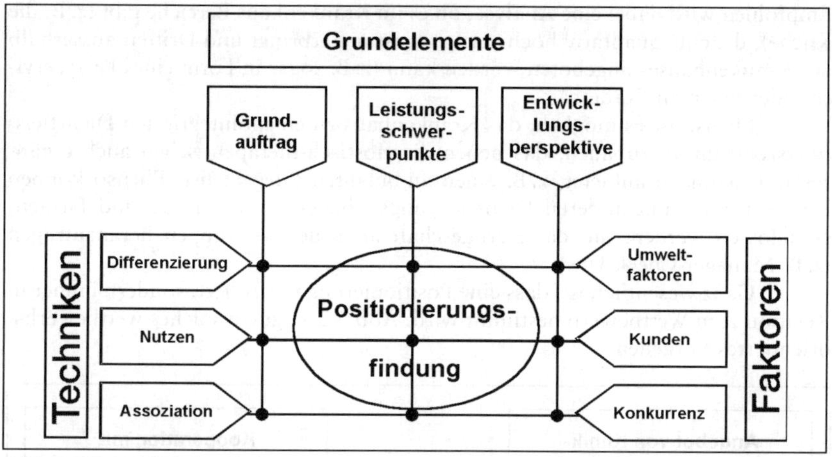

Abb. 40: Positionierungsfindung

Die Positionierungsfindung erfolgt auf der Grundlage einer Zusammenführung von Positionierungs-Grundelementen, -faktoren und -techniken (vgl. Abb. 40). Ausgangspunkt sind die Grundelemente, die das Krankenhaus selbst in sich trägt.

Die Positionierung muss sich dabei natürlich auch an Umfeldfaktoren (soziodemographische, rechtliche, ökonomische etc.) sowie dem Kundenbedarf und der Konkurrenzsituation orientieren. In Abhängigkeit von der sich hieraus ergebenden Konstellation kann dann auf verschiedene Optionen (46) zurückgegriffen werden.

Besitzt ein Krankenhaus ein sehr spezialisiertes Leistungsspektrum und gibt es im kompetitiven Umfeld nur wenig Vergleichbares, kann die Positionierungstechnik der Differenzierung verwendet werden. Hierbei stellt die Positionierung eben auf das Besondere der Krankenhaus-Dienstleistung ab („Spezialklinik für Urologie").

Ist die Differenzierung in dieser Form nicht möglich, kann auf den Nutzen abgehoben werden, den die Dienstleistung für die Kunden des Krankenhauses hat. Hier kann es sich beispielsweise um den Nutzen „Komfort" handeln („Die Klinik zum Wohlfühlen") oder um den Nutzenaspekt der Aufklärung („Thema Gesundheit - Fragen Sie uns").

Sind die beiden vorangestellten Gestaltungstechniken nicht einsetzbar, besteht die Möglichkeit einer Positionierung über Assoziationen. Diese Technik stellt die Beziehungen zu einem ausgewählten Merkmal her, das nur mittelbar mit der Krankenhausleistung zu tun hat. Ein Beispiel ist die regionale Nähe („Ihr Stadtteil-Krankenhaus").

Die Positionierungsoptionen sind vielfältig. Eine mögliche Positionsrichtung im Sinne einer Nischenstrategie liegt z. B. im Ausbau von Servicediensten (47), um so das bislang im Mittelpunkt stehende medizinische Kerngeschäft auszuweiten.

Empfohlen wird dabei eine Analyse, ob es im Krankenhaus Bereiche gibt (z. B. die Küche), die eine qualitativ hochwertige Leistung erbringt und Dritten ausserhalb des Krankenhauses angeboten werden kann (z. B. sogar in Form eines Partyservices oder Essen auf Rädern).

Ebenso ist es möglich, das Krankenhaus zu einem integrierten Dienstleistungszentrum auszubauen, das neben diagnostisch-therapeutischen auch ergänzende Leistungen anbietet, z. B. einen ambulanten Pflegedienst. Ebenso können Kooperationen mit anderen Dienstleistungsanbietern (z. B. Hotels und Firmen) geschlossen werden, um das Kerngeschäft an neue Zielgruppen heranzutragen (z. B. Manager-Check-Ups).

Ganz wesentlich ist, dass eine Positionierung nie isoliert, sondern immer in Relation zum Wettbewerb bestimmt wird. Abb. 42 zeigt ein solches wettbewerbsorientiertes Vorgehen.

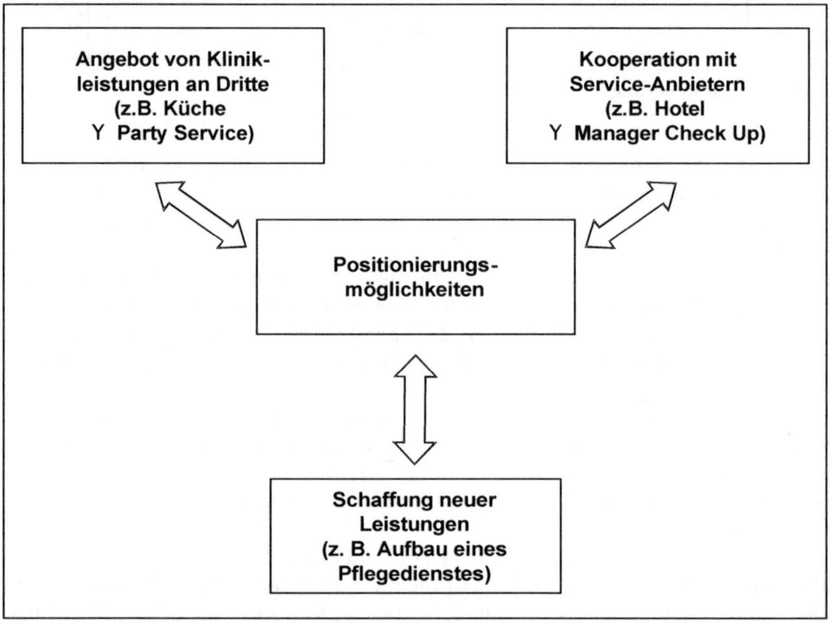

Abb. 41: Positionierungsmöglichkeiten

KH0 repräsentiert die gegenwärtige Situation des Krankenhauses (Grundversorgung, kein Engagement bei den Servicediensten). Bei den Positionierungsalternativen KH1 und KH3 stösst man auf Wettbewerber (W) mit unterschiedlichen Wettbewerbssituationen (+ = gut, 0 = durchschnittlich). Lediglich die Position KH 2 ist unangefochten, allerdings ist bei ihrer Realisation zu prüfen, ob eine gleichzeitige indikative Spezialisierung und Ausweitung der Servicedienste überhaupt machbar ist.

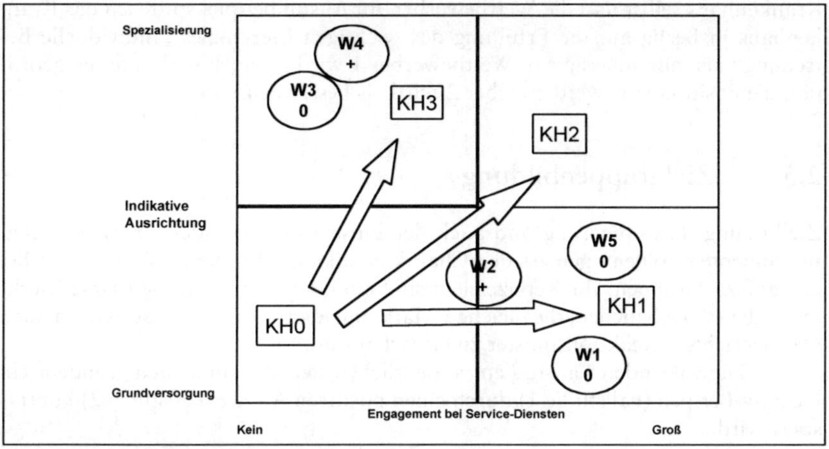

Abb. 42: Positionierungs-Portfolio

Hospital Customer Focus-Programm
Arbeitsschritt 5: Entwicklung einer Positionierung

Eine Hilfestellung zur Positionierung gibt das u.a. Arbeitsblatt. Vertikal werden die für die Positionierung ausgewählten Merkmale - nach ihrer Wichtigkeit geordnet - abgetragen, horizontal der Grad der Erfüllung dieser Merkmale durch das

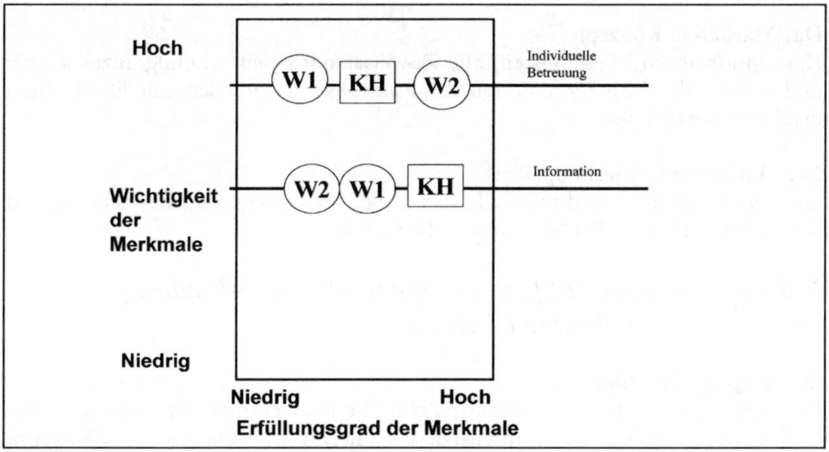

Abb. 43: HCF-Programm-Arbeitsblatt „Positionierung“

Krankenhaus selbst und die Wettbewerber. Im Ausfüllbeispiel stuft sich das Krankenhaus in Bezug auf die Erfüllung des wichtigen Merkmales „Individuelle Betreuung" als mittelmässig ein. Wettbewerber 1 wird als noch schlechter eingeordnet, die Position von Wettbewerber 2 wird als besser beurteilt.

2.5.2 Zielgruppenbildung

Zielbildung, Positionierung und auch der Einsatz der Dienstleistungsmarketing-Instrumente erfolgen - gemäss den Charakteristika des Marketings - immer in Bezug auf Zielgruppen. Ihr Kennzeichen sind ein oder mehrere gemeinsame Merkmale, die es ermöglichen, die gleichen Marketinginstrumente einzusetzen, da auch gleichgerichtete Reaktionsmuster zu erwarten sind.

Die folgenden Fallstudien verdeutlichen den Zusammenhang, indem ein Negativ-Beispiel (Fallstudie 1) durch einen positiven Ansatz (Fallstudie 2) kontrastiert wird.

Hospital Customer Focus-Forschungsprogramm / Fallstudie „Möglichkeiten des Zielgruppenmanagements"

Fallstudie 1: Zielgruppenmanagement einer chirurgischen Abteilung

Die Ausgangssituation:
Eine chirurgische Abteilung möchte die bestehenden Kooperationsbeziehungen mit niedergelassenen Ärzten intensivieren, da sich die Konkurrenzsituation in ihrem Einzugsgebiet deutlich verstärkt hat.

Das Marketing-Konzept:
Konzeptionell wird beschlossen, alle Zuweiser mit einem Mailing anzusprechen und zu zwei alternativ terminierten Veranstaltungen einzuladen, um die Abteilung detailliert vorzustellen.

Die Marketing-Erfolgskontrolle:
Die Veranstaltungen sind mässig besucht, die Zuweisungsintensität geht sogar in den sich anschliessenden Monaten leicht zurück.

Fallstudie 2: Zielgruppenmanagement einer Abteilung für Innere Medizin

Die Ausgangssituation:
Eine Abteilung für Innere Medizin möchte die Kooperation mit ihren zuweisenden niedergelassenen Ärzten intensivieren. Hierfür wird ein Zuweiser-Kooperationskonzept entwickelt.

Das Marketing-Konzept:

Ausgangspunkt der konzeptionellen Überlegungen ist der Marketing-Zielgruppenaspekt. Seine Berücksichtigung verbietet es, alle Zuweiser mit einer Massnahme anzusprechen, da es ja Ärzte gibt, die bislang wenig Patienten zuweisen und deren Zuweisungsintensität gesteigert werden soll. Ebenso gibt es niedergelassene Kollegen, mit denen bereits eine intensive Zusammenarbeit besteht; bei diesen geht es vor allem darum, diese Beziehung zu stabilisieren. Ebenso existiert eine Art „Mittelfeld". Jede Gruppe weist also unterschiedliche Merkmale und Zielsetzungen auf (z. B. ist ein Häufig-Zuweiser nicht an Grundsatzinformationen über die Praxis interessiert).

Deshalb liegt es nahe, die Gruppen anhand unterscheidbarer, aber alle zugehörigen Ärzte einschliessenden Merkmals zu einzelnen Zielgruppen zusammenzufassen.

So wurden mit Hilfe der Zuweisungsdaten die Zuweisungsintensität als Merkmal für die Bildung der homogenen Zielgruppen gewählt und auf Grundlage einer Jahresbetrachtung drei Segmente gebildet:

„A" - Zuweiser mit einer hohen Zuweisungsquantität
„B" - Zuweiser mit einer mittleren Zuweisungsquantität
„C" - Zuweiser mit einer niedrigen Zuweisungsquantität

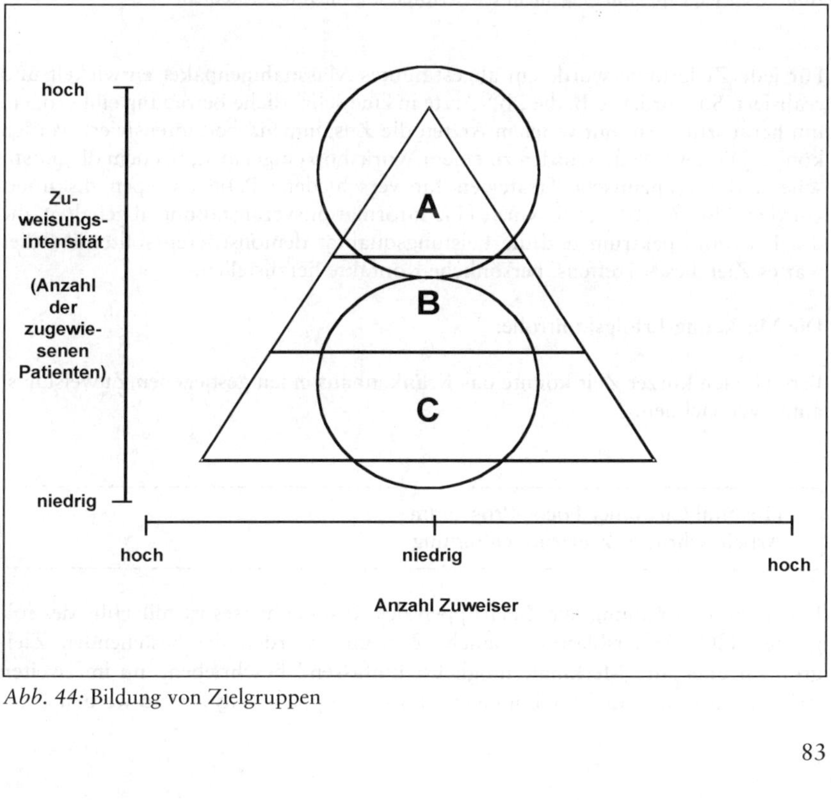

Abb. 44: Bildung von Zielgruppen

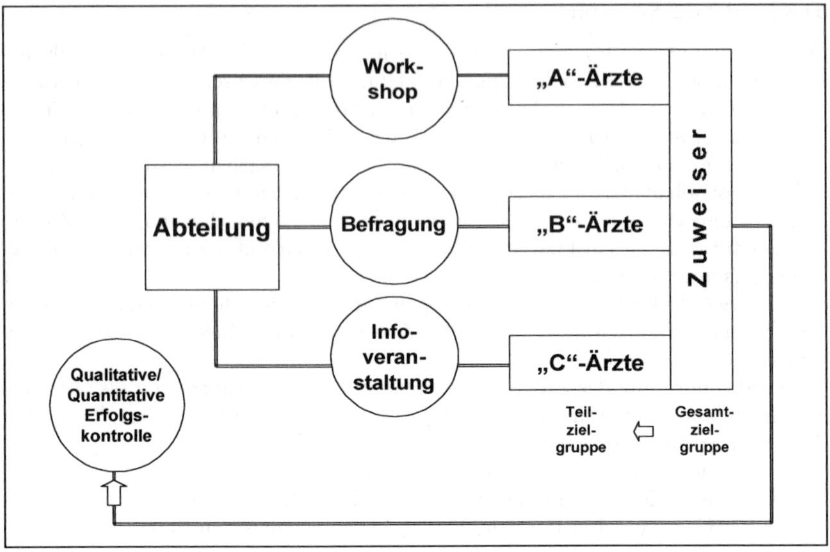

Abb. 45: Zielgruppenmanagement einer Abteilung für Innere Medizin

Für jede Zielgruppe wurde ein abgestimmtes Massnahmenpaket entwickelt und realisiert. So wurden z. B. die „B"-Ärzte in eine schriftliche Befragung einbezogen, um herauszufiltern, mit welchen Ärzten die Zusammenarbeit intensiviert werden könne. Die „A"-Ärzte wurden zu einem Workshop eingeladen, bei dem diagnostische und therapeutische Strategien für verschiedene Patiententypen diskutiert wurden. Für die „C"-Ärzte wurde eine Informationsveranstaltung abgehalten, die das Leistungsspektrum und die Leistungsqualität demonstrieren sollte; überdies war es Ziel dieses Treffens, persönliche Kontakte herzustellen.

Die Marketing-Erfolgskontrolle:

Bereits nach kurzer Zeit konnte das Krankenhaus einen gestiegenen Zuweisungsanteil verzeichnen.

Hospital Customer Focus-Programm
Arbeitsschritt 6: Zielgruppenbildung

Eine erste Bestimmung der Zielgruppen des Krankenhauses ist mit Hilfe des folgenden HCF-Arbeitsblattes möglich. Zunächst werden die bestehenden Zielgruppen über ihre Merkmale möglichst umfassend beschrieben, um im zweiten Arbeitsschritt auf mögliche homogene Teilzielgruppen analysiert zu werden.

	Bestehende Zielgruppe	Mögliche Teilzielgruppen
Patienten	**Kennzeichen** 1. 2. n.	**Teilzielgruppe 1** Merkmale: **Teilzielgruppe 2:** Merkmale: **Teilzielgruppe n** Merkmale
Öffentlichkeit (Potentielle oder gewünschte Patienten)	**Kennzeichen** 1. 2. n.	**Teilzielgruppe 1** Merkmale: **Teilzielgruppe 2:** Merkmale: **Teilzielgruppe n** Merkmale
Einweisende niedergelassene Ärzte	**Kennzeichen** 1. 2. n.	**Teilzielgruppe 1** Merkmale: **Teilzielgruppe 2:** Merkmale: **Teilzielgruppe n** Merkmale
Niedergelassene Ärzte des Einzugsgebietes	**Kennzeichen** 1. 2. n.	**Teilzielgruppe 1** Merkmale: **Teilzielgruppe 2:** Merkmale: **Teilzielgruppe n** Merkmale

2.5.3 Dienstleistungsmarketing-Mix: Die Marketinginstrumente

Der Begriff „Dienstleistungsmarketing-Mix" bezeichnet die Auswahl und Koordination der Marketinginstrumente, um auf diese Weise zu einer wirksamen Dienstleistungsmarketing-Arbeit zu gelangen (48). Hierunter ist die Zusammenfassung von Instrumenten zu Massnahmen bzw. zu Aktionen (als Kombination verschiedener Massnahmen) zu verstehen, die dem Krankenhaus zur Verfügung stehen, um seine Dienstleistungsmarketingziele zu erreichen. Greift man auf das bereits angeführte Beispiel-Ziel „Gewinnung von x% der niedergelassenen Ärzte des Einzugsgebietes in einem Zeitraum von einem Jahr als Zuweiser für die Gefässchirurgische Klinik" zurück, so sind Veranstaltungen für Zuweiser, Informationen in Form einer Abteilungsbroschüre oder ein Tag der offenen Tür für Fachpublikum Instrumente, dieses Ziel zu erreichen.

Da dem Krankenhaus eine Vielzahl von Instrumenten zur Verfügung steht, sind diese in vier Bereiche definiert: Leistungs-, Preis-, Distributions- und Kommunikationspolitik. Von „Politik" wird gesprochen, weil es sich nicht nur um eine einfache Kategorisierung handelt, sondern in jedem Bereich auch spezifische Entscheidungen zur Gestaltung oder zum Einsatz der Instrumente zu treffen sind (49).

Dies wird gleich am Beispiel der Dienstleistungspolitik deutlich. Sie umfasst alle auf die anzubietenden Leistungen des Krankenhauses bezogenen Entscheidungen. Zum einen geht es hierbei – ausgehend vom gegenwärtigen Leistungsangebot – um die Entwicklung der Leistungen, also um die Festlegung des Leistungsangebotes, d. h. speziell darum, welche Leistungen aufgrund der Marketingforschungsergebnisse neu zu entwickeln sind (Innovation, z. B. das Angebot alternativer Heilmethoden), welche an die Bedürfnisstruktur der Kunden neu angepasst werden müssen (Modifikation) und welche nicht mehr angeboten werden sollen (Eliminierung). Desweiteren muss die konkrete Gestaltung der Leistungen festgelegt werden. Zentraler Aspekt ist hierbei die Qualität, weswegen auch von Qualitätspolitik gesprochen wird. Da die Krankenhaus-Dienstleistung personendominiert erbracht wird, sind vor allem Qualifikation und Motivation des Personals angesprochen.

Der dritte Aspekt behandelt die Darstellung der Leistung. Zielsetzung ist, das Angebot den Kundenwünschen entsprechend zu individualisieren, von der Konkurrenz abzugrenzen und seine Wiedererkennbarkeit zu fördern, um auf diese Weise eine Dienstleistungsmarke zu schaffen und so dem immateriellen Charakter der Dienstleistung zu begegnen.

Der zweite Bereich des Dienstleistungsmarketing-Mix ist die Preis- und Konditionenpolitik mit den Entscheidungen über die Konditionen, zu denen die Leistungen den Kunden bzw. den Kostenträgern angeboten werden. Da speziell die Preisbildung im Klinikbereich eingeschränkt ist, richten sich die Entscheidungen in diesem Aktionsbereich vor allem auf die „optimale" Kombination aus erzielbarem Preis / vertretbaren Kosten einerseits und Art und Umfang des Leistungs- / Serviceniveaus andererseits.

Grundsätzlich lassen sich bei Dienstleistungen zwei Strategietypen unterscheiden (50): die Differenzierungsstrategie und die Kostendämpfungsstrategie. Die Kostendämpfungsstrategie ist im Krankenhaus z. Z. am verbreitetsten. Ihre Realisierung setzt vor allem bei der Verminderung des Personals an und betrifft Leistungsbereiche, bei denen der Kunde selbst Leistungen übernimmt (z. B. die in einigen Krankenhäusern bereits praktizierte Selbstrasur oder die Anamnese-Erhebung per Fragebogen).

Die Differenzierungsstrategie im Krankenhausbereich setzt vor allem auf Qualitätssicherungsmassnahmen des Services und ist um eine Individualisierung von Standardleistungen (z. B. personalisierte, schriftlich erstellte Ernährungshinweise) und um eine Personalisierung der Kundenbeziehungen (z. B. durch Begrüssungsbriefe für neu aufgenommene Patienten im Krankenzimmer) bemüht.

Für das Krankenhaus kommt aber speziell eine Mischform in Betracht: die Differenzierung trotz Kostenorientierung. Diese strategische Mischform geht davon aus, dass eine reine Kostenreduktion zwar das betriebswirtschaftliche Ergebnis kurzfristig verbessern kann, die Leistungsnachfrage aber langfristig negativ beeinflusst. In Bezug auf das Personal stehen dabei im Mittelpunkt:

- eine gezielte Personalauswahl und -entwicklung,
- die Verbesserung der Fachkompetenz,
- die Optimierung des Serviceverhaltens und
- die Förderung von Teamarbeit.

Hinzu kommt der Einsatz strategischer Informationssysteme zur gezielten Auswertung vom Markt- und Kundendaten sowie eine stark ausgeprägte Kundenorientierung.

Den dritten Instrumentenbereich im Rahmen des Marketing-Mix bildet die Dienstleistungsdistributions-Politik. Hierunter fallen alle Massnahmen, die in Zusammenhang mit der Leistungserbringung am Kunden und für den Kunden stehen. Speziell für eine Dienstleistung ist es sinnvoll, zwei Formen der Distribution zu unterscheiden: zum einen die physische Distribution, die die eigentliche Leistungsverrichtung bezeichnet, und die akquisitorische Distribution, die alle Aktivitäten umfasst, die diesen Prozess begleiten und darauf ausgerichtet ist, den Kunden, für den oder an dem die Leistung erbracht wird, zu binden. Physische Distribution im Bezug auf den Kunden Patient ist z. B. das Anlegen eines Verbandes, akquisitorische Distribution stellt die Erläuterungen zu dieser Verrichtung dar , mit denen die Kundenbindung und -zufriedenheit durch das Eingehen auf den Patienten hergestellt werden.

Somit fallen in den Rahmen der Distributionspolitik auch die Gestaltung des äusseren Erscheinungsbildes des Personals, das Kommunikationsverhalten oder die Einrichtung eines Beschwerdemanagements.

Der letzte und wahrscheinlich wichtigste Bereich des Dienstleistungsmarketing-Mix ist die Dienstleistungsmarketing-Kommunikationspolitik. Sie bezeichnet die Auswahl und Gestaltung der auf die Kunden gerichteten Informationen des Krankenhauses. Gestaltung bedeutet dabei, dass mit Hilfe der Informationen Meinungen, Einstellungen, Images und Verhaltensweisen so beeinflusst werden, dass man die angestrebten Dienstleistungsmarketingziele erreicht. Die Kommunikation ist als Prozess zu sehen, der unter zwei Grundformen zu betrachten ist (51).

Bei der einstufigen Kommunikation gibt es eine direkte Beziehung zwischen dem Sender einer Information und ihrem Empfänger. Diese Form wird im folgenden am Beispiel einer chirugischen Abteilung (Marketing-Anwender und „Sender“) dargestellt:

Kommunikationsziel:

Eine Abteilung für Frauenheilkunde / Geburtshilfe (Sender) möchte ihr Leistungsspektrum (Information) der lokalen Öffentlichkeit (Empfänger) mitteilen, um andere imagefördernde Massnahmen zu unterstützen.

Hospital Customer Focus-Forschungsprogramm
Fallbeispiel: Einstufige Kommunikation einer Abteilung für Frauenheilkunde / Geburtshilfe

Kommunikationsprozess

Hierfür soll in der regionalen Tageszeitung eine Bildreportage (Informationskanal) über die Abteilung und ihre Möglichkeiten veröffentlicht werden, die auch den geplanten Tag der offenen Tür ankündigt.

Kommunikations-Beeinflussung

Parallel zur Veröffentlichung der Reportage führt die eine Abteilung der Nachbarklinik mit einem überschneidenden Leistungsspektrum eine Informationsveranstaltungen für potentielle Patientinnen durch (Störung).

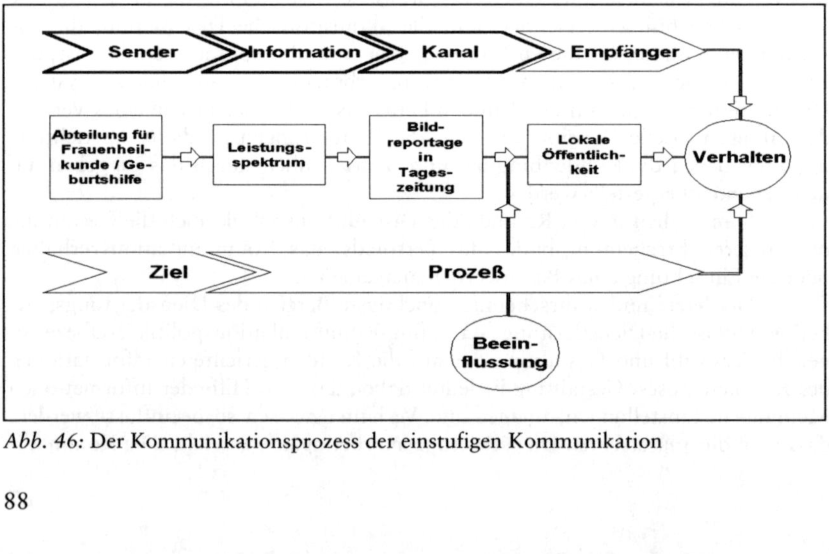

Abb. 46: Der Kommunikationsprozess der einstufigen Kommunikation

Kommunikationswirkungs-Kontrolle

Kontrollparameter für die Presseaktion ist (bedingt) die Anzahl der Besucher des Tages der offenen Tür. Im Hinblick auf die Wirkungsanalyse des Einsatzes anderer Kommunikationsmassnahmen stehen die Instrumente der Marketingforschung (z. B. Befragungen) zur Verfügung.

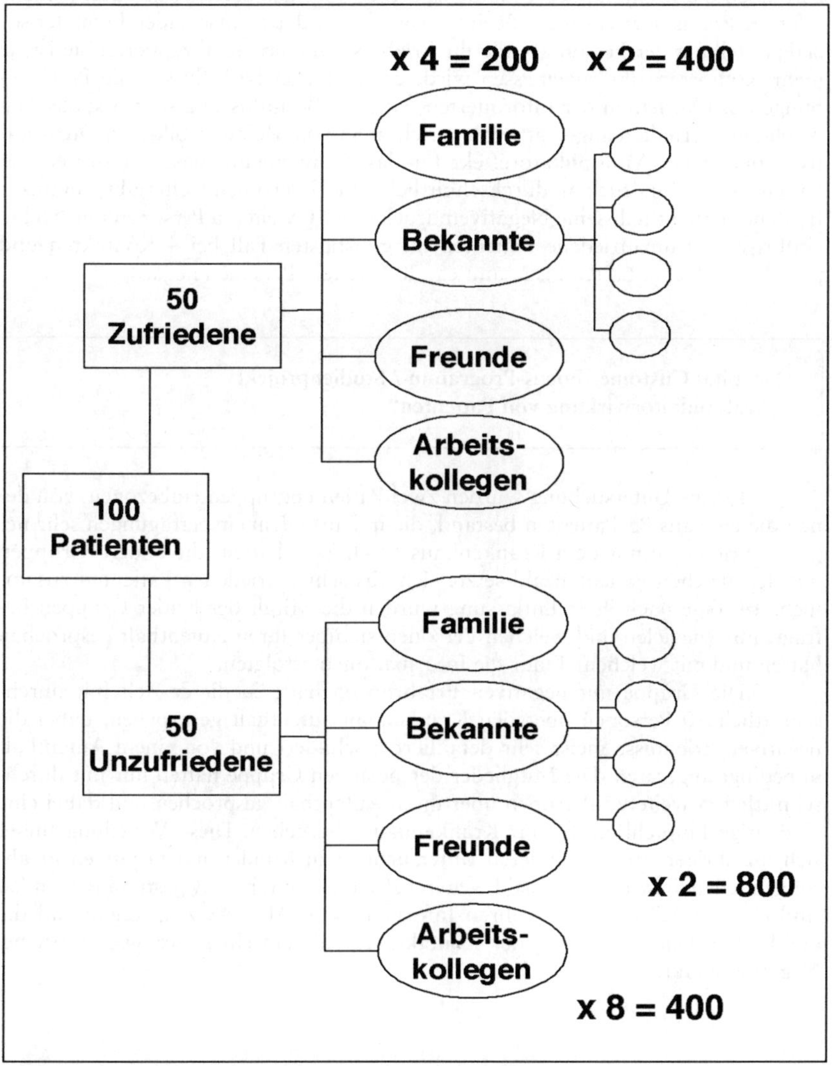

Abb. 47: Mehrstufige Kommunikation am Beispiel der Multiplikatorwirkung von Patienten

Bei der zweiten Grundform des Kommunikationsprozesses, der mehrstufigen Kommunikation, sind Zwischenglieder eingeschaltet. Abb. 60 verdeutlicht den Zusammenhang am Beispiel der Multiplikatorwirkung von Patienten für das Krankenhaus. Der Prozess der mehrstufigen Kommunikation ist für das Krankenhaus von immenser Bedeutung (52): Patienten erzählen ihre Erlebnisse Familienmitgliedern, Freunden, Bekannten und Arbeitskollegen. Diese Schilderungen beeinflussen die Meinung der Gesprächspartner über das betreffende Krankenhaus oder die Praxis. Der Grad der Beeinflussung hängt dabei entscheidend von der sozialen Stellung der Person ab, die ihr Erlebnis schildert. Je akzeptierter sie ist, je mehr Kompetenz ihr zugemessen wird, desto stärker beeinflussen die Beschreibungen das Verhalten der Informierten. Ist diese Beeinflussung so gross, dass ein Nachahm-Verhalten angeregt wird, spricht man von Meinungsbildung. Quantitativ bedeutet der Multiplikatoreffekt für das Krankenhaus, dass ein zufriedener Patient seinen Eindruck an durchschnittlich 4 bis 5 Personen weitergibt, ein unzufriedener Patient teilt seine Negativeindrücke ca. 10 weiteren Personen mit. So beeinflussen 50 unzufriedene Patienten im günstigsten Fall bei 4 Kontakten und jeweils 2 Folgekontakten insgesamt ca. 800 weitere Personen negativ.

Hospital Customer Focus-Programm / Studienprojekt „Multiplikatorwirkung von Patienten“

In eine Untersuchung wurden zwei Patientengruppen einbezogen, von denen die eine aus 85 Patienten bestand, die in Zufriedenheitsbefragungen sehr negative Erlebnisse mit dem Krankenhaus geschildert hatten, die andere Gruppen mit der gleichen Patientenzahl setzte sich aus sehr zufriedenen Patienten zusammen. 14 Tage nach ihrer Entlassung wurden die Mitglieder beider Gruppen befragt, mit wievielen und welchen Personen sie über ihren Aufenthalt gesprochen hatten und mit welchem Tenor die Informationen erfolgten.

Die Gruppe mit negativen Erfahrungen hatte in dieser Zeit mit durchschnittlich 10 Personen über den Krankenhausaufenthalt gesprochen, dabei die negativen Erlebnisse meist sehr detailliert geschildert und von einem Aufenthalt unbedingt abgeraten. Die Mitglieder der positiven Gruppe hatten nur mit durchschnittlich 5 weiteren Personen über ihren Aufenthalt gesprochen und dabei eine eindeutige Empfehlung für ihr Krankenhaus abgegeben. Diese Verteilung findet sich im übrigen auch in anderen Untersuchungen: Kunden mit negativen Erfahrungen teilen diese einer Vielzahl weiterer Personen mit, positiv gestimmte Kunden sind eher zurückhaltend mit ihren Informationen. Abb. 48 zeigt ergänzend die durchschnittliche Verteilung der Kontakte auf die einzelnen Bezugsgruppen bei Negativkontakt.

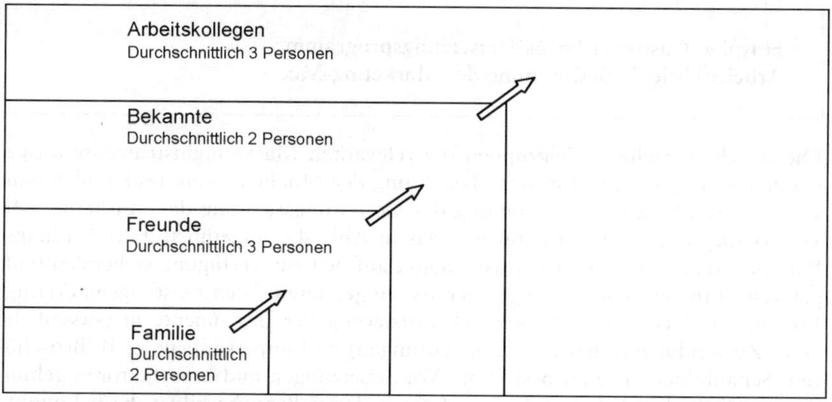

Abb. 48: Untersuchungsergebnisse zum Multiplikationsverhalten von Patienten

Für die Krankenhaus-Kommunikationspolitik sind die beiden Grundformen in einer Kombination nutzbar: je besser es in der direkten Kommunikation mit den Kunden gelingt, die Kommunikationsziele zu erreichen (z. B. professionelle Versorgung, intensive Zuwendung, detaillierte Aufklärung), desto besser werden diese in die nächste Kommunikationsstufe (Verwandte, Bekannte, Freunde etc.) übertragen. Auf diese Weise erhält man eine breite Streuung von positiven Informationen über das eigene Haus, die noch zusätzlich durch die Personen, die diese Informationen übermitteln, verstärkt werden. Das Krankenhaus erhält eine Art Vertrauensvorschuss, der dazu beiträgt, die Immaterialität der Dienstleistungen fassbar zu machen.

Im Rahmen der Dienstleistungskommunikations-Politik existieren verschiedene Unterformen, von denen drei für eine Anwendung durch Krankenhäuser in Frage kommen.

An erster Stelle steht hier die Werbung. Ihr Wesen besteht in der Nutzung bestimmter Medien, um die Dienstleistungsnachfrager zu informieren oder sie dazu zu veranlassen, etwas Bestimmtes zu tun. Werbung ist dem Krankenhaus grundsätzlich verboten, soweit sie anpreisende Inhalte umfasst. Handelt es sich jedoch um Informationswerbung, ist sie auch für Kliniken einsetzbar. Voraussetzung ist, dass keine überschwengliche „Lobpreisung" der eigenen Leistungsqualität erfolgt, sondern die Informationen so aufbereitet sind, dass sie auf das sachliche Informationsbedürfnis der einzelnen Zielgruppen abgestimmt sind.

Der zweite Bereich ist die **Informations-Förderungspolitik**, die als Oberbegriff für kurzfristige Massnahmen der Informationswerbung steht und eingesetzt wird, um Dienstleistungen des Krankenhauses für Kunden transparent zu machen. Ein Instrument dieses Bereiches ist der Tag der offenen Tür, der es potentiellen Kunden ermöglicht, sich selbst ein Bild über ein Krankenhaus zu machen.

Ergänzt werden beide Bereiche durch die Öffentlichkeitsarbeit, die alle Massnahmen zusammenfasst und mit deren Hilfe das Krankenhaus eine positive Beziehung zur Öffentlichkeit herstellen kann.

Hospital Customer Focus-Umsetzungsprogramm
Arbeitsschritt 7: Bestimmung des Marketing-Mix

Ehe für die einzelnen Zielgruppen die relevanten Marketinginstrumente ausgewählt werden, ist zunächst unter Beachtung der Möglichkeiten des Krankenhauses eine grundsätzliche Bestimmung der Gestaltungsrichtung des Marketing-Mixes vorzunehmen. Hierzu kann u.a. das in Abb. 49 aufgeführte Entscheidungs-Portfolio verwendet werden. Ausgerichtet auf den zur Verfügung stehenden budgetären Rahmen und die ggf. bereits eingesetzten Dienstleistungsmarketing-Instrumente basiert es auf einer Klassifizierung der Instrumente in persönliche (z. B. Zuwendungsverhalten, Veranstaltungen) und unpersönliche (z. B. Broschüren, Schaubilder). Die an bestimmte Voraussetzungen und Inputfaktoren gebundene, vollständige Konzentration auf einen dieser Bereiche bildet die Eckpunkte des Gestaltungsrahmens. Von hier aus kann individuell entschieden werden, wie die Grundzusammensetzung des Mixes sein soll. Auf diese Weise wird die spätere Auswahl der Einzelinstrumente bereits vorstrukturiert.

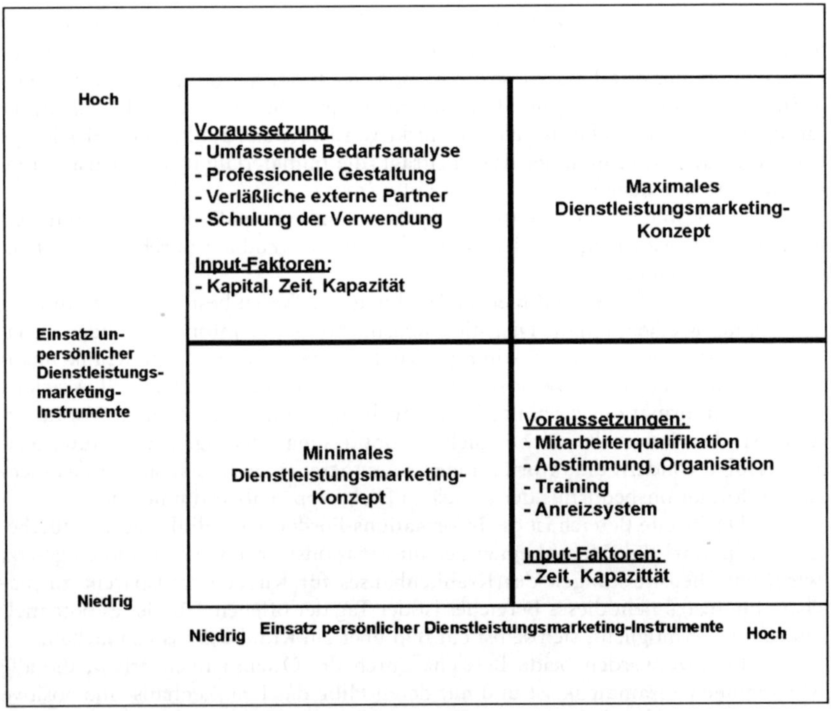

Abb. 49: Entscheidungs-Portfolio „Marketing-Mix“

2.6 Dienstleistungsmarketing-Forschung: Konkurrenz- und Kundenanalyse

Die Marketingforschung ist ein Bestandteil des Krankenhaus-Informationsmanagements und unterstützt die Verantwortlichen, kundenbezogene Entscheidungen zu optimieren. Ihr Nutzen liegt vor allem in (53)

- der Unterstützungsfunktion, die zu beurteilenden Sachverhalte zu konkretisieren und zu objektivieren,
- der Beseitigung von Unsicherheit, so dass dadurch Entscheidungsfähigkeit entsteht,
- der Verminderung der Einsatzkosten der Dienstleistungsmarketing-Instrumente,
- dem frühzeitige Erkennen von Chancen und Risiken sowie
- einer verbesserten Ausgangslage, Ziele, Strategien und Konzepte zu entwickeln.

Zwei zentrale Bestandteile der Marketingforschung sind die Konkurrenz- und Kundenforschung. Die Konkurrenzforschung dient dem Krankenhaus zur Beurteilung der eigenen Position im Vergleich zum Wettbewerb und der Einschätzung möglicher Konkurrenzaktionen und -reaktionen. Im Anschluss an die Identifizierung der Mitbewerber besteht sie aus deren Analyse im Hinblick auf die jeweiligen Unternehmenseigenschaften (z. B. Praxis und Krankenhausgrösse, Geräte etc.), die Marktbedeutung (Einzugsgebiet, Patientenzustrom, diagnostischer und therapeutischer Ruf etc.) und im Hinblick auf den Einsatz der Marketinginstrumente (z. B. Vorträge, Patientenseminare, Tage der offenen Tür, Broschüren etc.).

Die Konkurrenzforschung ist ein Teil des Benchmarkings (54). Mit Hilfe dieser „Orientierung an den Besten" werden die Analyseergebnisse der krankenhauseigenen Prozesse, Strukturen und Massnahmen mit denen konkurrierender Anbieter von Gesundheitsleistungen verglichen, um aus den Unterschieden Verbesserungen abzuleiten und zu lernen. Das Benchmarking bietet dem durchführenden Krankenhaus eine Reihe von Vorteilen (54):

- man erhält wesentliche Informationen darüber, wie konkurrierende Anbieter Kundenbedürfnisse behandeln,
- es zeigt die Lücke zwischen Anspruch und Realität auf,
- der Zielformulierungsprozess wird verbessert, man gelangt zu relevanten, realistischen und damit erreichbaren Zielen (Motivation),
- man kann Messgrössen für die eigene Produktivität ableiten,
- der Strategie- und Konzeptbildungsprozess wird optimiert, da sich die Solidität der Annahmen erhöht,
- man kennt die notwendigen Innnovationsrichtungen und kann das anzustrebende Innovationstempo bestimmen.

Die einfachste Form der Konkurrenzanalyse ist die bereits dargestellte, wettbewerbsorientierte Plus-Minus-Analyse.

Bei der Kundenforschung stehen die Nachfrager - Patienten, einweisende niedergelassene Ärzte, Besucher etc. - und ihr Verhalten im Mittelpunkt. Ein Teilbereich ist hierbei die Kundenzufriedenheitsforschung, die aufzeigt, welche Bedingungen und Gestaltungsinstrumente zufriedene Kunden schaffen.

Die Durchführung einer Kundenzufriedenheits-Analyse ist der erste Schritt im Hinblick auf die Entwicklung eines Kundenmanagementprogrammes, da mit ihrer Hilfe die Stärken und Schwächen, wie sie von Patienten, zuweisenden niedergelassenen Ärzten oder Besuchern gesehen werden, ermittelbar sind. Erst dieses Wissen bildet dann die Grundlage für die Entwicklung kundenorientierter Instrumente und Massnahmen.

Eine fundierte und vor allem detaillierte Analyse ist auch deshalb notwendig, weil die Entscheidung, verstärkt patienten- und einweiserorientiert zu arbeiten, initial im Hinblick auf Planung und Umsetzung ein zusätzliches Arbeitspotential erfordert. Kundenorientiertes Handeln bedeutet eine Umstrukturierung des gesamten Krankenhaus-Unternehmensprozesses, angefangen bei der Zieldefinition über organisatorische Fragen bis hin zur Personalauswahl und -führung.

Abb. 50 zeigt im Überblick die Zusammenhänge zwischen Marketing-, Kunden- und Konkurrenzforschung.

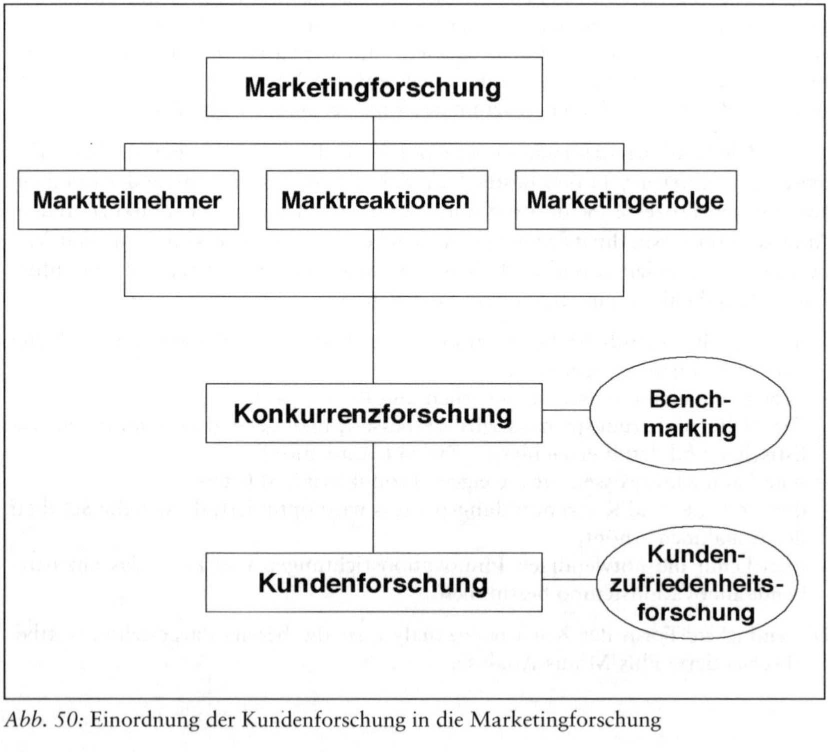

Abb. 50: Einordnung der Kundenforschung in die Marketingforschung

2.6.1 Die Kundenzufriedenheits-Analyse im Rahmen der Krankenhaus-Dienstleistungsmarktforschung

Hierzu gibt es zwar keine genauen Untersuchungen, man kann jedoch davon ausgehen, dass ca. 20% der deutschen Krankenhäuser bereits einmal eine Patienten- oder Einweiser- / Zuweiserbefragung durchgeführt haben. Als Zielsetzung stehen hierbei vor allem die Ermittlung des Krankenhausimages, die Beurteilung der Leistungen sowie die Analyse konkreter Schwachstellen im Mittelpunkt des Interesses (55).

Kundenzufriedenheitsanalysen sind aber mehr als nur eine Befragung. Sie geben auf die fünf für den Erfolg eines Krankenhauses elementaren Fragen Antwort:

- Wo stehen wir?
- Wohin müssen wir uns entwickeln?
- Was bedeutet Qualität für unsere Kunden?
- Wird unsere Qualität erkannt?
- Ist unsere Kommunikationsarbeit erfolgreich?

Die Analyse der Kundenzufriedenheit ist definitorisch als Informationsbeschaffung im Rahmen der Dienstleistungsmarketing-Forschung des Krankenhauses einzuordnen. Hier gehört sie zur taktischen Forschung, deren Aufgabe es ist, Informationen zu sammeln, um konkret anstehende Entscheidungen vorzubereiten, bestehende Probleme zu lösen und Faktoren, die den Dienstleistungssprozess begleiten, zu analysieren.

Kundenzufriedenheitsbefragungen verfolgen als Marktforschungsinstrument das Ziel, die Einstellungen, Wünsche und Kritik der Kunden direkt zu erfragen, d.h. das Qualitäts- und Attraktivitätsniveau zu ermitteln. Aus zwei Gründen ist ihre Durchführung eine Basisaktivität der Krankenhaus-Dienstleistungsarbeit:

Grund 1: Forschungsergebnisse zeigen, dass ein Unternehmen auf der Grundlage seiner Geschäftstätigkeit und dem damit verbundenen Kundenkontakt nur zu etwa 30% sagen kann, was seine Kunden benötigen, wünschen und erwarten. Die restlichen 70% Kundenwissen müssen über Marktforschung, gezielte Kommunikationsarbeit und Instrumente wie z. B. das Beschwerdemanagement ermittelt werden (56). Kundenzufriedenheitsanalysen tragen also dazu bei, das Selbstbild des Krankenhauses mit dem Fremdbild der Kunden abzugleichen.

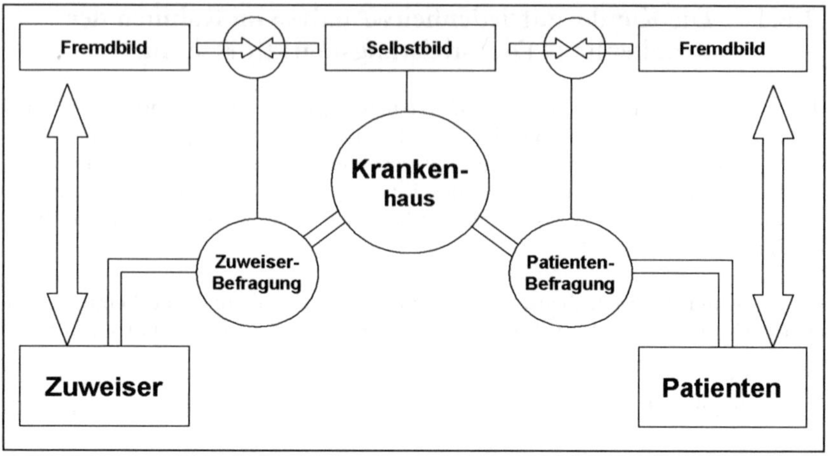

Abb. 51: Selbstbild-Fremdbild-Abgleich durch Kundenbefragungen

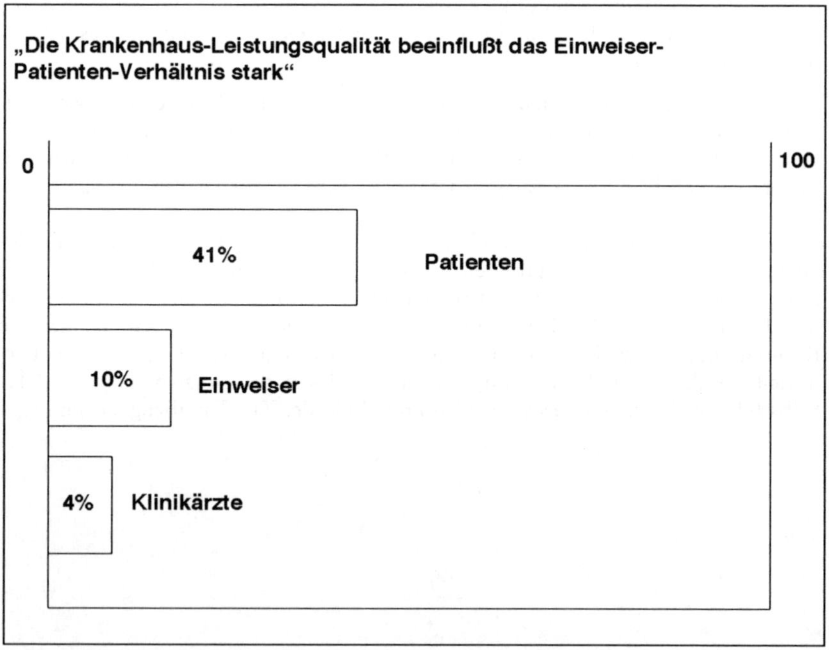

Abb. 52: Einfluss der Krankenhaus-Leistungsqualität auf das Einweiser-Patienten-Verhalten

Dass ein solcher Abgleich notwendig ist, zeigen die Ergebnisse einer Untersuchung (57) bei 12 Krankenhäusern mit insgesamt 42 Ärzten, 120 niedergelassenen, mit diesen Häusern kooperierenden Ärzten und 210 gemeinsamen Patienten. Sie zeigen, wie weit die Meinungen und Einschätzungen von Krankenhausärzten, niedergelassenen Ärzten und Patienten auseinanderliegen.

Auf die Frage an die Patienten, ob die Krankenhaus-Leistungsqualität des von Ihrem Hausarzt empfohlenen Krankenhauses ihre Beziehung zu diesem Arzt beeinflusst, sagen 41%, dass dies sehr zutrifft, da man an der Qualität des Krankenhauses erkenne, ob der einweisende Arzt sich Mühe gebe, dem Patienten eine bestmögliche Versorgung zukommen zu lassen. Der vor zwei Jahren ermittelte Wert lag im Vergleich noch bei 28%.

Nur 10% der befragten niedergelassenen Ärzte gaben an, dass nach ihrer Einschätzung die Krankenhausqualität die Bindung Ihrer Patienten an die Praxis stark beeinflusst, 42% sind sogar der Meinung, dass dies gar nicht zutrifft, da sie nicht an solche „ungerechten“ Masstäbe glauben. Aus Sicht der Krankenhausärzte ist ein starker Einfluss der Leistung ihres Hauses nur bei 4% der Befragten gegeben, 53% verneinen einen Einfluss generell.

Insgesamt 34% der befragten Patienten waren mit ihrem Krankenhausaufenthalt sehr unzufrieden, 31% aus dieser Gruppe geben an, aufgrund dieser Tatsache über einen Arztwechsel nachzudenken, 28% wollten sich zumindest nach einer ärztlichen Alternative umsehen.

Gleichzeitig verschenken Niedergelassene die Möglichkeit, mit dem Krankenhaus unzufriedene Patienten dennoch zu halten. 85% der unzufriedenen Patienten gaben an, aus mangelnder Gesprächszeit bei ihrem Arzt keine Möglichkeit gehabt zu haben, das Thema anzusprechen.

Eine ähnliche Diskrepanz ergibt sich bei der Frage, mit wieviel Personen die Patienten in den ersten 7 Tagen nach Ihrer Entlassung aus dem Krankenhaus über ihre Zufriedenheit / Unzufriedenheit gesprochen haben. Bei Unzufriedenheit wurde dies an durchschnittlich zehn Personen kommuniziert, bei Zufriedenheit an durchschnittlich 5 Personen.

Die niedergelassenen Ärzte schätzen den Multiplikatoreffekt der Patienten auf durchschnittlich 4 Personen bei zufriedenen und durchschnittlich 2 Personen bei unzufriedenen Patienten ein. Die Kliniker sehen die Werte bei durchschnittlich 5 sowohl bei Unzufrieden- als auch bei Zufriedenheit.

Grund 2: Die Krankenhausmitarbeiter neigen – wie das Personal in anderen Unternehmen ebenfalls – zu einer deutlichen Überschätzung der Qualität ihrer eigenen Leistung. Abb. 53 zeigt das Ergebnis einer Meta-Analyse (58) von 85 Kliniken, in denen parallel zu einer Patienten- und Zuweiserbefragung auch der Mitarbeiterstab der jeweils zu beurteilenden Abteilung nach seiner eigenen Einschätzung zur Kundenorientiertheit seines Verhaltens befragt wurde. Das Ergebnis belegt, wie sehr Eigen- und Fremdbild voneinander abweichen. Gerade diese Divergenz ist aber für die vielen kleinen und grossen Probleme des Umganges mit Kunden im Arbeitsalltag verantwortlich.

Mit Hilfe einer Kundenzufriedenheits-Analyse kann ein Krankenhaus Antworten gleich auf mehrere Fragestellungen erhalten:

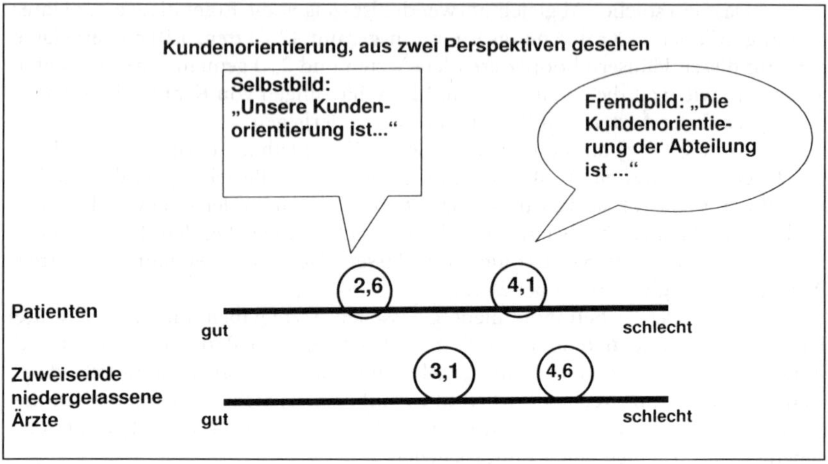

Abb. 53: Kundenorientierung, aus zwei Perspektiven gesehen

Analysebereich 1: Strategie

- Wie stellt sich der in den Grundsätzen und Leitlinien verankerte Kundenorientierungsansatz als Soll-Zustand in der Realität dar?
- Durch welche Instrumente kann der Zielerreichungsgrad verbessert werden?

Analyse-Bereich 2: Zielgruppen

- Welche Kunden gibt es?
- Lassen sich diese in homogene Teilzielgruppen oder bestimmte Kundentypen einteilen?
- Welche Art von Leistungen bzw. welche Leistungsvarianten und -qualität erwarten die Kunden bzw. die Kundengruppen?

Analysebereich 3: Konkurrenz

- Wie ausgeprägt ist die Kundenorientierung des Krankenhauses im Vergleich zum Wettbewerb?
- Welche Defizite müssen beseitigt, welche Stärken können ausgebaut werden?

Analysebereich 4: Motive und Einstellungen

- Welche Faktoren beeinflussen die Kundenzufriedenheit und -loyalität?
- Wie können diese Faktoren im Sinne der Krankenhausziele beeinflusst werden?

Analysebereich 5: Operationale Qualität

- Welche Stärken und Schwächen existieren im Arbeitsalltag?

– Welche Verbesserungsmöglichkeiten gibt es, z. B. in der aufbau - und ablauforganisatorischen Abstimmung (Schnittstellenoptimierung), um die Kundenzufriedenheit zu erhöhen?

Analysebereich 6: Führung

– Gibt es grundlegende Fehler, die durch Verhaltensweisen der Mitarbeiter verursacht werden?

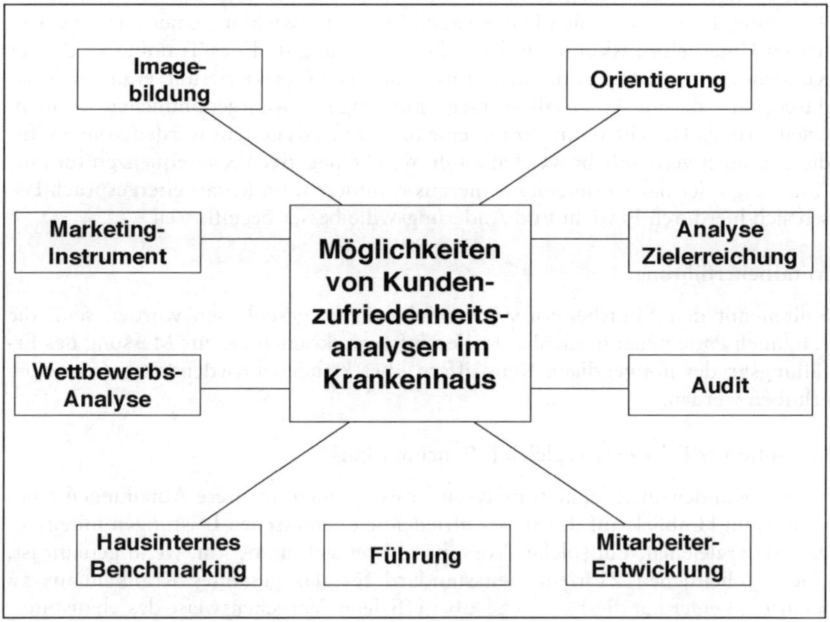

Abb. 54: Möglichkeiten von Kundenzufriedenheits-Analysen im Krankenhausbereich

Für Krankenhäuser stellen sich die Möglichkeiten, die aus der Durchführung solcher Befragungen resultieren (59), wie in Abb. 54 aufgeführt dar.

Orientierung

Es existieren noch keine konkreten Vorstellungen über die Zielrichtung und Inhalte des angestrebten Dienstleistungsmarketing-Konzeptes. Die Kundenzufriedenheitsbefragung soll dazu beitragen, hierzu einen ersten Ansatzpunkte zu liefern.

Analyse der Zielerreichung

Es existieren Dienstleistungs- und Kundenziele, die im Hinblick auf ihre Umsetzungsqualität untersucht werden sollen.

Audit

Die regelmässige Durchführung von Kundenzufriedenheitsanalysen (Audit) ermöglicht den Aufbau eines dynamischen Analysesystems, das die Entwicklungen des Zufriedenheitsniveaus im Zeitablauf aufzeichnet und die Effekte von Marketingmassnahmen qualifiziert.

Mitarbeiterentwicklung

Mit Hilfe der Ergebnisse von Kundenzufriedenheitsanalysen gelangt man zu einer Objektivierung der Stärken und Schwächen eines Krankenhauses oder einer Abteilung. Dies ist vor allen Dingen auch für die Entwicklung einer kundenorientierten Unternehmenskultur und für die Einführung und das Training konkreter Kundenorientierungsmassnahmen notwendig. Die Objektivierung ergibt sich dadurch, dass die im Arbeitsalltag meist nur singulär wahrgenommenen Kundenorientierungs-Defizite nunmehr auf eine breitere Basis gestellt werden können, für die u.a. auch verdeutlicht werden kann, welche negativen Konsequenzen für eine Abteilung oder das Krankenhaus hieraus resultieren. Im Mitarbeitergespräch lassen sich hierdurch Einsicht und Änderungswille besser beeinflussen

Mitarbeiterführung

Sollten mit den Mitarbeitern Zielvereinbarungen geschlossen worden sein, die z. B. auch Patientenzufriedenheitsziele umfassen, können die zur Messung des Erfüllungsgrades notwendigen Kennziffern über Kundenzufriedenheitsbefragungen erhoben werden.

Hausinterner Leistungsvergleich („Benchmarking")

Mittels Kundenzufriedenheitsanalysen ist es möglich, mehrere Abteilungen eines Hauses im Hinblick auf deren in Zufriedenheit gemessenen Leistungen miteinander zu vergleichen. Ein solches Vorgehen bietet sich immer an, wenn geplant ist, einen einheitlichen Zufriedenheitsstandard für das gesamtes Krankenhaus zu schaffen. Leider hat diese einfache, aber effiziente Vorgehensweise des „hausinternen Benchmarkings" bislang noch keinen Einzug in die Krankenhausarbeit gehalten. Der besondere Nutzen liegt vor allem darin, dass Kundenorientierung und Qualitätsmanagement durch einen Wettbewerbscharakter direkt miteinander verbunden werden.

Wettbewerbsanalyse

Sind Kundenzufriedenheitsparameter konkurrierender Leistungsanbieter bekannt, kann man die eigene Leistung mit diesen vergleichen und mögliche Optimierungen ableiten.

Marketinginstrument

Kundenzufriedenheitsbefragungen sind nicht nur Analyse-, sondern auch Marketinginstrumente. Ihre Durchführung signalisiert den Kunden, dass ihre Meinung für das Unternehmen wichtig ist und sie ernstgenommen werden. Die Zufriedenheitsanalyse ist somit nach aussen Ausdruck einer kundenorientierten Unternehmenspolitik.

Imagebildung

Dienstleistungsmarketing-Aktivitäten verfolgen auch das Ziel der Imagebildung und des Imagetransfers an Dritte. Die Kundenzufriedenheits-Analyse kann hierzu Erkenntnisse erbringen und für das Krankenhaus vor allem ermitteln, wie die Patienten nach ihrem Aufenthalt das Haus und seine Leistung an Dritte weitergeben (Imagetransfer über Mund-zu-Mund-Propaganda) oder wie die Empfehlung niedergelassener Ärzte aussieht.

Trotz der geschilderten vielfältigen positiven Aspekte, die die Durchführung einer Kundenzufriedenheitsanalyse in sich birgt, verzichten viele Krankenhäuser immer noch auf einen professionellen Einsatz dieses wertvollen Instrumentes. Aber auch in Häusern, die Kundenzufriedenheitsbefragungen durchführen, werden die Ergebnisse nicht immer mit dem Ziel erhoben, die Leistung tatsächlich zu optimieren. Vielmehr werden die Resultate für Schuldzuweisungen verwendet, um unbeliebte Mitarbeiter in einen anderen Bereich zu versetzen oder Vorteile im innerbetrieblichen Machtkampf zu erlangen.

Untersucht man Kundenzufriedenheitsanalysen, mit deren Ablauf und Aussagekraft die Durchführenden nicht zufrieden waren, so lassen sich zwei grundlegende Faktoren identifizieren. Verantwortlich für den Misserfolg ist zunächst die unzureichende Information der Mitarbeiter über die Ziele, die Abwicklung und die Ergebnisse einer solchen Untersuchung. Aus dieser Desinformation resultiert unmittelbar die Vermutung einer versteckten Kontrolle, die dann in einem eingeschränkten Engagement bei der Durchführung resultiert, das bis zum „heimlichen Befragungsboykott" führen kann, bei dem die Bögen in der Hauptsache Patienten übergeben werden, die eine positive Einstellung zum Krankenhaus haben.

Der zweite Faktor liegt in der unzureichenden Information der Zielpersonen über die Ziele der Analyse. Hier wirkt sich mangelnde Information auf die Anzahl der Rückläufe und damit auf die Erhebungsqualität aus. Beide Punkte lassen sich vermeiden, wenn man eine Kundenzufriedenheits-Analyse gemäss den im folgenden geschilderten Entwicklungsschritten plant und umsetzt.

2.6.2 Formen von Patientenzufriedenheitsanalysen im Krankenhausbereich

Grundlage für den Aufbau eines umfassenden und erfolgreichen Kundenzufriedenheitsmanagementes ist die Analyse der Kundenmeinung zur Qualität der Krankenhausleistung. Sie ist die eigentliche Richtgrösse, von der aus Massnahmen und Instrumente für die Schaffung zufriedener Kunden überhaupt erst entwickelt bzw. eingeleitet werden können. Gegenwärtig findet man zwei Ansatzpunkte für Kundenzufriedenheitsanalysen, die Global- und die Individualanalyse.

Globalanalysen
In Globalanalysen werden die Meinungen von Patienten in mehreren Krankenhäusern erhoben, zusammengefasst und ausgewertet. Initiatoren sind hierbei vor allem Institutionen wie Krankenkassen oder Verbraucherverbände.
Dementsprechend folgen die Erkenntnisziele auch übergeordneten Grössen, beispielsweise, wie Patienten die stationäre Versorgungssituation einer Region bewerten, wie sie ihre stationäre Unterbringung einschätzen oder was Qualität für den Patienten bedeutet.

Beispiele hierfür sind die Befragungen der Stiftung Warentest in klinischen geburtshilflichen Einrichtungen in Hessen und in Geburtshäusern in Deutschland, der DAK und TK.

Globalanalysen werden i.d.R. als „ex-post"-Untersuchungen" durchgeführt, bei denen die Befragung der Patienten ca. 14 Tage nach der Entlassung aus dem Krankenhaus erfolgt.

Folglich werden die Ergebnisse durch Effekte wie Vergessen oder Verdrängung überlagert und sind vor allem als Ausdruck einer verdichteten Meinung zu verstehen. Für die Globalanalyse spielt dies keine Rolle, da sie ja vor allem darauf abzielt, die markanten, mit dem stationären Aufenthalt verbundenen Eindrücke zu erfassen.

Diese Tatsache trägt aber dazu bei, dass die Ergebnisse von Globalanalysen nicht unmittelbar den Effekt haben, die Verbesserung des beabsichtigten Unternehmenserfolges des einzelnen Dienstleistungsunternehmens Krankenhaus zu unterstützen. Die Verantwortlichen eines Hauses oder einer Abteilung benötigen für ihre Arbeit den unmittelbaren Eindruck und den direkten zeitlichen Erlebnisbezug. Auf diese Weise ist es möglich, diejenigen Details zu identifizieren, die die Stärken, aber auch die Schwächen der Krankenhausleistung ausmachen und auf diese mit abgestimmten Massnahmen zu reagieren.

Dennoch ist es an dieser Stelle sinnvoll, den Output von Globalanalysen und die hierfür verwendeten Fragen näher zu betrachten. Die Erkenntnisse und Fragestrukturen können nämlich als eine Art „Benchmarking" für die Krankenhausbefragung verwendet werden. Sie stellen einen „Maximalkatalog" dar, da sie versuchen, die Patientenzufriedenheit in ihren Facetten zu erfassen. Um diese Strukturen für die eigene, individuelle Befragung nutzen zu können, sind am Ende des Kapitels alle wesentlichen in Global- und Einzelanalysen verwendeten Fragen in einem „Fragen-Baukasten" systematisiert. Diese Zusammenfassung kann in Abhängigkeit von den jeweils zu untersuchenden Fragestellungen als Auswahlgrundlage für die Entwicklung eines eigenen Fragebogens verwendet werden.

Einzelanalysen
Eine Einzelanalyse, die ein Krankenhaus für sich selbst durchführt, verfolgt immer das Ziel einer Optimierung unternehmerischer Gestaltungsparameter. Von den Kunden / Patienten benannte Stärken und Schwächen sollen identifiziert und verstärkt bzw. beseitigt werden, um den Erfolg des Hauses damit zu steigern. Die Entwicklung und Umsetzung einer solchen Einzelanalyse soll nun näher beschrieben werden.

2.6.3 Entwicklungsschritte einer Kundenzufriedenheits-Analyse

Um ein aussagekräftiges Ergebnis zu erhalten, ist zur Vorbereitung einer Kundenzufriedenheitsanalyse notwendig, zunächst sechs Arbeitsschritte (vgl. Abb. 55) zu durchlaufen (60). Hierbei sollten möglichst viele von den späteren Ergebnissen betroffene Mitarbeiter involviert werden. Auf diese Weise wird nicht nur ein Klima der Partizipation geschaffen, das die spätere Durchführung wesentlich erleichtert, sondern es werden auch praxisnahe Belange in die Befragung integriert.

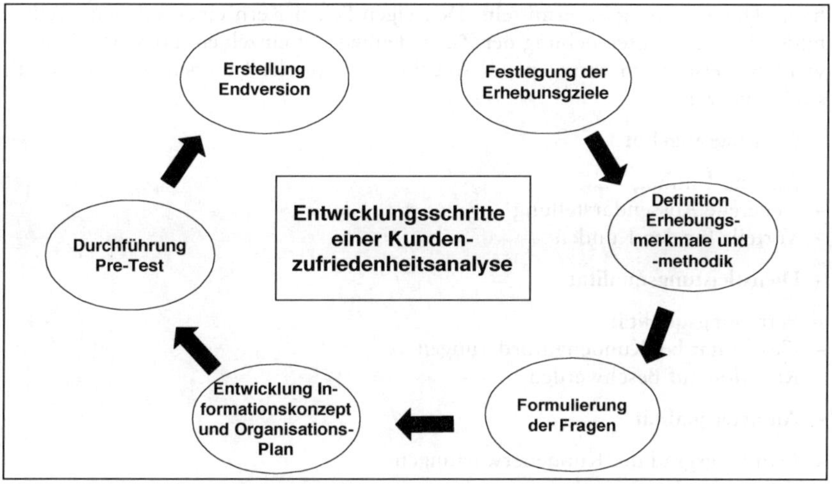

Abb. 55: Abwicklungsschritte zur Vorbereitung einer Kundenzufriedenheits-Analyse

Schritt 1: Festlegung der Erhebungsziele

Zunächst muss festgelegt werden, was mit der Durchführung einer Kundenzufriedenheitsanalyse im Hinblick auf die Krankenhausarbeit überhaupt erreicht werden soll. Je präziser dies geschieht, um so besser können die Folgeschritte definiert werden, um so aussagekräftiger sind die Ergebnisse und um so besser können diese in konkrete Verbesserungsmassnahmen umgesetzt werden.

Eine Erhebung der Kundenzufriedenheit, z. B. bei niedergelassenen Ärzten, kann aber nur dann einen Beitrag zum Erfolg des Hauses oder einer Abteilung leisten, wenn sie in ein umfassendes Konzept integriert ist. Die Befragung muss eine konkrete Zielsetzung verfolgen und im Anschluss an ihre Durchführung auch konsequent weiterverarbeitet werden. Ebenso sollten die komplementären Bereiche, Patienten und Mitarbeiter, in die Betrachtung einbezogen werden. Dieses Vorgehen bedingt, dass im Vorfeld bereits eine planerische und kommunikative Weichenstellung in Richtung „Kundenorientierung“ erfolgt.

Beispiel: Erhebungsziel ist das Image, das die Innere Abteilung bei zuweisenden niedergelassenen Ärzten, differenziert nach ihrer absoluten Zuweisungsintensität im letzten Jahr, hat.

Schritt 2: Definition der Erhebungsmerkmale und der -methodik

Die Ziele müssen anschliessend in Erhebungsmerkmale umgesetzt werden, die dabei möglichst charakteristisch sein sollten. Kundenzufriedenheitsanalysen beinhalten dabei mehrere Analysedimensionen, die alle entweder isoliert oder im Vergleich zu konkurrierenden Angeboten erhoben werden können.

Zunächst geht es darum, die Gesamtzufriedenheit der Kunden mit der Krankenhaus- Dienstleistung zu ermitteln. Den eigentlichen Kern einer solchen Analyse bildet dann die Untersuchung der Zufriedenheit mit einzelnen, im Vorfeld ausgewählten Leistungsmerkmalen des Angebotes. Typische Untersuchungsmerkmale sind dabei z. B.

- **Leistungsangebot**

- Art und Umfang
- Generelle Aussendarstellung
- Vorteile für den Kunden

- **Dienstleistungsqualität**

- Betreuungsqualität
- Flexibilität bei Kundenanforderungen
- Reaktion auf Beschwerden

- **Anbieterqualität**

- Erfüllungsgrad der Kundenerwartungen
- Kundenbindung
- Image

- **Mitarbeiter**

- Kompetenz und Fachwissen der Mitarbeiter
- Höflichkeit, Freundlichkeit

Beispiel: Die Beurteilung des Krankenhausimages durch zuweisende niedergelassene Ärzte soll mittels der Merkmale „schriftliche Kommunikation“, „persönliche Kommunikation“ und „Fortbildung“ erfolgen.

Eine Befragung ist immer so gut wie die Fragen, die gestellt werden. Betrachtet man das Vorgehen bei Befragungen im Krankenhausbereich, so dominiert hier vor allem die eindimensionale Erhebung, z. B. mit Hilfe des „Schulnotensystems“. Die zu befragenden Personen werden gebeten, den Grad ihrer Zufriedenheit mit einem Merkmal, z. B. des Umfangs der zu ihrer Krankheit vermittelten Informationen, durch eine Benotung von „1“ (sehr gut) bis „6“ (ungenügend) auszudrücken. Auf dieser Grundlage werden dann die Nennungshäufigkeiten, Mittelwerte und weitere statistische Kennzahlen errechnet, die Aufschluss über die Zufriedenheit geben sollen. Dieses Prinzip trägt der Notwendigkeit Rechnung, dass die Erhebung der

Kundenmeinung nach Möglichkeit standardisiert wird, um auswertbare und aussagekräftige Ergebnisse zu erhalten.

Rechnerisch sind die auf diese Weise ermittelten Kennziffern korrekt und bieten eine Reihe von Erkenntnismöglichkeiten. Was aber für die praktische Umsetzung und Verwendung dieser Angaben fehlt, ist der Aufschluss darüber, wie wichtig das einzelne Leistungsmerkmal für die Patienten ist, d.h. welche Priorität die Merkmale in seinem individuellen Wertsystem besitzen. Erhält man beispielsweise nach dem Schulnotensystem gleiche numerische Angaben über die Zufriedenheit von Patienten mit der Zimmerausstattung und der pflegerischen Betreuung, so lässt sich hieraus lediglich ein Zufriedenheitsgrad ableiten. Sind beide Werte schlecht, müssten als Konsequenz beide Bereiche verbessert werden.

Erst die kombinierte Abfrage der Zufriedenheit mit einem Leistungsmerkmal und seiner Wichtigkeit für den Befragten ermöglicht es, eine Gewichtung der Merkmale und Prioritäten für die weiteren Handlungsschritte zu ermitteln. Mit Hilfe von Skalen geben die Befragten je Merkmal zwei Bewertungen ab, die im Rahmen der Auswertung gegeneinander gespielt werden. Diese Analyseform ermöglicht es, die untersuchten Leistungsmerkmale in Klassen einzuteilen, im Hinblick auf den Handlungsbedarf zu systematisieren und als Stärken-Schwächen-Portfolio grafisch darzustellen.(Abb. 56).

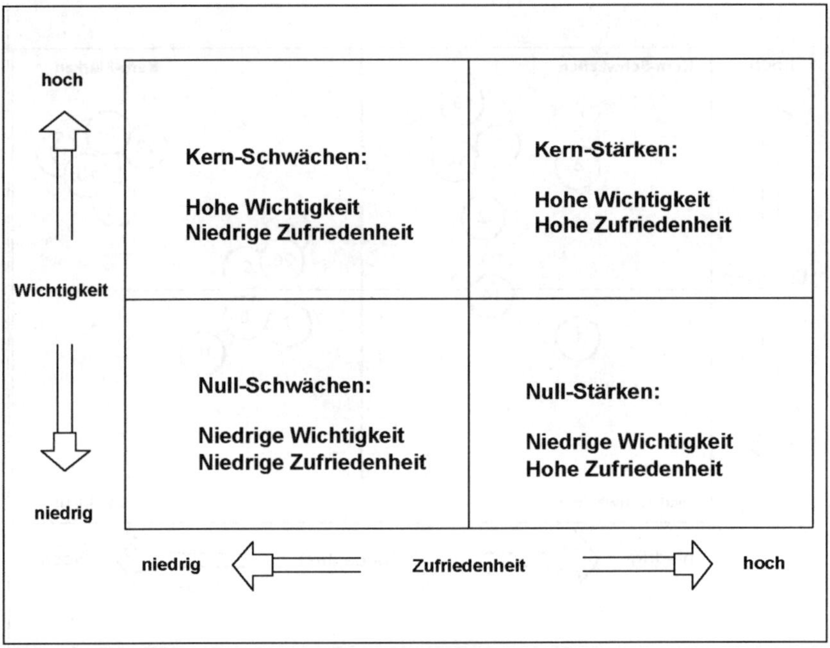

Abb. 56: Grundform des Stärken-Schwächen-Profils

Zeichnet sich ein Analysemerkmal durch einen hohen Zufriedenheits- und Wichtigkeitswert aus, ist es eine Kernstärke des Krankenhauses und sollte nach Möglichkeit weiter ausgebaut werden. Ist die Zufriedenheit hoch (niedrig), die Wichtigkeit aber gering ausgeprägt, handelt es sich um eine Null-Stärke (Null-Schwäche), die keinen wesentlichen Einfluss auf den Erfolg der Klinik oder Abteilung hat. Natürlich sollten Null-Schwächen beseitigt werden, um die Gesamtzufriedenheit zu erhöhen, aber dies kann erst in nachgeordneter Priorität geschehen. Wirklich handlungsrelevant sind die Kern-Schwächen, die sich aus der Kombination hoher Wichtigkeit und geringer Zufriedenheit ergeben. Abb. 57 zeigt diese Zusammenhänge an einem Beispiel schematisch auf.

Schritt 3 Formulierung der Fragen

Zur Ermittlung der Merkmalsausgestaltung aus Kundensicht müssen drittens Fragen formuliert werden, die in ihrer Verständlichkeit, in ihrem Umfang und ihrer Beantwortungsmöglichkeitauf auf die zu befragenden Kunden abgestimmt sind. Hier gilt - speziell in Bezug auf Patienten - der Grundsatz „Je einfacher, desto besser“, aber gleichzeitig muss natürlich auch darauf geachtet werden, dass der Erkenntniswert hierunter nicht leidet.

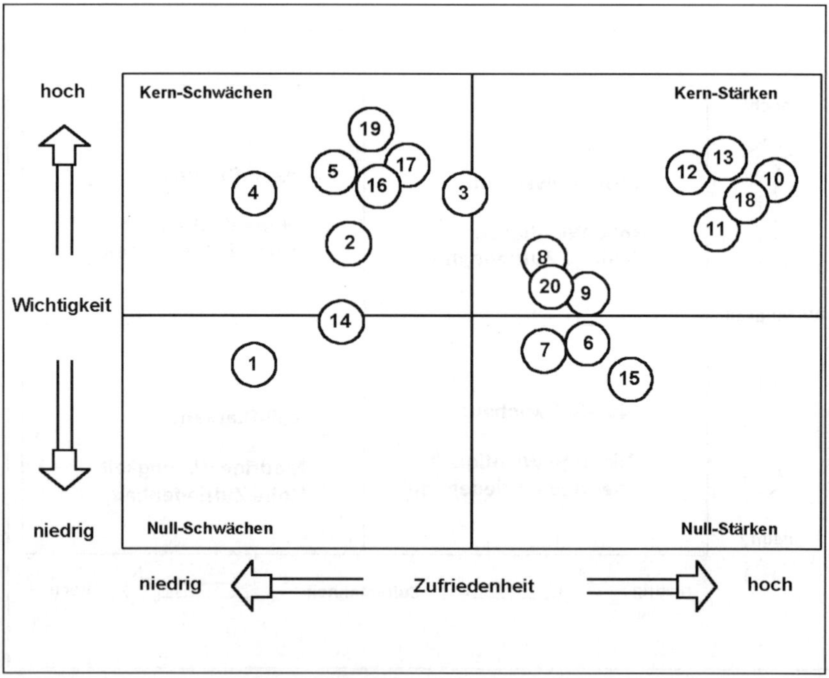

Abb. 57: Beispiel für ein Stärken-Schwächen-Portfolio

Beispiel: Das Merkmal „schriftliche Kommunikation“ soll bei zuweisenden niedergelassenen Ärzten mit folgenden Fragen näher untersucht werden:

a) Wie lange dauert es durchschnittlich, bis Sie den Arztbrief zu einem in unserer Abteilung behandelten Patienten erhalten?
Durchschnittlich ____ Tage

b) Wie beurteilen Sie diese Dauer? (Bitte Zutreffendes ankreuzen)

- ❑ Genau richtig
- ❑ Zu lange
- ❑ Überhaupt nicht akzeptabel

Schritt 4: Entwicklung eines Informationskonzeptes zur Befragung sowie eines Organisationsplanes

Mindestens ebenso wichtig wie die Methodik ist die Information der Mitarbeiter sowie der zu befragenden Kunden. Werden die Mitarbeiter nur unzureichend über Ziele, Abwicklung und Ergebnisse der Befragung informiert, kommt sehr schnell die Vermutung einer versteckten Kontrolle auf, die dann eingeschränktes Engagement bei der Durchführung zur Folge hat.
Ebenso fatale Auswirkungen besitzt eine mangelnde Information der zu befragenden Personen, die sich in einer geringen Rücklaufquote, schlechtem Ausfüllgrad und damit insgesamt in niedriger Erhebungsqualität niederschlägt. Ergänzend muss im Detail fixiert werden, wie und wann die Bögen plaziert und auf welche Weise die ausgefüllten Bögen gesammelt werden.

Schritt 5: Durchführung eines Testvorlaufes

Ehe der in der oben beschriebenen Weise entwickelte Fragebogen auf ganzer Breite eingesetzt wird, sollte ein Testvorlauf durchgeführt werden, um mögliche Schwachpunkte (missverständlich formulierte Fragen, unübersichtliche Gestaltung o.ä.) zu identifizieren.

Schritt 6: Erstellung der Endversion

Nach Abschluss dieser Arbeiten kann der Fragebogen dann in der gewünschten Anzahl vervielfältigt werden. Werden mehrere Bereiche eines Krankenhauses analysiert, z. B. verschiedene Abteilungen, können zusätzlich unter Heranziehung der Zufriedenheitswerte Polaritätenprofile erstellt werden (Abb. 58), die die Bereiche im Hinblick auf ihre von den Kunden geäusserte Meinung vergleichen.

Die Übersicht auf der folgenden Seite zeigt in Form einer Entwicklungsmatrix, welche inhaltlichen Aspekte bei der Entwicklung von Kundenzufriedenheits-Analysen im Krankenhaus berücksichtigt werden müssen.

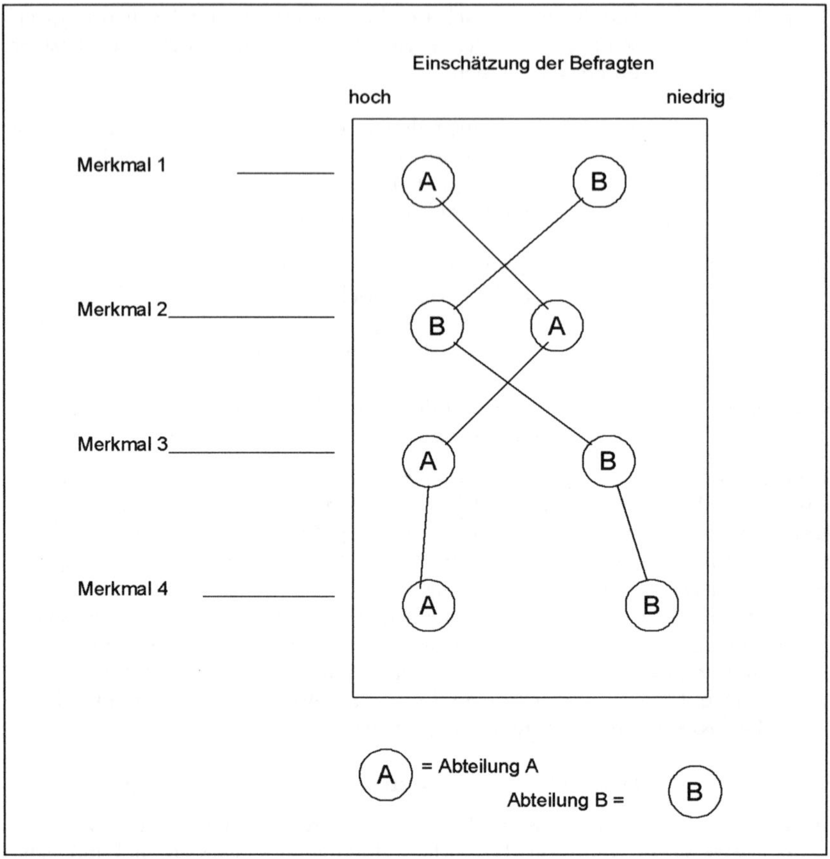

Abb. 58: Polaritätenprofil

Hospital Customer Focus-Forschungsprogramm / Studienprojekt „Beurteilung und Akzeptanz von Patientenbefragungen durch Krankenhäuser"

Betrachtet man die Vielzahl der aufgeführten Möglichkeiten, so stellt sich die Frage, warum das Medium der Kundenzufriedenheitsbefragung bislang so wenig genutzt wird. Hier dominieren vier Hauptargumente (61):

- „die Ergebnisse solcher Untersuchungen sind zu pauschal, als dass wirklich Probleme aufgedeckt werden könnten",

- „man hat keine Zeit für die Durchführung, die mit der Analyse verbundenen Arbeiten passen nicht in die Ablaufstrukturen“,(im folgenden werden die Ziele, Voraussetzungen und Möglichkeiten von Kundenzufreidenheits-Analysen aufgelistet).
- Das Personal lehnt solche „Kontrollen auf Umwegen” ab,
- „Patienten sowie niedergelassene Ärzte verweigern die Auskunft und fühlen sich durch solche Befragungen belästigt”.

Häuser, die bereits Patientenbefragungen durchgeführt haben, sehen aufgrund ihrer meist positiven Erfahrungen diese Punkte anders (62):

- „man erhält wesentliche, vor allem konkret fassbare Anhaltspunkte für Verbesserungen“,
- „akzeptierte und festgefahrene Routinen werden in ihren Auswirkungen auf den Patienten transparent und können so aufgebrochen werden, die Effizienz der Arbeit wird spürbar gesteigert“,
- „die Ergebnisdiskussion mit den Mitarbeitern schafft ein neues Miteinander; seitens der Patienten wird die Durchführung sehr positiv und nicht als Belastung empfunden“.

Zielgruppe	Bedeutung der Zielgruppe	Vorklärung	Erkenntnisziele	Befragungsmethodik	Weiterführende Maßnahmen
Patienten	– Anspruch – Erfahrung – Bewertung Multiplikation der Meinung über das Krankenhaus	Angestrebtes Image Zu untersuchende Leistungsmerkmale	**Laienimage** Stärken/Schwächen identifizieren: – Medizin/ Pflege – Organisation – Information – Hotel-/Serviceleistungen	– Schriftlich – Einmalig/ Audit – Zufriedenheit/Wichtigkeit – Standardisiert	– Vermutete Schwachstellen objektivieren – Führung mit Zufriedenheits-Indices – Benchmarking
Zuweiser	– Delegation (Auftrag / Rückmeldung) – Integration (Behandlungskonformität) Wiederholung der Einweisungsentscheidung	Einweiser-Klassen Angestrebtes Image Zu untersuchende Leistungsmerkmale	**Fachimage** Stärken/Schwächen identifizieren: – Leistungsqualität – Kooperationsqualität	– Telefonisch (Schriftlich) – Einmalig/ Audit – Zufriedenheit/Wichtigkeit – Standardisiert	Maßnahmen zur Kooperationsförderung – Information – Organisation
Mitarbeiter	Mitarbeiterzufriedenheit ist eine Grundlage der Kundenzufriedenheit	Unternehmens- und Führungsphilosophie Führungs- und motivationsrelevante Leistungsmerkmale	**Führungsstil**: – Betriebsklima **Motivation**: – Anreiz zu Kundenorientierung **Ausbildung**: – Fähigkeit zu Kundenorientierung	– Schriftlich – Einmalig/ Audit – Zufriedenheit/Wichtigkeit – Standardisiert	Schulung von – Grundlagen – Fähigkeiten – Wille (Motivation) Qualitätsmanagement Personalauswahl-Kriterien Grundsätze der Führung und Zusammenarbeit
Besucher	Beeinflussung Multiplikatorfunktion Potentielle Kunden	Angestrebtes Image Zu untersuchende Leistungsmerkmale	– Anreise – Erfahrungen – Aufenthalt – Wünsche – Perspektive	– Persönlich Einmalig/ Audit – Zufriedenheit/Wichtigkeit – Standardisiert	Instrumente zur Information und zur Erhöhung der Zufriedenheit

2.7 Dienstleistungsmarketing-Kontrolle

Unter Dienstleistungsmarketing-Kontrolle versteht man die „umfassende, systematische und regelmässige Revision von Marketingzielen und -strategien, insbesondere von Massnahmenplänen und Prämissen, sowie von Marketing-Planung, -Kontrolle und -Organisation“ (63). Sie dient dazu, das Dienstleistungsmarketing-Management zu steuern und rechtzeitig anzupassen.
Im Rahmen der Marketingkontrolle lassen sich drei Facetten unterscheiden:

- die ertragsbezogene Dienstleistungsmarketing-Kontrolle (z. B. in Form eines Umsatz Soll-/Ist-Vergleiches),
- die kostenbezogene Dienstleistungsmarketing-Kontrolle nach Kostenarten oder Kostenträgern und
- erfolgsbezogene Dienstleistungsmarketing-Kontrolle, beispielsweise in Form einer Werbeerfolgskontrolle.

Der Prozess der Marketingkontrolle wird als Marketingaudit (64) bezeichnet und läuft in drei Schritten ab:

Schritt 1:	Ermittlung des Ist-Zustandes, u.a. - Ziele - Strategie - Marketing-Mix - Marketing-Organisation
Schritt 2:	Abgleich des Ist-Zustandes und der ihn bestimmenden Ziele mit den tatsächlichen Markterfordernissen
Schritt 3	Ableitung von Veränderungsvorschlägen

Der Marketing-Audit muss regelmässig durchgeführt werden, um so eine kontinuierliche Soll-Ist-Anpassung des Marketingmanagements zu gewährleisten. Die Kurzzusammenfassung der im Einführungsteil vorgestellten Fallbeispiele verdeutlicht noch einmal, welche quantitativen und qualitativen Erfolgskriterien speziell im Dienstleistungsmarketing für Krankenhäuser herangezogen werden können:

Dientleistungsmarketing-Zielsetzung	**Dienstleistungsmarketing-Instrumente**	**Erfolgskriterien**
Fallbeispiel 1 Aufbau eines Kundenorientierungs-Konzeptes für ein Krankenhaus	Optimierung der Patientenbetreuung- 1. Patientenbefragung 2. Kunden-Strategie 3. Mitarbeiterschulung 4. Empfangstresen 5. Patienten-TV- 6. Patientenzeitung	**Qualitativ:** Verbessertes Betriebsklima - Positive Patientenbeurteilungen - Berichte in der Lokalpresse **Quantitativ:** Erhöhter Patientenzustrom
Fallbeispiel 2: Bekanntmachung eines neuen Therapieschwerpunktes	1. Entwicklung Pressekonzept 2. Tag der offenen Tür (ndgl. Ärzte) 3. Fachsymposium	**Qualitativ:** - Schnelligkeit der Bekanntmachung **Quantitativ:** - Aufbau eines Zuweisungsstromes

3 Umsetzung des Krankenhaus Dienstleistungsmarketing-Konzeptes

- Maßnahmen und ihre Erfolgskontrolle

3.1 Gestaltungsfaktoren

Für das Dienstleistungsmarketing-Management und die Schaffung von Kundenzufriedenheit stehen dem Krankenhaus zwei grundsätzliche Arten von Gestaltungsfaktoren zur Verfügung (65) (vgl. Abb. 59):

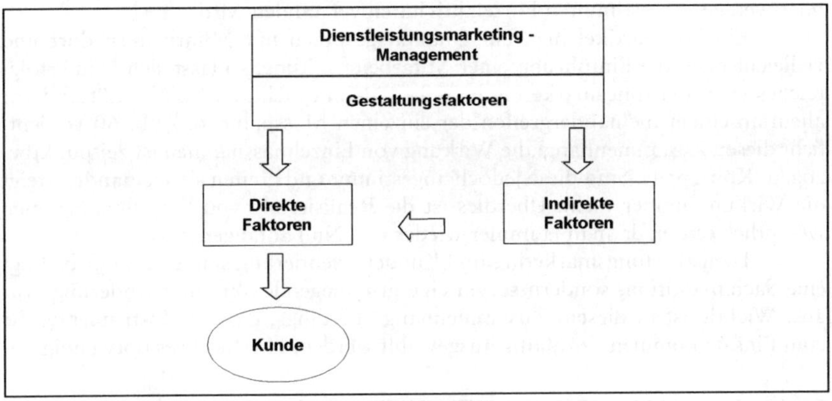

Abb. 59: Gestaltungsfaktoren der Kundenzufriedenheit

Direkte Faktoren

Die direkten Faktoren, die mit Hilfe der Dienstleistungsmarketing-Instrumente gestaltet werden, wie z. B. die Freundlichkeit des Personals oder die Helligkeit und Ausstattung eines Zimmers können von den Kunden unmittelbar wahrgenommen und bewertet werden.

Indirekte Faktoren

Die indirekten Faktoren wirken im Hintergrund und ermöglichen den Einsatz der direkten Faktoren. Sie umfassen z. B. die Einordnung der Kundenorientierung im Rahmen der Krankenhaus-Strategie oder den Führungsrahmen.

„Wir haben bereits versucht, marketingaktiv zu sein, waren aber wenig erfolgreich."

„Marketing ist ja schön und gut, aber die Umsetzung ist ja doch ziemlich kompliziert.“
„Die Erfolge unserer Aktivitäten konnten wir gar nicht nachvollziehen.“ „Jetzt haben wir schon so viel Geld investiert, aber es bewegt sich nur wenig.“

Diese Äusserungen stehen beispielhaft für viele Erfahrungen, die in Krankenhäusern mit dem Thema „Dienstleistungsmarketing“ gemacht wurden. Oftmals wird mit viel Engagement und kreativen Ideen gestartet, doch nach einiger Zeit setzt sich Ernüchterung durch. Ist dies ein Zeichen für eine mangelnde Effektivität von Marketingaktivitäten im Krankenhaus? Die zu Beginn des Buches vorgestellten Fallstudien widerlegen das. Forscht man in Einzelfällen nach Ursachen der Misserfolge, so ist ihnen gemeinsam, dass bei der Realisierung häufig allein an den direkten Faktoren angesetzt. Dies führt aber dazu, dass Marketing nicht als durchgängiges Arbeitsprinzip verankert wird, sondern als Umsetzung von mehr oder weniger abgestimmten Einzelaktivitäten verstanden wird.

Ein Presseartikel hier, ein Qualitätsgespräch mit Mitarbeitern dort und vielleicht noch die Einführung einer Mitarbeiterzeitung, so lässt sich kein erfolgreiches Dienstleistungsmarketing betreiben, denn es fehlt an Kontinuität und vor allem an einem Ineinandergreifen der einzelnen Massnahmen. Abb. 60 verdeutlicht diesen Zusammenhang: die Wirkung von Einzelmassnahmen ist zeitpunktbezogen (Konzept 1). Sind diese jedoch abgestimmt und greifen sie ineinander, steigt die Wirkung immer mehr. Überdies ist die Realisierung von Einzelmassnahmen wesentlich teurer, da man ja immer wieder von Null anfangen muss.

Dienstleistungsmarketing und Kundenorientierung sind somit nur bedingt eine Sachinvestition, sondern setzen eine grundlegende Verhaltensänderung voraus. Wichtig ist in diesem Zusammenhang allerdings, dass die Instrumente, die zum Einsatz kommen, sorgfältig ausgewählt werden. Hierfür ist es notwendig, ih-

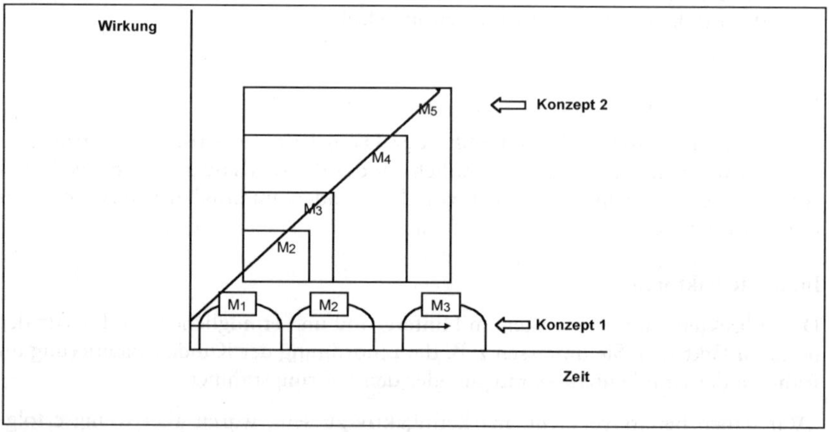

Abb. 60: Vergleich von Einzel- und Verbundmaßnahmen

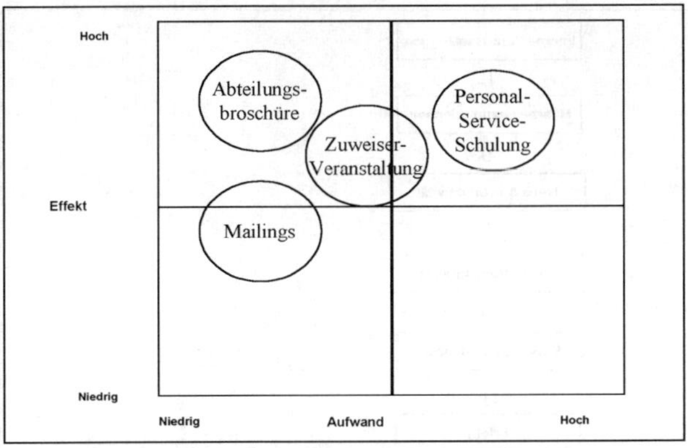

Abb. 61: Effekt-Aufwand-Portfolio für Dienstleistungsmarketinginstrumente

ren Effekt dem für den Einsatz notwendigen Aufwand (Kosten, Zeit, Personalkapazität etc.) gegenüberzustellen (Abb. 61).

Art und Intensität dieser Verhaltensänderungen hängt wesentlich davon ab, in wieweit zum einen die Mitarbeiter in das Dienstleistungsmarketing-Geschehen involviert sind, zum anderen aber auch von ihren Arbeitsbedingungen und der daraus resultierenden Zufriedenheit.

3.2 Personalpolitik: Kundenzufriedenheit durch Mitarbeiterzufriedenheit

„Our people are the difference!" Mit diesem Argument wirbt eine grosse amerikanische Supermarktkette, die über besonders freundliches und hilfsbereites Personal die Dienstleistungskomponente ihre Angebotes in den Mittelpunkt ihrer Marketingarbeit stellt. Der o.a. Slogan hat für die Krankenhausarbeit eine zentrale Bedeutung. Wo die medizinische Leistung in ihrem Grundangebot prinzipiell austauschbar ist, kommt der durch das Personal erbrachten kundenbezogenen Leistung eine besondere Bedeutung zu. Voraussetzung ist allerdings, dass die Mitarbeiter auch bereit sind, kundenorientiert zu handeln. Hierfür müssen sie mit ihrer Arbeit zufrieden sein. Ist dies durch adäquate, im folgenden noch näher darzustellende interne Voraussetzungen sichergestellt, entsteht aus ihr unmittelbar Kundenzufriedenheit. Diese wirkt sich wiederum auf die Mitarbeiter aus und zeigt ihnen, dass ihre Arbeit sinnvoll ist. So entwickelt sich eine „Zufriedenheits-Spin-Off", eine „Erfolgskaskade" (vgl. Abb. 62), die die Leistungsqualität insgesamt steigert. Vor dem Hintergrund dieser Beziehung bezieht sich die Gestaltung von Kundenorientierung ganz wesentlich auf die Arbeitsweise der Mitarbeiter.

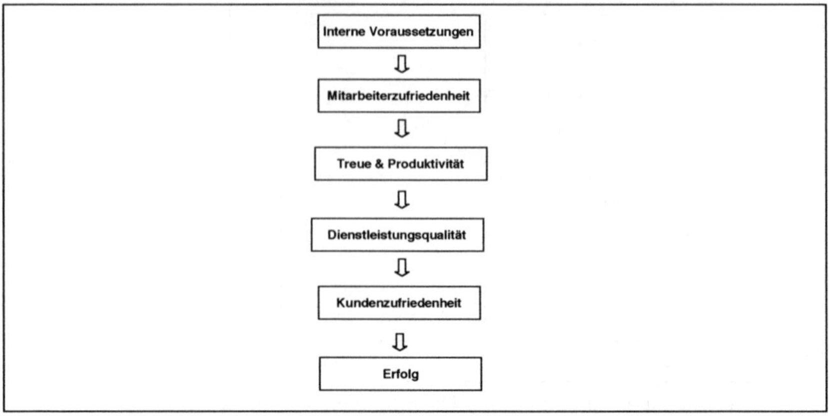

Abb. 62: Die Erfolgskaskade „Mitarbeiterzufriedenheit zu Kundenzufriedenheit"

3.2.1 Analyse der Mitarbeiterzufriedenheit

- „Bei uns herrscht ein gutes Arbeitsklima."
- „Unsere Mitarbeiter fühlen sich durchweg wohl"
- „Abgesehen von den üblichen Problemen geht eigentlich alles seinen Lauf, wir haben jedenfalls keine Beschwerden."

Aussagen dieser Art werden häufig verwendet, wenn es um die globale Beschreibung der Mitarbeiterzufriedenheit geht. Aber nur in den wenigsten Fällen wissen die Verantwortlichen im Krankenhaus wirklich, was ihre Mitarbeiter denken und wollen. Und in den wenigsten Fällen ist das Klima der Zusammenarbeit wirklich gut. So belegt eine Umfrage des Marburger Bundes bei seinen Mitgliedern aus dem Bereich Nordrhein (66), dass nur 26,5% das Betriebsklima in ihrer Klinik als gut beurteilen (57,2% bezeichnen es als mässig und 15,6% als schlecht).

Aus diesem Grund machen fehlendes Wissen und die Anforderungen, die beim Aufbau eines Dienstleistungsmarketing-Konzeptes an den Faktor „Mensch" gestellt werden, die Durchführung einer Mitarbeiterbefragung unerlässlich, um das Dienstleistungsmarketing-Potential und die -Fähigkeiten zu bestimmen. Die Ergebnisse zeigen auf, wie weit die Grundlage für ein kundenorientiertes Denken und Handeln bei den Mitarbeitern überhaupt vorhanden ist und geben Aufschluss darüber, welche Schritte unternommen und welche Massnahmen in welcher Priorität und zeitlichen Abfolge eingeleitet werden müssen, um dienstleistungs- und kundenorientierte Arbeit weiterzuentwickeln. Erhält man mittels Kundenzufriedenheitsanalysen eine Beurteilung der Dienstleistungsqualität von aussen, lässt die Mitarbeiterbefragung Aussagen zum Stand der inneren Entwicklung der Dienstleistungsarbeit zu.

Als Argument gegen die Durchführung einer Mitarbeiterbefragung wird häufig angeführt, dass sie organisatorisch schwer umzusetzen sei, da z. B. ein von allen in den Entscheidungsprozess für ein solches Projekt einzubeziehenden Personen gemeinsam getragenes Fragebogenkonzept gar nicht zu verabschieden sei, insgesamt die Zeit für Vorbereitung und Auswertung fehle und man überdies, so ist oft zu hören, „keine schlafenden Hunde" wecken wolle. Kundenorientierung und Dienstleistungsmarketing – sollen sie professionell und umfassend umgesetzt werden – sind aber ohne eine angepasste Führungs- und Kommunikationsstruktur nicht realisierbar. Also müssen die traditionellen Wege des Miteinanders der Berufsgruppen und Mitarbeiter verlassen werden, ein Sachverhalt, auf den sich auch viele Ärzte bislang noch schwer einstellen können. Die „klassische" Hierarchie und Rollenverteilung im Krankenhaus verändert sich jedoch kontinuierlich immer mehr:

- disziplinarischen und fachlichen Hierarchien werden Teammodelle entgegengesetzt,
- die fachliche Qualifikation macht das Pflegepersonal zu kompetenten Gesprächspartnern der Ärzte,
- individuell und situationsbestimmte informelle Kommunikation wird durch formalisierte Verfahren (Konferenzen, Besprechungen) ergänzt.

Ist gewünscht, dass Mitarbeiter den Kunden in den Mittelpunkt stellen, dann benötigen sie – neben einer entsprechenden Ausbildung – einen angepassten Arbeitsrahmen. Die Mitarbeiterbefragung ermittelt, wie nah oder fern die Arbeitskultur der Mitarbeiter eines Hauses oder einer Abteilung von den Anforderungen, die ein Dienstleistungsmarketing-Konzept stellt, entfernt sind. Dabei geht es vor allem um die Klärung der folgenden Fragen:

- Ist das Betriebsklima dazu angetan, gleichzeitig Kunden eine Wohlfühlatmosphäre zu vermitteln und die Arbeitszufriedenheit der Mitarbeiter zu unterstützen oder hemmen „Grabenkämpfe" und Kompetenzgerangel das Entstehen einer solchen Situation?
- Ist der Informationsfluss so organisiert, dass eine reibungslose Kundenbetreuung gewährleistet ist oder verursachen Desinformation und Informationslücken Nachteile für die Kunden (z. B. Wartezeiten oder Nicht-Betreuung)?
- Verfügt der einzelne Mitarbeiter in seinem Arbeitsbereich über ein adäquates, konkretisiertes Wissen über die Ziele und Instrumente der Dienstleistungspolitik seines Krankenhauses oder ist Kundenorientierung ein Zufallsprodukt im Arbeitsalltag?
- Sind Personalauswahl, Führungsstruktur, Aus- und Weiterbildungsmassnahmen sowie motivatorische Massnahmen aus den Dienstleistungszielen abgeleitet und fördern sie durchgängig die Kundenorientierung der Mitarbeiter oder kennzeichnen zusammenhanglose Einzelaktionen den Arbeitsrahmen?

Hospital Customer Focus-Forschungsprogramm/Fallstudie „Analyse der Mitarbeiterzufriedenheit"

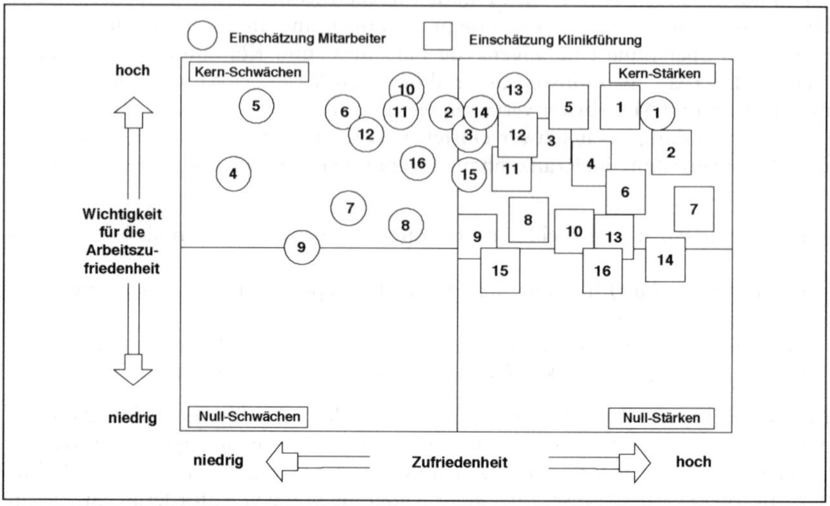

Abb. 63: Stärken-Schwächen-Portfolio einer Mitarbeiterbefragung

Das Portfolio in Abb. 63 zeigt die Ergebnisse einer Mitarbeiterbefragung, die in einem Krankenhaus der Grund- und Regelversorgung durchgeführt wurde. Abgebildet ist die Beurteilung der standardisierten Fragerubriken. Die durch die Mitarbeiter dem Krankenhaus verliehene durchschnittliche Bewertungsnote (analog dem Schulnotensystem) war 4,8, der Motivationsgrad niedrig.

Im Vorfeld der Befragung wurden die Ärztliche, Pflegedienst- und Verwaltungsleitung im Rahmen eines Vorbereitungsworkshops gebeten, eigene Schätzungen des Motivationsgrades der Mitarbeiter (mittel bis hoch) und der Generalbewertung des Hauses durch diese (2,4) sowie eine Aufstellung der Stärken und Schwächen vorzunehmen. Die Ergebnisse sind zum Vergleich als Quadrate im Portfolio aufgeführt. Bewertet wurden:

1 Art der Tätigkeit
2 Äussere Bedingungen des Arbeitsplatzes (Beleuchtung, Räume etc.)
3 Sozialräume, Cafeteria etc.
4 Einbringen eigener Vorschläge
5 Anerkennung der eigenen Leistung
6 Rechtzeitige Verfügbarkeit aller arbeitsrelevanten Informationen
7 Umfassende Information über alle hausinternen Entwicklungen
8 Angebot an Aus- und Fortbildungsmöglichkeiten
9 Möglichkeit, einen Beitrag zur Wettbewerbsfähigkeit des Krankenhauses zu leisten
10 Vertrauensverhältnis

11 Möglichkeit, über persönliche Anliegen zu sprechen
12 Einbindung bei Entscheidungen zum eigenen Arbeitsplatz
13 Zusammenarbeit mit den Kollegen auf der Station
14 Betriebsklima
15 Zusammenarbeit mit den Kollegen im Krankenhaus
16 Betriebsklima im Krankenhaus

Hospital Customer Focus-Programm
Arbeitsschritt 7: Analyse der Mitarbeiterzufriedenheit

Im folgenden werden die üblicherweise in Mitarbeiterbefragungen verwendeten Frageobjekte zusammengestellt. Hierbei stehen vor allem die Merkmale

- Informations- und Kommunikationsstruktur auf den verschiedenen Ebenen
- Organisationsstruktur
- Arbeitszufriedenheit
- Image des Arbeitgebers
- Fortbildungsmöglichkeiten

im Vordergrund.

Kategorie	Zu erfragende Informationen
Demographische Angaben	– Alter – Geschlecht – Dauer der Betriebszugehörigkeit – Berufsgruppe
Einstellung zum Krankenhaus	– Grund der Auswahl des zu beurteilenden Krankenhauses als Arbeitsplatz – Highlights der Arbeit – Lowlights der Arbeit – Gesamtbeurteilung des Hauses – Weiterempfehlung an Freunde/Verwandte – Ansehen des Hauses in der Öffentlichkeit
Arbeit/Arbeitsbedingungen	– Art der Tätigkeit – Äussere Bedingungen des Arbeitsplatzes (Beleuchtung, Räume etc.) – Sozialräume, Cafeteria etc. – Einbringen eigener Vorschläge – Anerkennung der eigenen Leistung – Rechtzeitige Verfügbarkeit aller arbeitsrelevanten Informationen – Umfassende Information über alle hausinternen Entwicklungen

	– Angebot an Aus– und Fortbildungsmöglichkeiten – Möglichkeit, einen Beitrag zur Wettbewerbsfähigkeit des Krankenhauses zu leisten – Arbeitsplatzsicherheit
Verhältnis zum direkten Vorgesetzten	– Vertrauensverhältnis – Möglichkeit, über persönliche Anlie gen zu sprechen – Einbindung bei Entscheidungen zum eigenen Arbeitsplatz – Information – Kommunikation
Verhältnis innerhalb der Station	– Zusammenarbeit mit den Kollegen – Betriebsklima – Information – Kommunikation – Teamgeist
Verhältnis innerhalb des gesamten Krankenhauses	– Zusammenarbeit mit den Kollegen – Betriebsklima im Krankenhaus
Einstellungen zum Krankenhaus	– Information über Grundsätze/Leitlinien – Sicherheit des Arbeitsplatzes – Ansehen in der Öffentlichkeit – Meinung der Mitarbeiter über das Krankenhaus – Medizinische Kompetenz – Pflegerische Kompetenz – Bedeutung im regionalen Markt – Unterkunft und Verpflegung – Leistungsspektrum – Menschlichkeit im Krankenhaus
Bewertung von Einzelmassnahmen	– Betriebliches Vorschlagswesen – Beschwerdemanagement etc. – Patientenbroschüre – Personalzeitung – etc.

3.2.2 Gestaltung der Mitarbeiterzufriedenheit

Im Hinblick auf einen kundenzufriedenheitsbezogenen Arbeitseinsatz sind vier Aspekte zu beachten.

Zunächst ist – auch wenn die Frage auf den ersten Blick etwas merkwürdig wirkt, zu fragen, ob sie überhaupt wissen, dass Kundenorientierung ein grundlegendes Arbeitsprinzip ist und welche Ziele hiermit im einzelnen verfolgt werden. Nicht selten ist Kundenorientierung Chefsache. In Führungskreisen werden Strategien erarbeitet, Konzepte entwickelt und Leitlinien aufgestellt, die Mitarbeiter erfahren hiervon aber nur bruchstückhaft, da es nur die Theorie, aber keinen umfassenden Umsetzungsplan und/oder keine Informationstransparenz gibt. Praxisbewährt ist die frühzeitige Einbeziehung der Mitarbeiter in den Entwicklungsprozess. Dieses Vorgehen sichert nicht nur eine starke Identifikation des Stabes mit den erarbeiteten Ergebnissen, sondern es stellt auch gleichzeitig sicher, dass „gangbare" Lösungen gefunden werden. Zudem wird auf diese Weise jedem einzelnen Beteiligten für seinen Arbeitsbereich deutlich, welche Vorteile sich ihm bieten. Zum zweiten müssen die Mitarbeiter die Fähigkeit zu kundenorientiertem Verhalten besitzen.

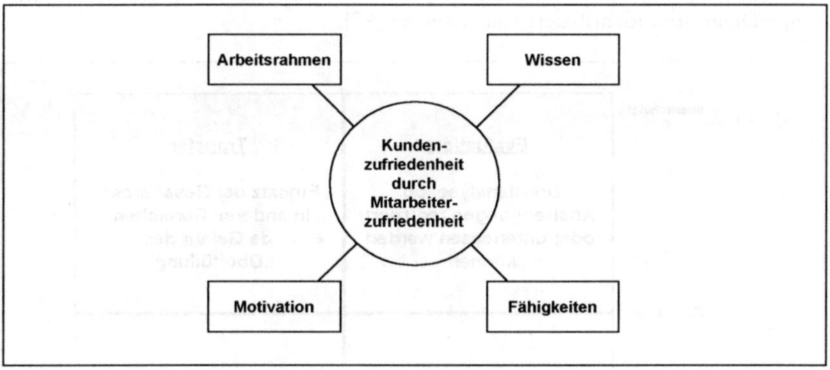

Abb. 64: Kundenzufriedenheit durch Mitarbeiterzufriedenheit

Dieser Aspekt betrifft zum einen die Personalauswahl, denn Kundenorientierung verlangt bestimmte Fähigkeiten, Einstellungen und Leistungsmerkmale. Aus der Kundenstrategie des Krankenhauses muss abgeleitet werden, welche Merkmale man in welcher Ausprägung benötigt, um auf dieser Grundlage ein Personalanforderungsprofil für die verschiedenen Funktionen abzuleiten. Darüber hinaus müssen Aus- und Weiterbildungsprogramme entwickelt werden, mit Hilfe derer sich die Grundfähigkeiten weiter professionalisieren lassen.

Um das so entwickelte Arbeitsverhalten kontinuierlich aufrechtzuerhalten und eine stete Bereitschaft zur Weiterentwicklung „mit dem Kunden" sicherzustellen, werden desweiteren motivatorische Elemente benötigt. Dies bedingt, dass die Kundenorientierung auch in Zielvereinbarungen und Entlohnung Eingang findet. Hierbei kann es sich beispielsweise um Prämien handeln, die an die Erfüllung bestimmter Zufriedenheitsparameter gebunden sind. So wird nicht nur das Betriebsklima verbessert, sondern auch der bereits geschilderte Zufriedenheits-Regelkreis“ (von der Mitarbeiterzufriedenheit zur Kundenzufriedenheit) in Gang gesetzt.

Nicht zuletzt muss eine angepasste Führungs- und Managementstruktur geschaffen werden, so dass der Kundengedanke auch von Vorgesetzten gelebt wird und ein insgesamt von den Kunden auch wahrnehmbares, kooperatives Betriebsklima entsteht. Um diese Prozesse in Gang zu setzen, ist es wichtig, den initial ermittelten Grad an Kundenzufriedenheit als „Fremdbild” intern wahrgenommener Eindrücke dem „Eigenbild“ gegenüberzustellen.

Bietet die Mitarbeiterbefragung zum Fremdbild in der isolierten Auswertung Aufschlüsse über die Bereitschaft und die Fähigkeit zur Kundenorientierung, zeigt die Kontrastierung zur Kundensicht die tatsächliche Kundennähe auf. Abb. 65 demonstriert ein Schema, in dem den Messwerten der Zufriedenheit und Wichtigkeit aus Kundensicht die Werte gegenübergestellt werde, die die Mitarbeiter in einer internen Befragung angegeben haben. Dabei wird jeweils vermerkt, ob die Zufriedenheit und die Wichtigkeit über- oder unterschätzt wurde. Das Kontrastierungs-Diagramm identifiziert vier Bereiche (67):

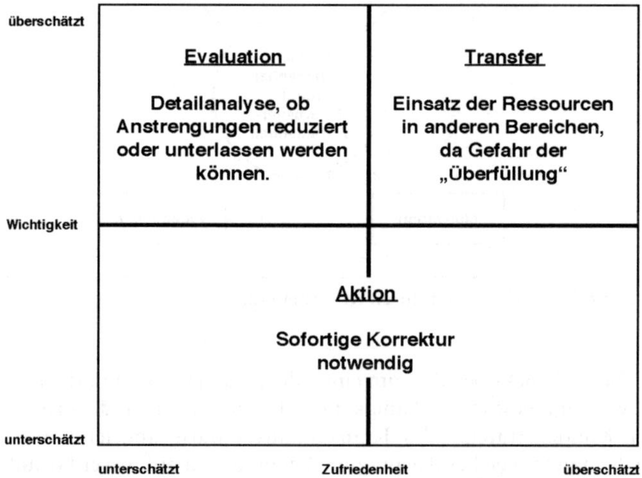

Abb. 65: Selbstbild-Fremdbild-Kontrastierungsprogramm

Leistungsmerkmale, bei denen sowohl die Wichtigkeit als auch die Zufriedenheit der Kunden überschätzt wurden, bilden den Bereich „Transfer“. Alle hier eingesetzten Ressourcen können in andere Bereiche verlagert werden, da eine „Übererfüllung“ der Kundenwünsche zu befürchten ist. Unterschätzte Wichtigkeit und über- bzw. unterschätzte Zufriedenheit bilden den Bereich „Aktion“, der sofortigen Handlungsbedarf verlangt. Werden gleichzeitig Wichtigkeit und Zufriedenheit unterschätzt, sind Änderungen in erster Priorität notwendig. Der Bereich „Aktion" beinhaltet somit das Potential zur Erhöhung der Kundenorientierung.

Überschätzter Wichtigkeit und unterschätzter Zufriedenheit begegnet man im Bereich „Evaluation" mittels einer Detailanalyse, wo bzw. bei welchen Leistungsmerkmalen der Ressourceneinsatz verringert oder ganz eingestellt werden kann.

Jeder mit Führungsaufgaben im Krankenhaus Betraute kennt diese Situation: man hat eine Situation oder ein Ereignis beobachtet, bei denen ein Mitarbeiter einen gravierenden Fehler gemacht hat. In Beachtung der modernen Führungstheorien führt man daraufhin ein Kritikgespräch zu dem beobachteten Ereignis. Aber auch Mitarbeiter sind meist routiniert in der „Einwandsentkräftung", verweisen auf den Einzelfallcharakter ihrer Handlung und die sonst doch guten Arbeitsergebnisse. Besonders schwer fällt es in solchen Situationen, die übergeordnete Tragweite zu verdeutlichen.

Die Ergebnisse von Kundenzufriedenheitsanalysen tragen dazu bei, eine objektive Basis für die Beseitigung von Fehlern und Schwächen zu liefern. Wenn 20% oder 30% der Befragten mit bestimmten Verhaltensweisen und Gegebenheiten nicht zufrieden sind, ist das ein objektives Faktum, das ggf. als Kern-Schwäche sogar direkten Einfluss auf den Unternehmenserfolg hat.

Kundenorientierung ist so gut wie die Mitarbeiter, die sie umsetzen. Ihre Fähigkeiten und ihr Engagement sind die entscheidenden Motoren bei der „Produktion" von Kundenzufriedenheit. Sie sind also ein wesentliches „Instrument" des Dienstleistungsmarketings, denn:

- der zufriedene Mitarbeiter besitzt eine positive Ausstrahlung, die von den Kunden als angenehm empfunden wird,
- die Zusammenarbeit zufriedener Mitarbeiter schafft für den Kunden ein ihn umgebendes Betriebsklima, in dem er sich wohlfühlt.

Der zufriedene Mitarbeiter verkörpert also gegenüber den Kunden die Unternehmenskultur des Marketing-Anwenders und dessen Dienstleistungsphilosophie. Um Kundenzufriedenheit durch Mitarbeiterzufriedenheit zu erzeugen, ist bei allen Massnahmen eine Anpassung an die spezifischen Voraussetzungen der Mitarbeiter wichtig. Diese setzen sich aus vielen Dimensionen zusammen, in der Praxis hat es sich aber bewährt, mittels einfacher Klassifizierungstechniken zunächst eine grobe Segmentierung vorzunehmen, die dann weiter in Sub-Segmente unterteilt werden kann. Abb. 66 zeigt ein Beispiel hierfür.

Mitarbeiterzufriedenheit ist in vielen Fällen durch einfache Techniken erreichbar, z. B. durch Verdeutlichung von Bedeutung und Sinnhaftigkeit der Arbeit, wie das folgende Beispiel demonstriert (68): in einem amerikanischen Krankenhaus arbeiteten vier Mitarbeiter in einem Hämatologie-Labor, und da der Bedarf an Bluttests gross war, gehörten Überstunden zum Arbeitsalltag. Obwohl alle vier Mitarbeiter bei der Arbeit sehr engagiert waren und die Tests stes akkurat durchführten, ergab eine Analyse der Fehlzeiten in den einzelnen Abteilungen des Krankenhauses, dass die Rate dieses Labors am höchsten lag. Der Vorgesetzte führte daraufhin Gespräche mit seinen Mitarbeitern und stellte fest, dass die Ursache der Fehlzeiten nicht Krankheit, sondern mangelnde Motivation waren. Die vier Mit-

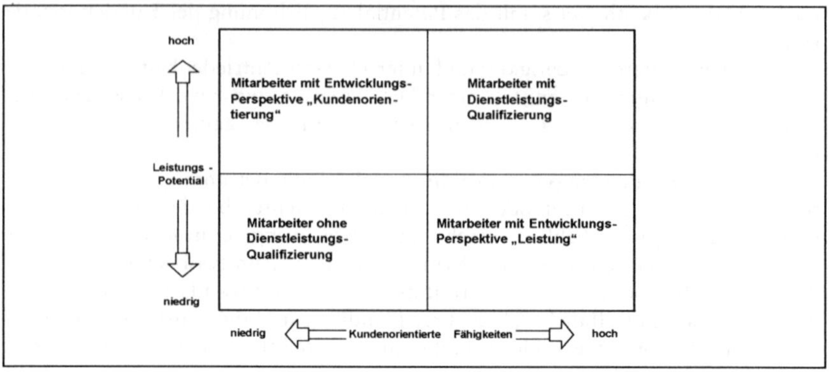

Abb. 66: Zielgruppenbildung für Mitarbeiter-Ausbildungsmaßnahmen

arbeiter fühlten sich isoliert und die Arbeit wurde für sie immer mehr zu einer bedeutungslosen Routine.

Daraufhin organisierte der Vorgesetzte für jeden Mitarbeiter eine Zusammenarbeit mit dem Hämatologie-Facharzt und der OP-Schwester, die ihnen die Gründe für die Tests im operativen Arbeitsalltag erläuterten und mit ihnen über Möglichkeiten sprachen, das Procedere weiter zu verbessern. Im Anschluss an diese Massnahme reduzierten sich die Fehlzeiten drastisch und die Mitarbeiter wirkten ausgeglichen und zufrieden. Sie hatten nun das Gefühl, Teil eines grösseren Teams zu sein und konnten die Wichtigkeit ihrer Leistung an der Gesamtarbeit erkennen.

Will man die Gestaltung der Mitarbeiterzufriedenheit systematisch betreiben, müssen drei Bereiche beachtet werden (69):

Vermittlung der Grundlagen

Kundenorientiertes Verhalten setzt zunächst voraus, dass Mitarbeiter überhaupt wissen, was darunter zu verstehen ist und welcher Nutzen aus diesem Verhalten entsteht, sowohl für sie selbst als auch für die Kunden und das Krankenhaus.

Schulung der Fähigkeiten

Nach dem „Was“ muss das „Wie“ beantwortet werden: kundenorientiertes Verhalten ist in seiner konkreten Ausgestaltung, bezogen auf den Arbeitsalltag, zu veranschaulichen. Entsprechend sind auch das Anforderungsprofil für die Mitarbeiter sowie die Bewertungsfaktoren der Leistung anzupassen und zu erklären.

Förderung des Willens

Zum Schluss muss über passende Instrumente das kundenorientierte Arbeiten gefördert werden. Gehen z. B. Zufriedenheitsparameter, die regelmässig über Patientenbefragungen erhoben werden, in die Leistungsbewertung ein und resultieren aus dem Erreichen überdurchschnittlicher Werte auch Anreize (Prämien etc.), wird die Funktionalität des „Zufriedenheits-Regelkreises" (von der Mitarbeiterzufriedenheit zur Kundenzufriedenheit) kontinuierlich unterstützt.

Die Basis für zufriedene Mitarbeiter sind formal fixierte, allgemein anerkannte, für alle verbindliche und im Arbeitsalltag praktizierte Grundsätze der Führung und Zusammenarbeit.

Sie stellen den Rahmen für das grundsätzliche Miteinander dar, sowohl als Verbindlichkeit als auch als Sicherheit. Hierzu ein Beispiel:

Hospital Customer Focus-Programm
Fallstudie „Grundsätze zur Führung und zur Zusammenarbeit im Krankenhaus X"
(Auszug)

Information und Kommunikation

- Umfassende Information und offene Kommunikation sind die Basis für eine erfolgreiche Zusammenarbeit.
  Eine gegenseitige, umfassende und regelmässige Information zwischen Vorgesetzten und Mitarbeitern und innerhalb unseres Krankenhauses vermittelt Klarheit über die persönlichen, aufgabenbereichs- und krankenhausspezifischen Aufgabenstellungen.
- Dabei ist es wichtig, die Gründe für Entscheidungen zwischen und innerhalb der betroffenen Führungsebenen transparent zu machen und in Zusammenhänge einzuordnen, damit alle Beteiligten am Entscheidungsprozess teilhaben bzw. ihn nachvollziehen können.
- Voraussetzung für einen guten Informationsfluss in den einzelnen Bereichen und im gesamten Krankenhaus sind die Bereitschaft und Fähigkeit aller Mitarbeiter, offen und vertrauensvoll miteinander umzugehen.

Vorbildfunktion

- Führungskräfte vermitteln die Krankenhausgrundsätze, orientieren ihr Handeln an diesen und leben sie im Alltag vor.
- Wesentlicher Bestandteil der Führungsaufgabe ist somit die Wahrung, Vermittlung und – zusammen mit ihren Mitarbeitern – Weiterentwicklung der Krankenhausgrundsätze.
- Führungskräfte fördern durch ihre Identifikation mit den Krankenhauszielen die Loyalität und das Engagement der Mitarbeiter.
- Die Vorbildfunktion der Führungskräfte ist ein zentraler Aspekt unserer Krankenhausführung. Sie spiegelt sich in der fachlichen, persönlichen und sozialen Kompetenz wider.
- Wesentlichen Führungseigenschaften sind Einsatzwille, Fairness, Objektivität und Vertrauenswürdigkeit.
- Entscheidend für die Akzeptanz einer Führungskraft sind ihre Arbeitsleistung und ihr Verhalten. Darin wird sie in ihrer Vorbildfunktion von den Mitarbeitern gemessen.

Führungsstil

- Unser Führungsstil ist kooperativ, zielorientiert, direkt und individuell.
- Die Mitarbeiter werden hinsichtlich ihrer Arbeitsgebiete direkt in Entscheidungsprozesse einbezogen. Die direkten Vorgesetzten legen in Zielvereinbarungsgesprächen mit den Mitarbeitern die auszuführenden Aufgaben fest. Regelmässige Kritik-, Beurteilungs- und Förderungsgespräche gewährleisten den kontinuierlichen Dialog zwischen Mitarbeitern und Vorgesetzten.
- Der Führungsstil orientiert sich immer individuell am einzelnen Mitarbeiter und steht in direktem Bezug zu dessen jeweiligen spezifischen Aufgaben.
- Auf der Basis realisierbarer Ziele werden klare Verantwortungsbereiche definiert und dem Mitarbeiter Entscheidungskompetenzen übertragen.
- Aufgabe der Führung ist die fachliche und persönliche Förderung der Mitarbeiter, Zielsetzung ist eine selbständige und eigenverantwortliche Aufgabenerfüllung.
- Lob und konstruktive Kritik sind die Mechanismen, die den Mitarbeitern helfen, ihre Leistungen einzuschätzen und zu weiterem Engagement motivieren.

Personalentwicklung

- Die Erhaltung und Weiterentwicklung des Leistungsstandes unserer Mitarbeiter sind eine entscheidende Voraussetzung für den Erfolg unseres Krankenhauses.
- Die Personalentwicklung orientiert sich an unserer Krankenhausstrategie und ist ein Baustein zur Sicherung unserer zukünftigen Wettbewerbsfähigkeit.
- Deshalb besitzt eine am Leistungsstand und am Potential unserer Mitarbeiter orientierte Qualifizierung eine hohe Priorität im Rahmen der Personalpolitik.
- Die Bereitschaft und Fähigkeit der Mitarbeiter soll gestärkt werden, sich in ihren jeweiligen Aufgabengebieten weiterzuentwickeln und sich auf zukünftige Anforderungen vorzubereiten.
- Vor dem Hintergrund dieser Bemühungen ist die Besetzung von Führungspositionen mit Mitarbeitern aus den eigenen Reihen ein zentrales Ziel unserer Personalentwicklung.

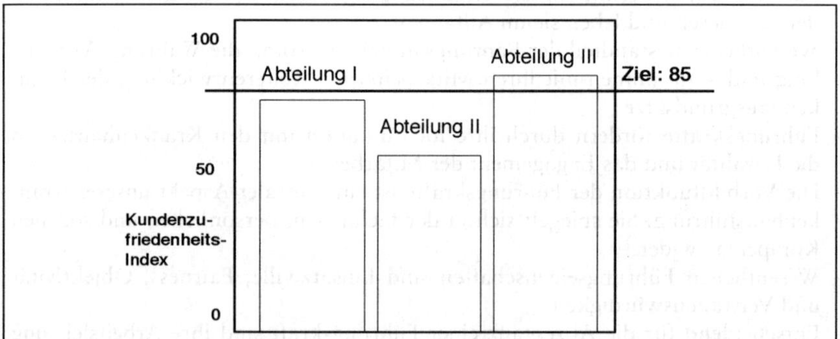

Abb. 67: Kundenzufriedenheits-Index als Leistungsmassstab

Ein zweites wesentliches Element zur Förderung der Mitarbeiterzufriedenheit besteht darin, den tatsächlichen Grad der Kundenzufriedenheit als Ausdruck des Erfolges von kundenorientiertem Verhalten als Leistungskriterium einzuführen. Dies kann z. B. über Zufriedenheitsindices erfolgen, die auf Abteilungs- oder Stationsebene erhoben und in die Zielvereinbarungen integriert werden (Abb. 67).

Hospital Customer Focus-Programm
Arbeitsschritt 8: Gestaltung der Mitarbeiterzufriedenheit

Das wichtigste Gestaltungsinstrument für zufriedene Mitarbeiter ist das Führungsgespräch. Gleichzeitig wird kein Instrument so häufig falsch und wenig zielgerichtet eingesetzt. Folgende Ausführungen bieten für die Planung und Durchführung von Mitarbeitergesprächen eine Strukturierungshilfe.

Um welche Art von Mitarbeitergespräch handelt es sich?	– Arbeitsbeginn – Auftragserteilung / Zielvereinbarung – Anerkennung / Kritik – Beurteilung / Förderung – Ausscheiden von Mitarbeitern
Welche Gesprächsziele werden angestrebt?	z. B.: – Was muss der Mitarbeiter nach dem Gespräch wissen? – Was muss der Mitarbeiter anschliessend tun? – Was will man vom Mitarbeiter erfahren? – Welche Verhaltensänderung wird erwartet?
Welche Unterlagen und Vorabinformationen sind notwendig?	
Was muss hinsichtlich der Person des Mitarbeiters beachtet werden?	
Wie werden günstige Rahmenbedingungen für das Gespräch geschaffen?	z. B.: – Ungestörte Umgebung / keine Unterbrechungen – Vorherige Terminvereinbarung – Ausreichender Zeitrahmen
Was ist zusätzlich zu beachten?	– – –

Zielvereinbarungsgespräch	
Gesprächsphase	**Gesprächsinhalt**
Eröffnung	– Benennung des Anlasses – Ziel des Gespräches darstellen
Ziel definieren	– Ziel detailliert und eindeutig formulieren – Vermittlung benötigter Zusatzinformationen – Ermunterung zu Meinungsäusserung und Rückfragen – Vorschläge / Anregungen aufgreifen – ggf. Zielformulierung anpassen – Per Rückfragen Verständnis des Zieles überprüfen – Hilfe anbieten, falls Unterstützung notwendig ist
Zielerreichung definieren	– Zielerreichungsgrad festlegen und schriftlich dokumentieren – Prüfkriterien vereinbaren – Zeitraum der Erfüllung und Termin der Überprüfung abstimmen
Ende	– Erfolg für die Zielerreichung wünschen – ggf. nochmals Hilfestellung anbieten

Kritikgespräch	
Gesprächsphase	**Gesprächsinhalt**
Eröffnung	– Anlass ansprechen
Sachverhalt darstellen	– Kurze, sachliche Skizzierung des Kritikanlasses – Fakten von Meinungen und Vermutungen deutlich kennzeichnen – Mitarbeiter zur Stellungnahme auffordern
Leistungsmängel aufzeigen	– Ursachen und Gründe erfragen – Auswirkungen des Kritikanlasses aufzeigen – Entschuldigungsgründe entgegennehmen – Unterschiedliche Auffassungen erörtern – Auf Übereinstimmung in der Beurteilung des Sachverhaltes hinwirken

Kritik aussprechen	– Nach Zusammenfassung des gesamten Sachverhaltes Rüge, Ermahnung oder Abmahnung deutlich aussprechen – Konsequenzen für den Mitarbeiter nennen – ggf. Fehlerbeseitigung beschliessen
Leistungs- / Verhaltens-änderung	– Vorstellung des Mitarbeiters über Änderungsmöglichkeiten erfragen – eigene Erwartungen nennen Künftiges Verhalten festlegen – Kontrollen vereinbaren
Ergebnisse zusammen-fassen	– Wiederholung der Vereinbarung und spätere schriftliche Dokumentation
Ende	– Äusserung der Hoffnung auf künftige gute Zusammenarbeit

3.3 Dienstleistungsmarketing für die Zielgruppe „Patienten"

3.3.1 Der Kunde „Patient" als Strategiefaktor für das Krankenhaus

Die Verwendung des Kundenbegriffes für Patienten beinhaltet vier Trends (vgl. Abb. 68), die im Rahmen der Dienstleistungsarbeit berücksichtigt werden können.

Trend 1: Ganzheitliche Sichtweise des Kunden „Patient"

Zunächst trägt die Verwendung des Kundenbegriffs in bezug auf den Patienten dem Trend Rechnung, dass die Leistungserbringung immer mehr ganzheitlich ausgerichtet wird und nicht nur die Beseitigung von Symptomen verfolgt. Zwar stehen immer noch Verfahren und Therapien im Vordergrund, aber die Ziele ändern sich, z. B. durch Einführung des Lebensqualitäts-Konzeptes. Es stellt neben medizinische Parameter auch psychische und soziale Komponenten. Vor diesem Hintergrund repräsentiert der Kundenbegriff die Erweiterung der Betrachtung des Patienten als Krankem auf eine ganzheitliche Sicht, die auch die Umfeldbedingungen berücksichtigt.

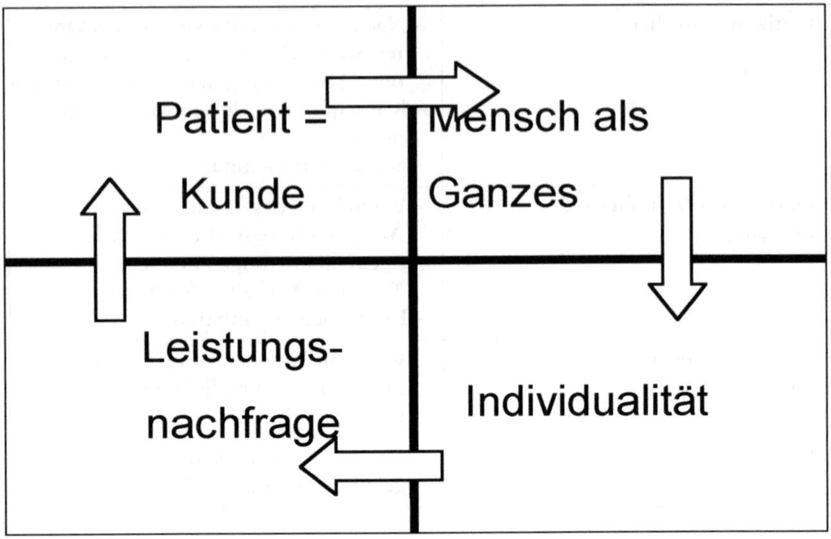

Abb. 68: Beziehungsgefüge „Patient“ und Kunde“

Trend 2: Berücksichtigung der Individualität des Kunden „Patient“

Des weiteren steht der Kundenbegriff für die Respektierung der Individualität des Patienten und die Akzeptanz seiner Rolle als Gesprächspartner. Die Ausführlichkeit, die sich ein Kunde z. B. für Erläuterungen der technischen Details beim Kauf eines neuen Autos wünscht, ist die niedrigste Anforderung für ihn in der Rolle als Patient bei der Aufklärung über seine Erkrankung. Die Freundlichkeit, die er bei einem Abendessen in einem Restaurant erfährt, ist für ihn die Referenzgrösse, mit der er auch im Krankenhaus behandelt werden möchte. Seine Erwartungen und Ansprüche an diese Leistungsanbieter leiten sich jetzt aus dem gleichen Wertsystem ab, mit dem er anderswo Waren und Dienstleistungen klassifiziert. Der Kundenbegriff ersetzt natürlich nicht den Patientenbegriff, sondern verdeutlicht Grundmotive, die in Zusammenhang mit einer Behandlung beachtet werden sollten.

Trend 3: Der Kunde „Patient“ im Mittelpunkt der Krankenhaus-Dienstleistungspolitik

Nicht zuletzt bildet die Betrachtung des Patienten in einer Kundenfunktion den zentralen Ansatz zu einer aktiven, zukunftsorientierten Dienstleistungspolitik. Strukturen, Prozesse und Massnahmen müssen nicht nur darauf ausgerichtet, medizinisch-therapeutisch optimale Ergebnisse zu gewährleisten, sondern auch, den Patienten in seinen „aussermedizinischen“ Ansprüchen zufriedenzustellen. Das Krankenhaus der Zukunft wird ein Dienstleistungsunternehmen sein, das sich im Wettbewerb behaupten muss.

Trend 4: Der Kunde „Patient" als anspruchsvoller Gesundheitsleistungs-Nachfrager

Darüber hinaus trägt die Kunden-Patienten-Situation dazu bei, die Krankenhauspolitik für einen neuen Patiententyp zu sensibilisieren, dessen Verhalten sich aus mehreren Quellen speist:

- die früher vorherrschende „Ehrfurcht" vor dem „Gott in Weiss" weicht einer kritischen Nachfrager- und Anspruchshaltung,
- die zunehmende Genuss- und Konsumkultur setzt Gesundheit voraus,
- das gestiegene Gesundheitsbewusstsein fördert die kritische Auseinandersetzung mit der Frage, wo und wie man die bestmögliche Versorgung erhält,
- Gesundheitsvor- und Versorgung werden in den „Lifestyle" integriert, die Versorgung durch ausgewählte Dienstleistungsanbieter wird zu einem Imagefaktor („ich war in der renommierten xy-Klinik").

Der Patient ist der zentrale „Kunde" des Krankenhauses, und seine Meinung und Einstellungen zur Klinik spiegeln ein primäres Bild jeweiligen Leistung wieder. Eine Orientierung an seiner Meinung ist aber nicht nur zu blossen internen Beurteilungszwecken wichtig, sondern hat eine Reihe weitreichender, übergeordneter Effekte:

- zufriedene Patienten sind „pflegeleicht" und arbeiten aktiv mit,
- sind Patienten zufrieden, wirkt sich dies positiv auf den Heilungsprozess aus,
- die Zufriedenheit von Patienten wiederum schafft zufriedene Mitarbeiter, die nicht nur mehr Spass an ihrer Arbeit haben, sondern deren Leistungspotential viel besser aktivierbar ist,
- in Gesprächen mit Familienangehörigen, Bekannten und Freunden wird das Haus durch den zufriedenen Patienten weiterempfohlen und erfährt auf diese Weise einen raschen Imagetransfer.

„Ja, das mit dem Mechanismus der Mund-zu-Mund-Propaganda, das hört man ja oft. Aber ob die Auswirkungen wirklich so schlimm sind, wenn der Patient negative Erlebnisse gehabt hat, das weiss man doch gar nicht so genau." So oder ähnlich werden vielfach in ersten Gesprächen zum Thema „Kundenorientierung" von den Verantwortlichen in Krankenhäusern die oben geschilderten Hintergründe kommentiert. Die Schilderung von drei Szenen, die sich alltäglich wiederholen, verdeutlicht, welche Tragweite die „Patienten-Meinungsmultiplikation" für das Krankenhaus hat:

Szene 1

„Ich habe Sie schon seit einigen Wochen nicht mehr gesehen", sagt Frau Herberts zu Frau Ziehn, als sich beide Damen eines Montags morgens im März beim Bäcker treffen. „Ich war im Krankenhaus", lässt Frau Ziehn ihre Nachbarin wissen. „Hoffentlich nichts Schlimmes?". „Nein , überhaupt nicht", entgegnet Frau Herberts und lächelt parallel die besorgt dreinblickende Bäckersfrau an. „Die Operation selbst habe ich ja gar nicht gemerkt und Schmerzen hatte ich hinterher auch nicht. Aber das Krankenhaus, du meine Güte, das war wirklich schlimm!" „Ach, wo waren Sie denn?" „Im Martinus-Hospital am Grünplatz." „Das sieht doch von aussen ganz gut aus, der kleine Park mit dem Weiher, die Ruhe?" „Ja, das ist die Fassade", seufzt Frau Herberts, während sie die Brötchen, die ihr die Bedienung über den Tresen gereicht hat, in ihrer Einkaufstasche verschwinden lässt. „Aber drinnen, ich sage Ihnen, das vollkommene Chaos. Keiner wusste Bescheid. Ich lag stundenlang auf irgendwelchen Gängen und habe auf meine Untersuchungen gewartet. Und für Fragen hatte keiner Zeit. Der Chefarzt war ganz nett, aber das Essen! Wenn Sie mal ins Krankenhaus müssen, gehen Sie bloss nie ins Martinus!"

Szene 2:

Herr und Frau Eibert verbringen auf Anraten der Herberts ihren Sommerurlaub auf Kreta und haben sich mit dem Ehepaar Niemann angefreundet, das im selben Hotel wohnt und aus derselben Stadt kommt. Im Lauf einer abendlichen Unterhaltung kommt man natürlich auch auf das Thema „Gesundheit" zu sprechen. „Das ist ja heute alles so teuer geworden, die ganzen Zuzahlungen. Wofür zahlt man eigentlich Krankenversicherung?" beklagt sich Frau Niemann. „Und ganz schlimm ist es ja im Krankenhaus", wirft Frau Eibert ein, „da zahlen Sie bis zu 600 DM am Tag für fast nichts. Das beste Beispiel ist das Martinus-Hospital, das kennen Sie doch auch?" Nicken in der Runde. „ Eine Freundin von uns war im März dort. Es muss einfach schrecklich gewesen sein. Sie rät wirklich jedem davon ab, im Krankheitsfall dorthin zu gehen."

Einige Tage später findet der Urlaub der Familie Eibert aufgrund eines Badeunfalls von Herrn Eibert ein jähes Ende. Nach ärztlicher Versorgung treten sie frühzeitig die Rückreise an. Am nächsten Tag konsultiert Herr Eibert seinen Hausarzt, Herrn Dr. Pitsch. Der möchte seinen langjährigen Patienten gerne zwecks eingehender Diagnostik ins Krankenhaus schicken, um auf diese Weise möglichen Langzeitschäden entgegenzuwirken. „Am besten, ich melde Sie gleich im Martinus-Krankenhaus an" schliesst er seine erklärenden Ausführungen, „dort ist man auf solche komplizierten Fälle spezialisiert. Dr. Hansen, ein Studienkollege von mir, arbeitet dort, bei dem sind Sie in guten Händen." „Ins Martinus-Krankenhaus möchte ich nicht", protestiert Herr Eibert und zieht seine Jakke an, „das soll ein ganz chaotisches Haus sein, und unfreundlich obendrein!". „Aber dort verfügt man über das medizinische Wissen, um sie wieder 100% auf Vordermann zu bringen", wirft Dr. Pitsch ein, wohlwissend, dass ein weiteres Gegenargument für die Arzt-Patientenbindung nicht gerade förderlich wäre. „Ja, das mag schon sein, aber es gibt doch sicherlich auch noch andere gute Krankenhäuser?". „Tja, da wäre noch das Elisabeth-Krankenhaus", führt Dr. Pitsch aus, der sich gleichzeitig daran erinnert, schon von anderen Patienten negative Berichte über das Martinus-Krankenhaus gehört zu haben. „Dort gibt es die für Ihren Fall benötigte Diagnostik auch, das Haus ist nur weiter von Ihrer Wohnung entfernt." „Das ist kein Problem, meine Frau hat eine Strassenbahn-Monatskarte, damit kommt sie überall hin. Ja, dann möchte ich dorthin."

Szene 3:

„Wir verfügen über die modernsten diagnostischen und therapeutischen Möglichkeiten, die ständig weiterentwickelt werden. Unsere Abteilung ist in ein umfassendes Qualitätssicherungsprogramm eingebunden, unsere Ärzte kommen ausschliesslich aus internationalen Fachkrankenhäusern und besitzen einen überdurchschnittlichen Ausbildungsstand, unser Pflegepersonal entspricht mit seinen Fähigkeiten allen Anforderungen eines modernen Krankenhausbetriebes. Unser Ziel ist es, auf diese Weise unseren Patienten eine optimale medizinische Versorgung zu bieten." Chefarzt Dr. Rodt legt den Textentwurf der neuen Abteilungsbroschüre zur Seite, den er seinen Kollegen gerade vorgelesen hat. „Ich finde, dass in der Essenz unsere Qualitäten sehr gut dargestellt sind; jetzt müssen wir nur noch die rechtliche Seite der Formulierungen abklären lassen." Verwaltungsleiter Pfeiffer nickt zustimmend: „So sollten wir uns den niedergelassenen Ärzten gegenüber darstellen. Wenn die sehen, welche Qualitäten wir zu bieten haben, man denke nur an die ganze apparative Ausstattung, dann werden wir unser kleines „Zuweisungstief" schnell überwunden haben."

Drei Szenen, die gleich mehrere Grundprobleme der Beziehung von Kunden und Krankenhaus verdeutlichen:

- Patienten beurteilen die Krankenhausleistung und ihre Qualität mit anderen Massstäben als die Verantwortlichen in der Klinik,
- das Image eines Krankenhauses wird zu einem grossen Teil durch die Mund-zu-Mund-Propaganda bestimmt, die zunächst nur schwer steuerbar scheint,
- niedergelassene Ärzte stehen in ihrer Entscheidungsfreiheit zwischen ihrem Wissen um die diagnostisch-therapeutische Leistungsfähigkeit und -qualität eines Krankenhauses einerseits und dem Patientenwunsch andererseits.

Wie sehen Krankenhäuser diese Maßstäbe? Häufig stösst man auf die Überzeugung, dass doch ausschliesslich das Behandlungsergebnis zähle. Die Patienten wollen doch nur wieder gesund werden, wobei die Begleitumstände zwar beachtet werden, aber nicht im Vordergrund stehen. Zudem: Patienten können medizinische Leistungen doch gar nicht einschätzen und bewerten. Ihnen fehlt es an Wissen und objektiven Kriterien.

Vielen Ärzten fehlt auch einfach das Verständnis für Patientenkritik, z. B. am Essen: „Wir tun hier alles, um die Gesundheit wiederherzustellen, vom High-Tech-Einsatz bis zum filigranen Handwerk. Und worüber wird geredet? Über das Essen!" Diese Aussagen stimmen sicherlich. Patienten können nicht einschätzen, wie gut beispielsweise ein Stent implantiert wurde oder mit welcher Sorgfalt Wunden genäht werden, damit der Heilungsprozess beschleunigt wird. Aber das müssen sie auch nicht. Der Kunde in der Autowerkstatt interessiert sich auch nur sehr selten dafür, wie aufwendig die Benzineinspritzpumpe seines Pkws überholt wurde. Er möchte, dass sie funktioniert und dass der Service stimmt, d.h. dass er schnell und freundlich bedient wird, ggf. bei einer Tasse Kaffe und einigen Zeitschriften, etwas Musik im Hintergrund, warten kann.

Werden solche Beispiele verwendet, reagieren Krankenhäuser sehr reserviert. „Da hapert es ja wohl ziemlich an der Vergleichbarkeit!" Schwere Krankheiten lassen sich doch nicht mit einer Kfz-Reparatur vergleichen. Aber hat man es im Krankenhaus denn nicht mit demselben Menschen zu tun, der speziell in der Werkstatt und ganz generell bei allen Dienstleistungen ganz bestimmte Vorstellungen über die Art, den Umfang und die Qualität der Leistungserbringung hat?

Hospital Customer Focus-Programm/Fallbeispiel
„Vergleich der Beurteilung von Krankenhausleistungs-Merkmalen aus Patienten- und aus Arztsicht"

Wie sehr die Parteien und ihre jeweiligen Ansichten sich unterscheiden, zeigt die folgende Abbildung (Abb. 69). In einem Krankenhaus wurden sowohl die Patienten als auch die Ärzte gebeten, die aufgeführten Leistungsmerkmale zu beurteilen. Das abgebildete Ergebnis spricht für sich. In der Konsequenz heisst

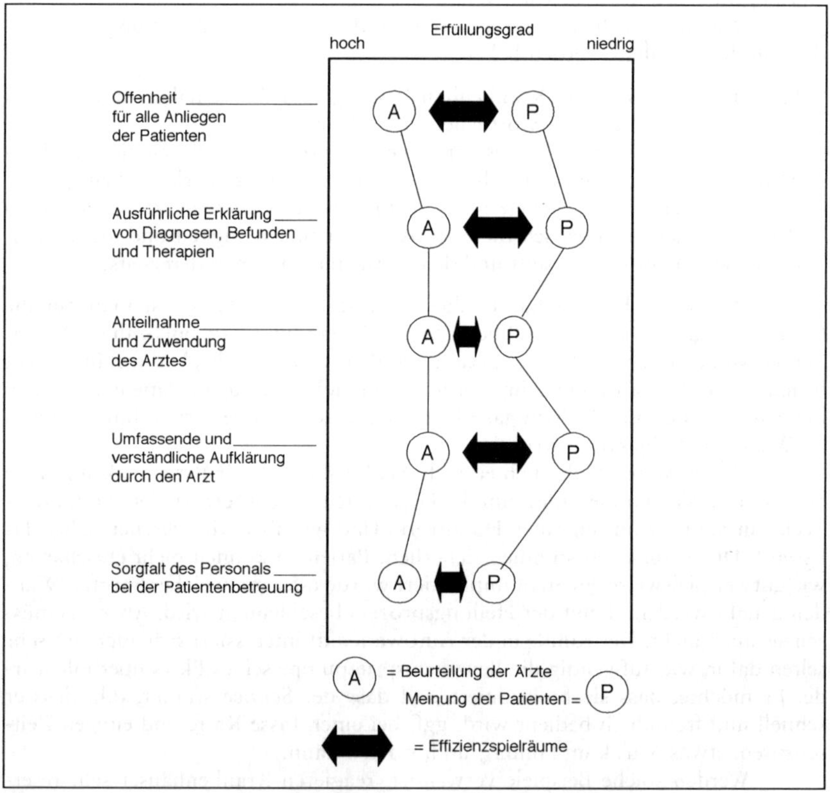

Abb. 69: Polaritätenprofil zum Vergleich von Arzt- und Patientenbeurteilungen

dies aber nicht, dass die befragten Ärzte schlecht sind oder gar das Krankenhaus. Vielmehr gaben sich Ärzte und Pflegepersonal viel Mühe, den Patienten den Aufenthalt so angenehm wie möglich zu machen. Aber, so das Analyseergebnis, die Definition erfolgte einseitig aus der Sicht des Krankenhauses, ohne Berücksichtigung der Patientenwünsche. Nirgendwo lernt ein Arzt während seiner Ausbildung, wie man komplexe und komplizierte psychische und physische Prozesse oder therapeutische Massnahmen so erklärt, dass ein medizinischer Laie, der Patient, es auch versteht.

Und noch etwas: bei aller Freundlichkeit, die der Chefarzt bei seiner Visite an den Tag legt, möchte kein Patient seine wahren Gefühle, Ängste und Sorgen vor dem Kreis der weiteren, im Hintergrund stehenden Ärzte, darlegen.

Die Analyse der Patientenwünsche oder besser Bedürfnisse ist ein grundlegender Ansatz, die Leistungsfähigkeit und den Erfolg des Krankenhauses zu steigern. Kundenzufriedenheitsanalysen untersuchen deshalb auch nie, was schlecht ist oder welche Funktionsträger ggf. versagt haben, sondern wo Effizienzsteigerungen durch Veränderungen möglich sind. Die zentrale Fragestellung lautet: „Was können wir tun, um noch besser zu werden?" So gesehen ist die Kundenzufriedenheit ein elementarer Bestandteil des Qualitätsmanagements im Krankenhaus und trägt deutlich dazu bei, die Leistungsqualität zu steigern. Der Leistungsbegriff ist dabei global zu sehen und bezieht sich nicht nur auf die medizinisch-therapeutische Komponente, sondern auf alle Bereiche, die Kundenkontakt haben. Krankenhausleistung als Dienstleistung beginnt mit einem freundlichen Empfang und endet mit einer ebenso freundlichen, gut organisierten Entlassung. Die Abstimmung mit dem einweisenden Hausarzt ist dabei integrativer Bestandteil der Krankenhausleistung.

Heisst also das Erfolgsrezept für Krankenhäuser: die Ansichten und Bedürfnisse der Kunden, seien es Patienten, niedergelassene Ärzte oder Besucher, möglichst umfassend und lückenlos zu erfassen? Sicherlich nicht, denn die Analyse ist nur die Vorstufe zu einem wesentlich wichtigeren und vor allem umfangreicheren Teil der Kundenorientierung, nämlich der internen Umsetzung.

3.3.2 Die Einstellung von Patienten zu Befragungen im Krankenhaus

Ehe mit den Ausführungen zur Analyse der Patientenzufriedenheit begonnen wird, soll zunächst der Blick darauf vorangestellt werden, wie Patienten das Medium „Befragung" überhaupt bewerten.

Hospital Customer Focus-Forschungsprogramm/Fallstudie „Beurteilung und Akzeptanz von Krankenhausbefragungen durch Patienten"

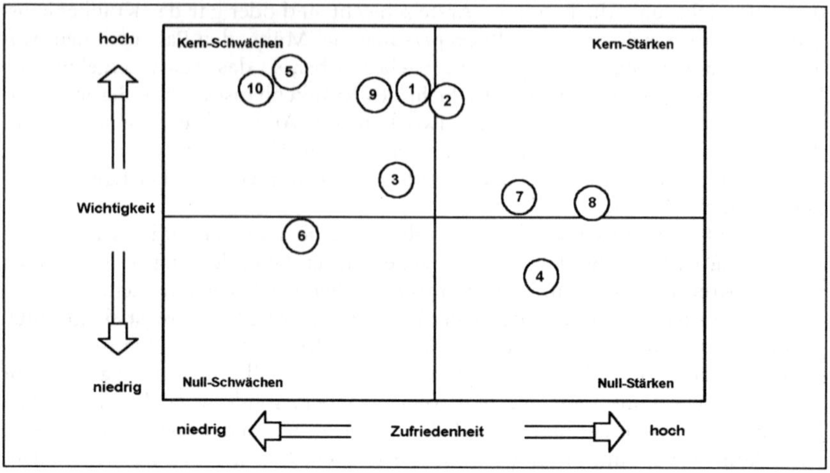

Abb. 70: Stärken-Schwächen-Portfolio von Patientenbefragungen aus Kundensicht

Zu diesem Zweck wurden ca. 400 Personen, die bundesweit in verschiedenen Krankenhäusern an methodisch unterschiedlichen Befragungen teilgenommen haben, zu ihrer Meinung über diese Analyse interviewt (70). Zielsetzung war, die im Umfeld der Befragung vermittelten Informationen, den Fragebogen selbst sowie die durch das Personal überbrachten, ergänzenden Erklärungen in Qualität und Umfang zu untersuchen. Die Analyse des hieraus resultierenden Gestaltungs- und Informationsprofils ist in Abbildung 70 zusammengefasst: Dabei wurden folgende Punkte behandelt:

Information zur Befragungsaktion

1 Umfang
2 Verständlichkeit
3 Beantwortung von Rückfragen

Fragebogen

4 Umfang des Bogens (Anzahl Fragen)
5 Verständlichkeit der Fragen
6 Übersichtlichkeit des Bogens
7 Lesbarkeit der Schrift
8 Platz zum Ausfüllen

Erklärung zum Ausfüllen des Bogens

9 Umfang und Detailliertheit
10 Verständlichkeit

Die Ergebnisse deuten auf erhebliche Verbesserungsmöglichkeiten hin. Wurden allein die Lesbarkeit der Schrift (7) sowie der Platz zum Ausfüllen (8) als Kern-Stärken bewertet, rangieren die übrigen Merkmale im Sektor der Kern-Schwächen. Ergänzend zu den o.a. Merkmalsbewertungen wurde auch nach der grundsätzlichen Einstellung zu solchen Untersuchungen befragt. Dabei stellte sich heraus:

- 90% der Befragten fanden die Befragung, an der sie teilgenommen hatten, gut
- 65% gaben an, dass die Befragung mit den grundsätzlichen positiven Erfahrungen übereinstimmte, die sie während ihres Aufenthaltes gemacht hatten. Die Befragung verstärkte hier das Gefühl der Serviceorientierung.
- 61% der Befragten gaben an, dass sie das Haus bzw. die Abteilung weiterempfehlen werden.

Einzelnennungen spiegeln dieses Ergebnis wie folgt wider:

> „Meine Meinung ist für das Krankenhaus wichtig."
> „Vielleicht kann ich ja zu Veränderungen beitragen."
> „So etwas macht nur ein kundenorientiertes Krankenhaus."

Die Untersuchung belegte darüber hinaus die offensichtliche, aber häufig mißachtete Erkenntnis, dass der Gesamteffekt einer Patientenbefragung umso intensiver ist, je besser die sie begleitenden Informationen und Erklärung ausgelegt sind. Im einzelnen heisst das

- die Bereitschaft, den Bogen auszufüllen, ist grösser
- die hierauf verwendete Sorgfalt und Ehrlichkeit sind ausgeprägter
- hierdurch werden die Ergebnisse authentischer und
- der Marketingeffekt der Befragung („Ihr Urteil ist für uns wichtig.") ist effektiver.

Ein wesentlicher Kritikpunkt in Zusammenhang mit Patientenbefragungen soll an dieser Stelle erwähnt werden: Patienten könnten – so die Ansicht – speziell die medizinische Leistung gar nicht beurteilen. Insofern seien die Befragungen im Ergebnis sehr oberflächlich, weil die eigentliche Kernleistung des Krankenhauses ja gar nicht bewertet würde, sondern die – weniger wichtigen – Zusatzleistungen, an denen im Endeffekt ein Krankenhaus aber nicht gemessen werden dürfe.

In der Patientenanalyse geht es aber auch nicht um die objektive Beurteilung, sondern um die Ermittlung eines subjektiven Eindrucks. War die Kommunikationsleistung des Krankenhauses, ihm zu verdeutlichen, dass ihm die bestmögliche Versorgung zuteil wurde, erfolgreich? Dieser subjektive Eindruck setzt sich ja nicht nur aus medizinischen Tatsachen zusammen, sondern auch aus begleitenden Faktoren, beispielsweise, wie die Operation und ihr Verlauf dem Patienten erklärt werden oder wie lange die Vorbereitungs- und Wartezeit für ihn waren. Die Befragung von Patienten erbringt also nicht nur subjektiv erlebte Stärken und Schwächen, sondern auch objektive Anhaltspunkte für Verbesserungen .

Was mit Patientenbefragungen in der Praxis beabsichtigt wird, zeigen die beiden folgenden typischen Fallbeispiele.

Fallbeispiel 1: Klinikum A

Das Klinikum A liess 3500 Patienten, Besucher, Mitarbeiter, Studenten und niedergelassene Ärzte zu ihrer Zufriedenheit mit dem Klinikum befragen. Untersucht wurden folgende Bereiche mit nachstehend skizzierten Ergebnissen:

- die Befragten stimmten überwiegend der Aussage zu, dass das Klinikum A ein optimales Krankenhaus sei (Image),
- besonders hervorgehoben wurden die Qualität der medizinischen Versorgung sowie die freundliche Behandlung,
- in Organisation, Service und Ausstattung wurden viele Mängel offengelegt,
- Patienten kritisierten vor allem die Architektur, die Unübersichtlichkeit der „Kleinstadt Klinik" sowie die langsamen Lifte und das Freizeitprogramm,
- positiv hervorgehoben wurden das harmonische Klima im Haus und die grosszügigen Besuchszeiten.

Fallbeispiel 2: Klinik B

Als Ergebnis einer schriftlichen Befragung bei 300 Patienten wurde das Haus insgesamt mit der Durchschnittsnote 2,0 (gut) bewertet:

- besonders der Bereich der medizinischen Versorgung wurde besonders gut bewertet,
- Schwachstellen bestehen in der zu kurzen Zeit, die die Ärzte ihren Patienten widmen
- sowie in der mangelnden Entlassungsvorbereitung.

Diese Analyse wird in Form einer Nachbefragung 14 Tage nach der Entlassung durchgeführt und beinhaltet folgende Leistungsmerkmale:

- Freundlichkeit und Kompetenz bei der Aufnahme
- Ärztliche Betreuung und Behandlung
  (Diagnostische / therapeutische Massnahmen, Umgang mit den Patienten, Erreichbarkeit der Ärzte, Zeit für den Patienten)
- Information über ärztliche Massnahmen
  (Subjektives Empfinden des Patienten zur Beteiligung am Entscheidungsprozess, u.a. auch: Information zu Nutzen und Risiko, Aufzeigen von Alternativen)
- Pflegerische Anamnese, Pflege
  (Betreuung durch das Funktionspersonal)
- Information bei der Entlassung bzgl. Ernährung, Nebenwirkungen, Gefahrensignale,
  notwendige tägliche Verrichtungen.

Gemessen wird dabei der Zufriedenheitsgrad auf einer Punkteskala von 0 bis 5. Die Bewertungen fliessen als „Zufriedenheitsgrad" in das interne Qualitätsmanagement ein.

In den folgenden Übersichten sind in Form einer „Meta-Analyse" die wesentlichen und üblichen Analysebereiche und -merkmale aus Global- und Einzelanalysen zusammengeführt. Hieraus entsteht eine Art „Baukasten", mit Hilfe dessen ein Patientenbefragungsbogen entwickelt werden kann. Diese Zusammenstel-

Hospital Customer Focus-Programm **Arbeitsschritt 9: Analyse der Patientenzufriedenheit**

lung ist und kann nicht vollständig sein, aber auf jeden Fall als Generierungsstütze dienen, wenn man sich zunächst über die grundsätzlichen Untersuchungsbereiche orientieren möchte. Ebenso ist sie als Detaillierungsstütze verwendbar, wenn man für eine bereits erstellte Struktur eine Feinabstimmung vornehmen möchte. Die Übersichten sind so gegliedert, dass für jeden Analysebereich (z. B. Ausstattung) einzelne Analysemerkmale (z. B. Zimmerausstattung) und die zur Fragenformulierung möglichen Merkmalsdetaillierungen (z. B. Telefon, Radio etc.) aufgezeigt werden.

Organisation von Abläufen und Wartezeiten

Generelles Funktionieren	– Abläufe allgemein – Abläufe auf der Station – Abläufe im Hinblick auf die eigene Person
Erreichbarkeit	– Erreichbarkeit von Personal allgemein – Erreichbarkeit des ärztlichen Personals – Erreichbarkeit des pflegerischen Personals
Weckzeiten	– Weckzeiten generell – hausspezifische Angebote, z. B. Wecken zu Wunschzeiten
Zusammenarbeit	– Generelle Zusammenarbeit im Haus – Generelle Zusammenarbeit in der Abteilung – Zusammenarbeit von Ärzten und Pflegekräften bezüglich der Behandlung der Befragten
Essenszeiten	– Zeiten, zu denen die Mahlzeiten serviert werden
Besuchszeiten	– Besuchszeitenregelung allgemein – Beginn der Besuchszeiten – Ende der Besuchszeiten
Wartezeiten	– Wartezeit bei der Aufnahme – Betriebsbedingte Wartezeiten vor Untersuchungen, Therapien etc.

	– Wartezeit auf das Pflegepersonal, wenn Hilfe benötigt wird – Wartezeit auf das ärztliche Personal, wenn Hilfe benötigt wird – Wartezeit bei der Entlassung

Zuwendung, Umgang

Umgang und Zusammenarbeit	– Verhalten generell – Verhalten des Pflegepersonals – Verhalten der Ärzte
Ängste und Unsicherheit	– Verhalten generell – Verhalten des Pflegepersonals – Verhalten der Ärzte
Mitgefühl und Anteilnahme	– Verhalten generell – Verhalten des Pflegepersonals – Verhalten der Ärzte
Privatsphäre	– Wahrung generell – Wahrung durch das Krankenhauspersonal – Wahrung durch die Ärzte – Wahrung durch Mitpatienten – Freiräume im Krankenhausgeschehen

Ausstattung

Räumlichkeiten allgemein	– Atmosphäre – Anmutung – Sauberkeit – Wahrung der Privatsphäre
Ausstattung der Station	– Atmosphäre – Anmutung – Sauberkeit
Zimmerausstattung	– Allgemeine Zufriedenheit mit der Unterbringung – Raumaufteilung – Dekoration (Bilder, Vorhänge etc.) – Telefon – Fernseher – Radio

	– Sonstige Einrichtung (Kühlschrank, Klimaanlage etc.) – Sanitäre Einrichtung (Bad/Dusche und WC) – Anzahl der Betten – Sitzmöglichkeiten im Zimmer
Ausstattung des Krankenhauses	– Aufenthaltsräume – Cafeteria – Kiosk – Frisör – Raucherzonen – Wartezonen
Behandlungsräume	– Atmosphäre – Sauberkeit

Verpflegung

Haupt- / Zwischenmahlzeiten	– Anzahl
Ernährungsangebot	– Abwechslung – Zusammenstellung – Individualität – Qualität
Frühstück **Mittagessen**	– Abwechslung – Zusammenstellung – Individualität – Qualität – Abwechslung – Zusammenstellung – Individualität – Qualität
Nachmittagskaffee	– Abwechslung – Zusammenstellung – Individualität – Qualität
Abendessen	– Abwechslung – Zusammenstellung – Individualität – Qualität

Aufenthalt / Service

Aufenthalts-/Servicequalität	– Allgemeiner Eindruck
Aufenthaltsräume	– Allgemeiner Eindruck – Atmosphäre – Ausstattung (Bilder, Möbel, Dekoration) – Privatsphäre – Erreichbarkeit
Kursangebote	– Verfügbarkeit – Art der Angebote – Auswahl – Gesundheitsförderung (Gymnastik etc.) – Prävention – Betreuung
Service Angebote: **Morgendliche Tageszeitung** **Kiosk oder Laden** **Bücherei** **Café oder Restaurant** **Garten zum Spazierengehen** **Aufenthaltsraum** **Andachtsraum** **Raucherraum** **Speiseraum**	– Verfügbarkeit – Qualität – Auswahl – Ausstattung

Kommunikation

Allgemeine Kommunikation	– Anerkennung als gleichwertiger Gesprächspartner durch das Krankenhauspersonal – Anerkennung als gleichwertiger Gesprächspartner durch die Ärzte – Ausreichende Gesprächsgelegenheit mit dem ärztlichen und pflegerischen Personal
Entscheidungsvorbereitung	– Gelegenheit, Sorgen und Ängste vorzutragen – Gelegenheit- Ärzten Fragen zu stellen – Erwartungen und Bedürfnisse äussern

Entscheidungen über Untersuchungen oder Eingriffe	– Anerkennung als gleichwertiger Gesprächspartner durch das Krankenhauspersonal – Anerkennung als gleichwertiger Gesprächspartner durch die Ärzte

Information

Über die Klinik	– Allgemein – Leistungen – Angebote
Zu den Abläufen	– In der Klinik allgemein – Tagesablauf (z. B. Arztvisiten, Besuchszeiten etc.)
Ansprechpartner	– Verfügbarkeit – Benennung – Erreichbarkeit – Betreuungsqualität
Untersuchungen, Behandlungen	– Notwendigkeit von Behandlungen oder Operationen – Zeitpunkt der Durchführung von Untersuchungen – Art und Details der Behandlungen oder Eingriffe – Mögliche Risiken und Komplikationen – Zeitpunkt der Erklärungen
Medikamente	– Wirkung – Mögliche Nebenwirkungen – Alternative Therapien
Krankheit	– Aufklärung durch das Krankenhauspersonal – Aufklärung durch die Ärzte
Umgang mit der Krankheit	– Mögliche Beeinträchtigungen bei den täglichen Aktivitäten in den Tagen nach der Operation – Praktische Anleitungen zum Umgang mit der Krankheit – Ansprechpartner für Unterstützung und Hilfe nach der Entlassung

	– Vermittlung von Mut und Zuversicht für die Zeit nach der Entlassung – Vorkehrungen zu Hause (z. B. Medikamenteneinnahme, Bettruhe, Inanspruchnahme von Ärzten und ambulanten Diensten) – Massnahmen, die bei möglicherweise auftretenden Komplikationen zu ergreifen sind
Verständlichkeit	– Informationen allgemein – Erklärungen allgemein – Erklärungen der Ärzte – Erklärungen des Pflegepersonals
Fragen	– Beantwortung generell – Art der Beantwortung durch das ärztliche Personal – Art der Beantwortung durch das Pflegepersonal

Aufnahme und Empfang

Personal	– Erster Eindruck
Untersuchung	– Zeitpunkt der erstmaligen Untersuchung
Atmosphäre	– Erster Eindruck – Gefühl, willkommen zu sein – Konstanz dieses Gefühls während des Aufenthaltes
Information Hausarzt	– Nutzung durch das Krankenhaus

Arzt

Arztvisiten	– Dauer – Häufigkeit – Persönlicher Kontakt – Informationen über aktuellen Gesundheitszustand / Therapieschritte – Qualifizierte Ausführung
Ärztliche Untersuchungen	– Gründlichkeit – Erklärungen
Fachliches Können	– Ausprägung

Personal

Fachliches Können	– Pflegepersonal – Sozialarbeiter – Sonstiges Personal (z. B. Röntgen, EKG, Krankengymnastik, Ergotherapie etc.
Auftreten	– Freundlichkeit
Kapazitäten	– Ausreichende Besetzung
Verfügbarkeit	– Bei Bedarf schnell zur Stelle

Attraktivität des Krankenhauses

Highlights	– Dinge, die besonders gut gefallen haben – Empfehlung des Krankenhauses an Freunde, Bekannte – Erneute Inanspruchnahme, falls notwendig
Lowlights	– Dinge, die besonders missfallen haben – Reaktion des Personals auf Kritik – Gefühl, dass Kritik ernstgenommen wird

Medizinische Leistung

Behandlungen und Eingriffe **Medikamente**	– Einschätzung, dass das Richtige getan wurde – Vermeidung unnötiger Schmerzen – Erklärung der Wirkung – Hinweis auf Nebenwirkungen – Rechtzeitige Verabreichung
Untersuchungen und Therapien	– Durchführung in angemessenem Umfang (nicht zu viel und nicht zu wenig)
Behandlungserfolg	– Zufriedenheit – Veränderung Lebensqualität
Geräte	– Ausstattung
Leistungsfähigkeit	– Qualität

Entlassung, Nachbetreuung

Zeitpunkt	– Rechtzeitige Ankündigung – Richtiger Zeitpunkt
Organisation	– Wartezeit
Information für poststationäre Zeit	– Wichtige Anzeichen zur Beobachtung der Krankheit – Medikamente und deren Einnahme – Körperliche Belastbarkeit bzw. gesund heitschädigendes Verhalten – die Anschlussbehandlung

Auswahlentscheidung

Entscheidungsgrund	– Empfehlung des Hausarztes – Eigene Entscheidung – Empfehlung von Bekannten – Sonstige Gründe
Empfehlung Hausarzt	– Begründung – Ausreichende Vorinformation über das Haus – Bestätigung der Vorinformation
Verkehrsanbindung	– Öffentliche Verkehrsmittel – Parkplatz – Ausschilderung
Regionale Nähe	

Befinden

Unmittelbare Auswirkungen der Behandlung	– Wundschmerzen – Sonstige Schmerzen – Übelkeit – Erbrechen – Blutungen – Herz-/Kreislaufbeschwerden – (Wund)Infektionen – Atembeschwerden – Mattheit – Fieber – Schwellungen – Niedergeschlagenheit – Sonstige Beschwerden
Medikamente	Eindämmen der Beschwerden Verträglichkeit

3.3.3 Die Faktoren der Zufriedenheit des Kunden „Patient"

Warum ärgern sich Patienten im Krankenhaus? Hauptgrund ist, dass hier Dinge mit ihnen geschehen, die ihren normalen Verhaltensweisen widersprechen. Wer mag schon eine Stunde auf einem Gang liegen und auf eine Untersuchung warten, während unzählige Fremde an einem vorbeigehen und indifferent oder gar neugierig schauen? Oder wer mag sich in einem Durchgangszimmer ausziehen, unbekleidet auf den Arzt warten? Und nicht zuletzt: wer mag wie ein Kind gerügt werden, wenn er seine Tabletten noch nicht eingenommen hat? („Warum haben wir denn noch nicht unsere Tabletten genommen...?").

„Sachzwänge! Das ist hier eben ein Krankenhaus mit Hunderten von zu betreuenden Fällen und kein Hotel." Dies sind die am häufigsten genannten Begründungen für o.a. Zustände, die natürlich stimmen. Der entkleidete Patient spart einfach Zeit, wenn Notfälle eingeliefert werden. Dann müssen selbstverständlich Patienten, die nur einer diagnostischen Abklärung bedürfen, zurückstehen. Der Patient, der auf dem Gang liegt, weiss von solchen Vorgängen i.d.R. nichts. Er macht sich – wartend – seine eigenen Gedanken, entwickelt eigene, negative Gefühle. Er liegt dort, vielleicht mit Schmerzen, der Öffentlichkeit ausgeliefert, deprivatisiert und voller Ängste, denn er weiss i.d.R. auch nicht, was mit ihm genau diagnostisch oder therapeutisch geschehen wird. Das „Opfer" Patient auf dem Abstellgleis?

Patienten haben Verständnis für Notsituationen. Befragt, ob man die Behandlung eigener Schmerzen zugunsten eines Notfalles, bei dem es vielleicht um Leben und Tod geht, kurzfristig zurückstellen würde, beantworten 90% der Patienten positiv. Auch wenn jeder Patient sein eigenes Leiden für sehr wichtig nimmt, akzeptiert er doch, dass es im „Medizinbetrieb" Prioritäten gibt. Dieses grundlegende Verständnis bildet die Grundlage für den Kundenorientierungs-Grundsatz 1: Der Patient benötigt umfassende Information. Informationen nehmen Ängste, erzeugen Bereitschaft und erhöhen damit den Erfolg medizinischer Massnahmen. „Aber das machen wir doch schon lange," wird oft entgegnet, wenn die Ergebnisse von Patientenbefragungen ein Defizit ergeben. Analysiert man die Resultate näher, so wird sehr schnell deutlich, dass es nicht an der Informationsfülle, sondern an Inhalten mangelt. Informationen, die die o.a. Kausalkette in Gang setzen, müssen laiengerecht und verständlich sein, frei von Fremdwörtern und Fachbegriffen. „Wie sollen wir denn das noch leisten?" ist die spontane Reaktion vor allem im Bereich der Ärzte. „Dafür haben wir doch gar keine Zeit" Die Praxis zeigt, dass sie auch keine Zeit benötigen, im Gegenteil: auf den gesamten Aufenthalt gerechnet spart eine verständliche Erklärung viele kurze, aber immer wieder störende Fragen. Zudem: nicht die gesamte Informationsarbeit muss mündlich erfolgen. Einfache schriftliche Erläuterungen zu Operationen oder Behandlungen sind ein effektives Mittel mit vielfältigen Zusatznutzen. Sind sie so gehalten, dass dem Patienten die wesentlichen Schritte einer Untersuchung geschildert und erklärt werden, so ist dies zunächst die einmalige Arbeit der Erstellung der Unterlagen. Hat der Patient sich mit dem Inhalt auseinandergesetzt, so kann er ganz gezielt zu möglichen Unklarheiten fragen. Der Arzt kann ebenso gezielt den Informationsbedarf decken und arbeitet von nun an mit einem kooperativen Patienten.

Das Problem der mangelnden Information beginnt aber bereits in der Praxis des niedergelassenen Arztes. „Was wird man dann mit mir dort machen?", fragt Herr E. Dr. P. „Die werden Sie von Kopf bis Fuss durchchecken und wir werden sehr schnell wissen, was Ihre anhaltenden Schmerzen verursacht." „Wird das lange dauern?". „Nein, nur ein paar Tage, dann sind Sie wieder zu Hause. Das ist ja alles nur Routine."

„Welche Untersuchungen werden Sie mit mir im einzelnen vornehmen?" fragt Herr E. Dr. W., den behandelnden Krankenhausarzt. „Ach, nichts besonderes, nur einige diagnostische Abklärungen, ein paar Tests. Das wird unser Oberarzt, Dr. M., Ihnen detailliert erklären."

Am späten Nachmittag wird Herr E. von einer Schwester darüber informiert, dass am nächsten Morgen um 08:30 Uhr einige Untersuchungen anliegen. „Was genau gemacht wird, erfahren Sie dann von Dr. M.". Der kommt dann wenig später im Zimmer von Herrn E. vorbei und erklärt ihm die weiteren Untersuchungsschritte.

Dieses Beispiel zeigt, wieviele Chancen der Kundenorientierung und der Erzeugung von Zufriedenheit verschenkt werden. Gäbe es eine feste Kooperation zwischen dem Krankenhaus und dem einweisenden Hausarzt, so könnte die Vorinformation der Patienten zwischen beiden Partner abgestimmt werden. Der Patient käme besser informiert – und weniger belastet – ins Krankenhaus, die Informationsleistung wäre ambulant-stationär geteilt und das Image beider Partner wäre aus Patientensicht gestärkt.

Die im folgenden dargestellte Untersuchung beschäftigte sich mit der Fragestellung, was Patienten von einem Krankenhaus grundsätzlich erwarten bzw. –aus Krankenhaussicht formuliert – welche Leistungsmerkmale für Patienten wirklich wichtig sind.

Hospital Customer Focus-Programm/Studienprojekt
„Patientenanforderungen an die Dienstleistung des Krankenhauses"

Anknüpfungspunkt für die Ableitung der Analysemerkmale sind die Anspruchsebenen, auf denen der „Kunde" Patient die Leistung des Krankenhauses sieht. Aus der Weiterführung einer im Jahr 1995 begonnenen Meta-Analyse der Ergebnisse von Patientenbefragungen (35) können die zu ihrer Bestimmung notwendigen Merkmale sowie die Stärken und Schwächen der Krankenhausarbeit abgeleitet werden (Basis: 320 Abteilungen, 4500 Patienten), Abb. 71. Beurteilt werden:

A. Standort

1 Nähe zum Wohnort
2 Landschaftliche Lage
3 Verkehrsanbindung
4 Infrastruktur der Klinik (Restaurant, Kiosk etc.)

B. Medizinische Kompetenz

Leistungsangebot
5 Umfang und Grad der Vollständigkeit
6 Technisch-apparative Ausstattung
7 Information über das Leistungsangebot

Leistungserbringung
8 Heilung / Besserung
9 Liegezeiten
10 Qualität der medizinischen Versorgung
11 Aufklärung über den Behandlungsverlauf
12 Betreuung durch den Hausarzt in der Klinik

Ärzte
13 Zuwendung seitens des behandelnden Arztes
14 Fachliche Qualifikation
15 Menschliche Qualifikation
16 Dauer der Gesprächszeiten
17 Ausstrahlung des Arztes
18 Verständlichkeit der Informationen

C. Service-Kompetent

Atmosphäre
19 Modernitätsgrad der Architektur
20 Wahrung der Individualität

Organisation
21 Administration
22 Koordination aller Abläufe
23 Umstellung der Lebensgewohnheiten
24 Besuchszeiten

Pflege und Beratung
25 Qualifizierung des Personals
26 Individualität der Betreuung

Hotelleistungen
27 Auswahl
28 Zimmer und Ausstattung
29 Essen
30 Abwechslung (Aufenthaltsräume, Bibliothek etc.)

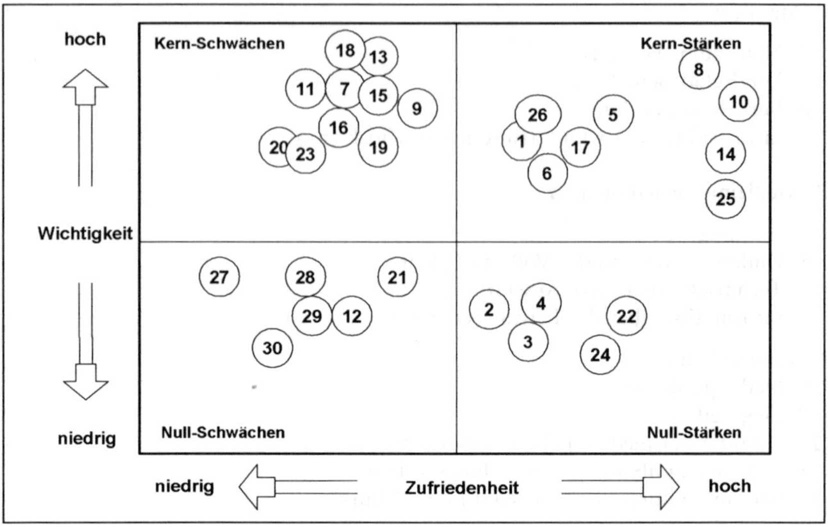

Abb. 71: Befragungsergebnisse

Zufriedenheitsfaktor 1: Medizinische Versorgung

Der Patient wünscht die Beseitigung seines Leidens oder die Durchführung der indizierten Massnahmen, verbunden mit der Forderung nach bestmöglicher ärztlicher und pflegerischer Versorgung.

Diese Leistungsmerkmale werden im Hinblick auf die handwerklich-professionelle Seite sehr positiv bewertet (Ärzte:(5), (6), (8), (10), Pflege: (25)) und befinden sich insgesamt auf einem hohen Standard. Sie stellen eine Kern-Stärke der gegenwärtigen Krankenhausarbeit dar.

Zufriedenheitsfaktor 2: Verständigung

Patienten möchten detailliert über ihren gesundheitlichen Zustand und die Massnahmen zu seiner Erhaltung / Verbesserung sowie über das Geschehen im Krankenhausalltag allgemein informiert werden. Ebenso erwarten sie, die sich in Zusammenhang mit ihrem Aufenthalt ergebenden Fragen umfassend und verständlich beantwortet zu bekommen.

Die Leistungsmerkmale dieser Ebene gehören sowohl in ihrer allgemeinen, krankenhausbezogenen (7) als auch in ihrer patientenspezifischen. krankheitsbezogenen Ausprägung ((11), (18)) zu den Kern-Schwächen der Klinikleistung.

Zufriedenheitsfaktor 3: Betreuung

Während des Aufenthaltes erwarten Patienten, dass Ärzte und Personal im Rahmen des Möglichen auf ihre Ängste und Anliegen eingehen. Ebenso möchten sie, dass ihre Privatsphäre und Individualität, die sie aus ihrem häuslichen Bereich gewohnt sind, erhalten bleiben.

Diese Leistungsmerkmale ((13), (20), (23), (26) zählen zu den Kern-Schwächen der Klinikleistung. Hierunter fallen auch die organisatorischen Regelungen ((21), (22), (23), (24) sowie die Atmosphäre (19).

Zufriedenheitsfaktor 4: Komfort

Hierunter werden die Hotelleistungen des Krankenhauses (Zimmerausstattung, Essen, Unterhaltungsmöglichkeiten etc.) zusammengefasst.
Diese Merkmale ((27), (28), (29), (30) sind den Null-Stärken bzw. Null-Schwächen zuzuordnen.

Wie Patienten ihre Kritik und damit ihre Forderungen formulieren, zeigen die folgenden Zitate (Antworten auf die Frage: „Welche Dinge haben Ihnen während Ihres Aufenthaltes nicht gefallen bzw. worüber haben Sie sich geärgert?"):

- Dass die Krankenschwestern und -pfleger immer die Türen zuschlagen
- Die Bäder waren zu unregelmässig („ZIWI")
- In der Dusche kann man sehr schnell ausrutschen / Unfallgefahr
- Das zeitige Aufstehen
- Der geringe Kontakt mit dem Arzt
- Kein konkreter Ansprechpartner
- Aufnahmeuntersuchung durch AiP ohne Erfahrung für diese Aufgabe
- Lautes Türenschlagen der Frühparker
- Telefonkosten zu hoch
- Aufzug zu langsam
- Die Zimmermöbel könnten neuzeitlicher sein
- Über die Stationsleiterin, die immer ärgerlich war
- Herren- und Damen-WC zusammen (ekelhaft)
- Sinnlos aufgestellte Regeln (Besuchszeiten)
- Der Baustellenlärm
- Zu wenig Parkplätze für meine Angehörigen
- Schlechte Reinigung des Badezimmers
- Mangelhafte Ausführung und Absprache zur Absetzung der Thrombosespritzen
- Ärzte sollten sich den Patienten vorstellen, grüssen und informieren
- Dass nur die Nachtschwester Sprudel ausgeben darf, auch gegen Bezahlung konnte ich keine Flasche bekommen

Auch bei der Gestaltung der Patientenzufriedenheit ist es notwendig, grundsätzliche Zielgruppen zu bilden, auf die dann mit abgestimmten Instrumenten eingegangen werden kann. In der Praxis werden solche Einteilungen bereits vielfach intuitiv und individuell vorgenommen. Im Hinblick auf die Umsetzung des Dienstleistungsmarketing-Konzeptes ist aber dieses intuitiv-individuelle Handeln durch geplante, generell praktizierte Vorgehensweisen zu ersetzen.

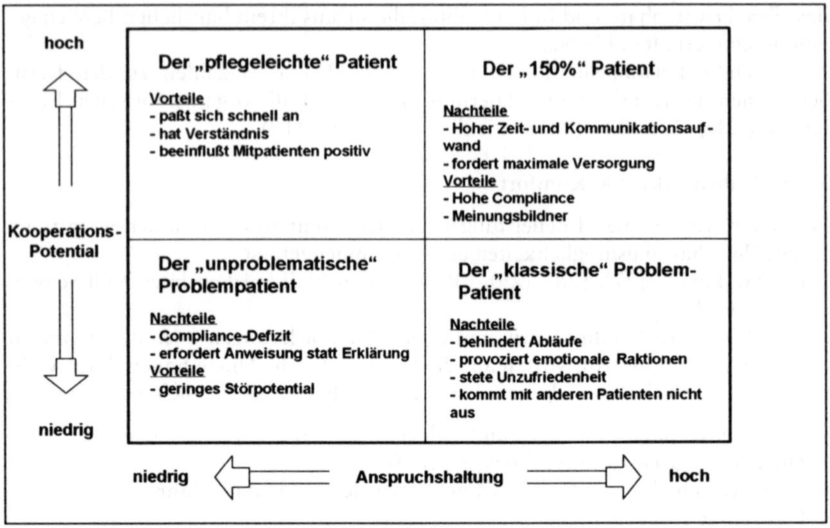

Abb. 72: Patiententypologie

3.3.4 Verständigung

Das zentrale Patientenanliegen im Krankenhaus ist die Verständigung in Form von Information und Kommunikation, aber seine Erfüllung scheint die Klinikinternen vor eine fast unüberwindliche Aufgabe zu stellen. Dies gilt übrigens nicht nur für Deutschland, sondern auch für andere Länder mit anderen Organisationen des Gesundheitssystems. So wird in England von dem Problem berichtet, dass Hausärzte Patienten, die zu viele Fragen stellen, vielfach einfach ihre Einschreibung kündigen, so dass sie sich einen neuen Arzt suchen müssen (72).

Zahlreiche Studien belegen, dass die Ursache für Patientenunzufriedenheit zu einem entscheidenden Teil in Kommunikationsfehlern zu suchen ist (73). Information und Kommunikation stellen somit eine ärztliche und pflegerische Basisfähigkeit dar.

Aber auch in Deutschland wird – sowohl im Krankenhaus als auch in der niedergelassenen Praxis – mit Informationen gegeizt. Vollkommen unbeachtet bleibt dabei, dass auf diese Weise nicht nur generell Unzufriedenheit erzeugt wird, sondern auch die Beachtung der Arztempfehlungen (Stichwort „Compliance") leidet und insgesamt ein Schlüsselzugang zum Patienten schlichtweg verschenkt wird. So wird nach einer Repräsentativbefragung (74) Information in Form von Arztwerbung – wäre sie erlaubt – im Vergleich zur normalen Werbung eine hohe Glaubwürdigkeit und eine geringe Überflüssigkeit zugesprochen. Dies belegt den hohen Stellenwert der Information für Patienten. Im Detail besteht vor allem Interesse an Informationen über:

- die Behandlungsmethoden
- die Arztqualifikation
- die Behandlungserfolge
- die Qualifikation der Mitarbeiter
- die medizinische Ausstattung
- die Diagnostik
- den Ruf der Klinik / der Ärzte.

Speziell die Information zu Behandlungserfolg und -risiko ist für die individuelle Entscheidung der Patienten sehr wichtig. Hier wird auch von Ärzteseite gefordert, „statt durchschnittlicher Komplikations- und Erfolgsraten aus der Literatur die tatsächlichen Raten des Krankenhauses und des Untersuchers sowie die jährlichen Fallzahlen" (75) anzugeben, was in Deutschland aber nach wie vor vermieden wird. Die gezielte Patienteninformation im Krankenhaus hat – neben der Erfüllung des seitens der Patienten geäusserten Grundanspruches – drei Hauptziele (76), deren Erreichung auch dem Krankenhaus ein Reihe von Vorteilen bietet:

– **Emanzipation des Patienten**

Über die Vermittlung der benötigten Informationen soll der Patient zu einem gleichwertigen Gesprächspartner gemacht werden. Dieser Status trägt dazu bei, dass die Kommunikation mit den Ärzten verbessert wird, dass Missverständnisse vermieden werden und der Patient mit seiner Krankheit besser umgehen kann.

– **Integration in den Behandlungsprozess**

Eine gute Information verbessert unmittelbar die Mitarbeit des Patienten. Ausserdem kann er sich selbst gezielter beobachten und somit zur Vermeidung von Komplikationen beitragen.

– **Schnelle Genesung**

Nicht zuletzt wirken sich die o.a. Effekte insgesamt auf eine schnelle Genesung des Patienten und auf eine Verkürzung der Verweildauer aus.
Die „Kommunikationslücke" zwischen Krankenhaus und Patient hat mehrere Gründe:

– **Verständnis**

Erklärungen können aufgrund der verwendeten medizinischen Fachbegriffe nicht verstanden werden.

– **Zeit**
Es besteht keine oder nur gedrängte Zeit für Klärungen oder Rückfragen.

– **Bereitschaft**
Es werden keine oder nur unzureichende Informationen vermittelt.

Speziell die Dimension „Verständnis“ prägt auch heute noch den Patientenalltag im Krankenhaus. Ärzte verwenden nach wie vor in ihrer Routine die medizinischen Fachbegriffe, ohne darüber nachzudenken, dass der Patient diese nur schwer versteht. Dies geschieht dann oft noch in einer Situation, in der dem Patienten keine Rück- oder Zusatzfragen möglich sind oder der Zeitdruck derart spürbar ist, dass der Patient nicht zu fragen wagt. Hinzu kommt die Situation des Krankenhauses, die der Patient nicht kennt und in der er sich unsicher fühlt.

Dabei ist der grundsätzliche Ansatz, Information und Kommunikation mit den Patienten zu verbessern, einfach zu realisieren (77). Zunächst ist es hilfreich, sich einmal selbst in die Rolle der Patienten zu versetzen und den Informationsbedarf aus deren Sicht zu definieren. Allein dieses Vorgehen führt in Workshops mit Ärzten und Pflegepersonal zu erstaunlichen Erkenntnissen, da die etablierte Betrachtungsweise verlassen wird. Ein zweiter „Kommunikations-Erfolgsfaktor“ ist die Abfrage von Patientenfeedback. Das oft praktizierte Vorgehen, mit der Klinke in der Hand und beim Verlassen des Krankenzimmers zu fragen, ob es noch Unklarheiten gibt, muss durch einen Dialog mit dem Patienten ersetzt werden, etwa in der Art einer Faktenaufzählungsfrage: „Dr. X, der Sie untersucht hat, berichtete mir, dass Sie Urin im Blut haben, Schmerzen beim Wasserlassen verspüren und nun besorgt sind, dass vielleicht ein Nierentumor die Ursache ist?“ Der Patient kann bei dieser Gesprächseinleitung sofort erkennen, ob seine Problemschilderung richtig erkannt wurde und kann ggf. weitere Selbstbeobachtungen oder Fragen von sich aus ergänzen.

In Bezug auf die Defizite in der Verständigung kommen natürlich auch die Personal- und Zeitprobleme im Krankenhaus zum Tragen. „Gingen wir dem Informationsbedürfnis unserer Patienten so nach, wie diese es gerne hätten, wäre für andere Dinge keine Zeit mehr.“ Um diese Diskrepanz zwischen Informationsansprüchen und -möglichkeiten zu beseitigen, steht eine breite Palette an Instrumenten zur Verfügung, die ergänzend zum persönlichen Gespräch verwendet werden können. Ihre Verwendung basiert auf der Erkenntnis, dass Bilder und Texte Gesagtes nachhaltig unterstützen, teilweise sogar ersetzen können. So ist es z. B. nicht unbedingt notwendig, dem Patienten die Möglichkeiten zur Freizeitgestaltung im Krankenhaus in einem persönlichen Gespräch zu erklären. Hierzu ist eine gut gestaltete und formulierte Patientenbroschüre viel besser geeignet. Ebenso hilft es Patienten bei ihrem Verständnis für diagnostische und therapeutische Massnahmen, wenn ihnen mit Hilfe einer einfachen Zeichnung oder mittels einer in patientengerechter Sprache verfassten Indikationsbroschüre verdeutlicht wird, wie konkret verfahren wird und was eigentlich mit ihnen geschieht.

Persönliche und unpersönliche Informations- und Kommunikationsinstrumente sind im Hinblick auf den Grad ihrer Eignung klassifizert, die Dienstleistungsmarketing-Management-Aufgaben zu erfüllen, die aus den Dienstleistungsmerkmalen des Krankenhauses resultieren.

Ein wesentliches, aber immer noch zu sehr vernachlässigtes Instrument – nicht nur im Krankenhausbereich – ist in diesem Zusammenhang das Beschwerdemanagement. „Die Beschwerdequote unserer Abteilung liegt nur bei 5%. Damit wird eindrucksvoll demonstriert, wie kundenorientiert wir sind.“ Diese häufig anzutreffende Interpretation niedriger Beschwerdequoten muss jedoch unter zwei relativierenden Aspekten gesehen werden: zum einen beschweren sich erfahrungsgemäss nur 10% der unzufriedenen Krankenhauspatienten aktiv, vor allem, weil Repressalien durch das Personal befürchtet werden.

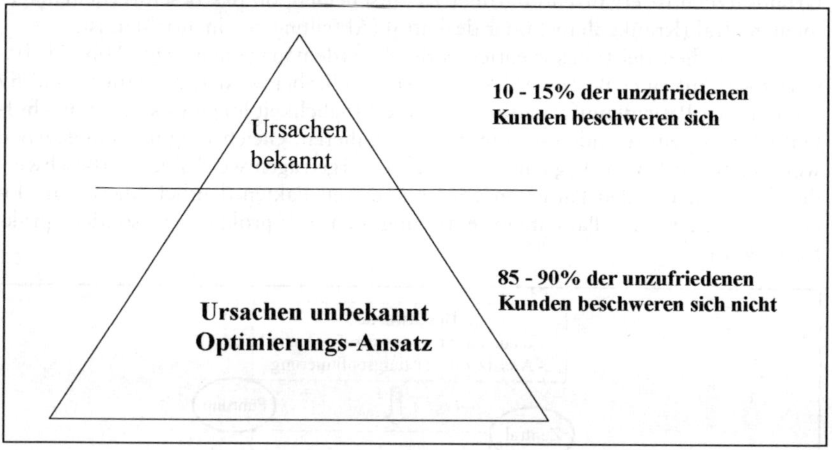

Abb. 73: Das Eisberg-Phänomen der Beschwerde

Zum zweiten versuchen in vielen Häusern die Mitarbeiter, Beschwerden möglichst „im Ansatz zu ersticken". Hintergrund ist, dass mit einer Beschwerde meist Verantwortlichkeiten und Personen verbunden sind. Die Artikulation einer Beschwerde durch einen Patienten ist implizit – so die Erkenntnisse aus der Praxis – mit der Befürchtung des Personals von Massregelungen verbunden („Wir versuchen, Beschwerden möglichst zu vermeiden, da die internen Folgen für die Verantwortlichen oftmals in keinem Verhältnis zum Anlass stehen."). Diese Befürchtung besteht nicht zu Unrecht, denn die „Ahndung" des Versagens verhindert in den meisten Häusern einen konstruktiven Umgang mit dieser Kritikform („Eine Beschwerde ist ein ernsthaftes Zeichen, dass etwas nicht stimmt. Hier ist sofort zu untersuchen, wer für die Ursache der Beschwerde verantwortlich ist.")

Aktiv praktiziertes Dienstleistungsmarketing nutzt Beschwerden als Zeichen der Kundenunzufriedenheit und das Beschwerdemanagement als Teil seiner Kundenorientierung. Das Ziel ist nicht die Identifizierung und „Abstrafung" Verantwortlicher, sondern kurzfristig die Wiederherstellung und langfristig die Erhöhung der Kundenzufriedenheit und der Optimierung der Dienstleistungsqualität. Weitere positive Effekte bestehen in der Verbesserung der Leistungsqualität und in der Imageverbesserung.

Voraussetzung hierfür ist die „Ent-Emotionalisierung" der Beschwerde (78). Stattdessen ist sie – vergleichbar mit der Kundenzufriedenheitsbefragung – als Indikator zu verstehen, dass prinzipiell auf die Kundenbedürfnisse ausgelegte Prozesse oder Massnahmen nicht zu 100% Ansprüchen oder Erwartungen entsprechen. Ihre Erkennung und Beseitigung ist ein für die Krankenhausarbeit förderlicher Prozess, der dazu beiträgt, dass die Arbeit noch effizienter und effektiver ablaufen kann. Um dies zu erreichen, muss der sachgerechte Umgang mit Beschwerden natürlich auch in das Mitarbeiter-Führungssystem integriert werden. Grundsätzlich ist ergänzend darüber zu entscheiden, ob das Beschwerdemanagement zentral (Krankenhaus) oder dezentral (Abteilungen) einzurichten ist.

Ein dienstleistungsorientiertes Beschwerdemanagement (vgl. Abb. 74) basiert sogar auf einer Beschwerdestimulierung. Hierbei werden die Patienten aktiv – z. B. in der Patienteninformation – auf die Möglichkeit hingewiesen, ihren – hoffentlich nicht eintretenden – Unmut zu artikulieren. Gleichzeitig muss angegeben werden, auf welchem Weg eine Beschwerde vorgetragen werden kann (Beschwerdeerfassung). Für den Patienten wird aus diesen Fakten deutlich, dass man ihn ernstnimmt und dass Patientenorientierung nicht nur proklamiert, sondern praktiziert wird.

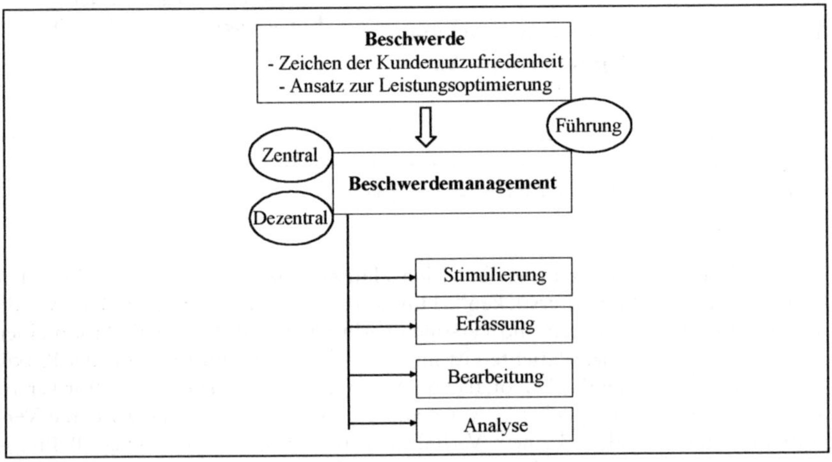

Abb. 74: Bestandteile des Beschwerdemanagements

Im Zuge einer einzurichtenden Beschwerdebearbeitung wird hausintern geregelt, auf welchen Wegen und durch wen die Weiterverarbeitung der Beschwerden erfolgen soll. Überdies ist festzulegen, auf welchem Weg (schriftlich, persönlich) und durch wen dem Beschwerdeführer geantwortet wird. Dieser Organisationsschritt ist notwendig, um die Sorgfalt und die Schnelligkeit der Bearbeitung zu sichern.

Letzter Punkt des Beschwerdemanagements ist die Beschwerdenalyse. Sie bietet dem Krankenhaus die Möglichkeit, Zusammenhänge, Probleme und Schwachstellen zu identifizieren und Veränderungsmassnahmen einzuleiten.

Vor dem Hintergrund des starken Informationswunsches der Patienten und natürlich auch der Öffentlichkeit ist es kein Wunder, dass der Ideenansatz eines „Krankenhausführers“ – analog einem Hotelführer – immer populärer wird. So verzeichnete eine Arzt-Informations-Hotline in München jeden Monat 600 Telefonate und E-Mails zum medizinischen Angebot in der Landeshauptstadt (79). Jeder fünfte Anrufer wünschte hierbei eine Auskunft zu Krankenhäusern.

Der Krankenhausführer als schriftliches Nachschlagewerk besitzt aus Sicht des Dienstleistungsmarketings die Funktion einer Werbeanzeige, unterstützt die Kommunikationspolitik der aufgeführten Häuser und ermöglicht es, über die dem Führer zu Grunde liegenden Qualitätsindikatoren Dienstleistungsqualität offen in ihrer Differenzierungsqualität darzustellen. Ebenso würde das Benchmarking unterstützt und so die Leistungsqualität der Krankenhäuser insgesamt verbessert (80) .

Hospital Customer Focus-Forschungsprogramm/Studienprojekt „Einstellungen von Entscheidern im Krankenhaus zu einer standardisierten Publikumsinformation über die Struktur und das Leistungsspektrum deutscher Krankenhäuser"

Wie das Konzept von Krankenhäusern gesehen wird, zeigen die Ergebnisse einer telefonischen Kurzbefragung bei insgesamt 230 Chef- und Oberärzten (Pilotphase: 100 Chef- und Oberärzte, (81):

- 28% der Befragten gaben an, dass es sich um eine grundsätzlich gute Idee handele,
- 47 % äusserten sich eher skeptisch-abwartend und
- 27% lehnten das Konzept vollkommen ab.

Die Befürworter setzen auf den positiven Öffentlichkeitseffekt, die Skeptiker bezweifeln, dass eine entsprechende Bewertungsmethodik gefunden werden wird.

Gerade der letztgenannte Punkt stellt die Voraussetzung für die grundsätzliche Machbarkeit dieses aus Kundensicht notwendigen Instrumentes dar. Ein Medium, das in der geschilderten Weise die Dienstleistungsmarketing-Arbeit des einzelnen Krankenhauses unterstützt, muss auf eindeutigen, konsensfähigen, definitorisch trennscharfen, praxisrelevanten und allgemeingültigen Beurteilungskriterien basieren. Zudem muss es den Charakter eines unabhängigen Informationsmediums besitzen und darf nicht einseitig einer interessenbezogener Marktregulierung oder der Entwicklung von einseitigen Normen und Vorgaben dienen.

3.3.5 Betreuung

Zur Gestaltung einer Atmosphäre, die dem Patienten das Gefühl von Zuwendung und Individualität vermittelt, werden Instrumente aus drei Bereichen in Kombination verwendet:

- **Umfeldfaktoren**

  Hierunter werden die Elemente (z. B. Architektur, Zimmerausstattung, Kleidung) und ihre Gestaltung (Farben, Formen, Grad der Sauberkeit etc.) zusammengefasst, die den äusseren Rahmen der Krankenhausleistung bestimmen. Aufgrund der Immaterialität der Krankenhausleistung sind sie für die Patienten ein entscheidender Anhaltspunkt, Rückschlüsse auf Qualität und Kompetenz des Hauses zu ziehen.
  Die Gestaltung der Umfeldfaktoren verfolgt das Ziel, Patienten eine Wohlfühlatmosphäre und Harmonie zu vermitteln

- **Organisation**

  Die Gestaltung der Abläufe, z. B. eine hotelrezeptionsähnliche Aufnahme, kurze Wartezeiten und ausreichende Besuchszeiten sowie eine Gesamtkoordination ohne permanenete Hektik unterstützt den Aufbau der Wohlfühlatmosphäre von innen heraus.

- **Mitarbeiter**

  Da Produktion und Marketing bei der Krankenhausleistung zusammenfallen, spielen die Mitarbeiter in bezug auf eine zuwendungsintensive und individuelle Betreuung der Patienten die entscheidende Rolle. Zuwendungsintensiv bedeutet dabei aber nicht zeitintensiv. Vielmehr geht es darum, mit engagiertem Verhalten, Einfühlungsvermögen und Kontaktfähigkeit, Rhetorik, Mimik und Gestik den Patienten das Gefühl von Zuwendung und Individualität zu geben. Hierbei spielt die Personalpolitik eine entscheidende Rolle, da eine entsprechende Auswahl, Schulung und Motivation der Mitarbeiter Grundvoraussetzung bildet.

Hospital Customer Focus-Programm
Arbeitsschritt 10: Gestaltung der Patientenzufriedenheit

Die folgenden Arbeitsblätter zeigen, wie die wichtigsten zur Gestaltung der Patientenzufriedenheit einsetzbaren Dienstleistungsmarketing-Instrumente dazu beitragen, die aus den Dienstleistungsmerkmalen resultierenden Aufgaben des Marketing-Managements zu erfüllen. Desweiteren wird aufgeführt, welche Instrumente zu welchem Zeitpunkt der prozessbezogenen Betrachtung des Krankenhausaufenthaltes einsetzbar sind. Die schattierten Felder der Matrix zeigen, welche Aufgaben durch das jeweilige Instrument am besten erfüllt werden. Je öfter ein Instrument in der Tabelle erscheint, desto grösser ist seine Gesamtwirkung. Die Arbeitsblätter können vor diesem Hintergrund dazu verwendet werden, Instrumente für das eigene Dienstleistungsmarketing-Konzept zu finden oder einen Marketing-Mix zu entwickeln.

Dienstleistungsmerkmal	**Immaterieller Charakter**		**Fehlende Lagerfähigkeit/Geringe Standardisierbarkeit**	**Fehlende Transport-Fähigkeit**	**Der Kunde als Teil des Produktionsprozesses**		**Mangelnde Reversibilität**
Marketing-Management – Aufgabe	Darstellung der Klinikleistung		Steuerung der Kapazitätsnachfrage	Positionierung der Krankenhaus-Leistung	Qualität abhängig von Patienten-Kooperation	Produktion und Marketing fallen zusammen	Das subjektive Risikoempfinden des einzelnen Patienten minimieren
Spezifizierte Management-Aufgabe	Anschaulich	Beschreibend-erklärend	Kommunikation des Angebotes an die relevanten Kunden	Erzeugung von Anziehungskraft	Information und Motivation	Personalqualifikation	Ängste nehmen
Abteilungsbroschüre	▨	▨	▨				▨
Anreisebeschreibung				▨			
Aufklärungs-Hilfen					▨		▨
Arztgespräch		▨		▨	▨	▨	▨
Aufnahmegespräch	▨			▨	▨	▨	▨
Beschwerde-Management				▨	▨	▨	
Begrüßungs-Schreiben		▨					▨
Fremdsprachenkenntnis					▨	▨	▨
Imagebroschüre	▨	▨	▨	▨			▨

Dienstleistungsmerkmal	**Immaterieller Charakter**		**Fehlende Lagerfähigkeit/Geringe Standardisierbarkeit**	**Fehlende Transport-Fähigkeit**	**Der Kunde als Teil des Produktionsprozesses**		**Mangelnde Reversibilität**
	Darstellung der Klinikleistung		Steuerung der Kapazitätsnachfrage	Positionierung der Krankenhaus-Leistung	Qualität abhängig von Patienten-Kooperation	Produktion und Marketing fallen zusammen	Das subjektive Risikoempfinden des einzelnen Patienten minimieren
	Anschaulich-bildlich	Beschreibend-erklärend	Kommunikation des Angebotes an die relevanten Kunden	Erzeugung von Anziehungskraft	Information und Motivation	Personalqualifikation	Ängste nehmen
Indikationsbroschüre			▨				▨
Klinikbroschüre	▨	▨	▨	▨			▨
Klinik-Kurzinformation	▨	▨	▨	▨			
Leitsystem	▨				▨		
Namensschilder				▨		▨	
Patientenbrief		▨			▨		
Patienten-Charta				▨	▨		
Patienten-Information	▨	▨			▨		▨
Patienten-Radio		▨		▨	▨		▨

Dienstleistungsmerkmal	**Immaterieller Charakter**		**Fehlende Lagerfähigkeit/Geringe Standardisierbarkeit**	**Fehlende Transport-Fähigkeit**	**Der Kunde als Teil des Produktionsprozesses**		**Mangelnde Reversibilität**
	Darstellung der Klinikleistung		Steuerung der Kapazitätsnachfrage	Positionierung der Krankenhaus-Leistung	Qualität abhängig von Patienten-Kooperation	Produktion und Marketing fallen zusammen	Das subjektive Risikoempfinden des einzelnen Patienten minimieren
	Anschaulich-bildlich	Beschreibend-erklärend	Kommunikation des Angebotes an die relevanten Kunden	Erzeugung von Anziehungskraft	Information und Motivation	Personalqualifikation	Ängste nehmen
Patienten-TV							
Patientenveranstaltung							
Patientenn-Zeitung							
Pflege-Gespräch							
Schwarzes Brett							
Video-Präsentation							
Visitenkarten-Kalender							
Wegweiser (Anfahrt)							

Abb. 75: HCF-Programm-Arbeitsblatt „Klassifizierungs- und Gestaltungsmatrix für Dienstleistungsmarketing im Bereich „Verständigung"

Dienstleistungsmerkmal	**Immaterieller Charakter**		**Fehlende Lagerfähigkeit/Geringe Standardisierbarkeit**	**Fehlende Transport-Fähigkeit**	**Der Kunde als Teil des Produktionsprozesses**		**Mangelnde Reversibilität**
	Darstellung der Klinikleistung		Steuerung der Kapazitätsnachfrage	Positionierung der Krankenhaus-Leistung	Qualität abhängig von Patienten-Kooperation	Produktion und Marketing fallen zusammen	Das subjektive Risikoempfinden des einzelnen Patienten minimieren
	Anschaulich bildlich	Beschreibend erklärend	Kommunikation des Angebotes an die relevanten Kunden	Erzeugung von Anziehungskraft	Information und Motivation	Personalqualifikation	Ängste nehmen
Ablauforganisation				▨			▨
Architektur				▨			
Artikulation						▨	
Ausstattung				▨			
Ablauforganisation					▨		
Besuchszeiten				▨			▨
Betriebsklima				▨		▨	
Blickverhalten						▨	
Diplomatie						▨	▨
Einstellung						▨	
Einfühlungsvermögen					▨	▨	▨
Engagement	▨				▨	▨	
Fachwissen	▨	▨			▨	▨	▨
Farben				▨			
Fragetechnik					▨	▨	▨
Freundlichkeit	▨				▨	▨	▨
Gestik						▨	
Interesse	▨				▨	▨	▨
Kleidung						▨	
Körperbewegung						▨	
Kontaktfähigkeit	▨				▨	▨	▨

Dienstleistungsmerkmal	**Immaterieller Charakter**		**Fehlende Lagerfähigkeit/Geringe Standardisierbarkeit**	**Fehlende Transport-Fähigkeit**	**Der Kunde als Teil des Produktionsprozesses**		**Mangelnde Reversibilität**
	Darstellung der Klinikleistung		Steuerung der Kapazitätsnachfrage	Positionierung der Krankenhaus-Leistung	Qualität abhängig von Patienten-Kooperation	Produktion und Marketing fallen zusammen	Das subjektive Risikoempfinden des einzelnen Patienten minimieren
	Anschaulich bildlich	Beschreibend erklärend	Kommunikation des Angebotes an die relevanten Kunden	Erzeugung von Anziehungskraft	Information und Motivation	Personalqualifikation	Ängste nehmen
Mimik							
Takt							
Umgangsformen							
Wartezeit							
Wortwahl							
Zuhören							

Abb. 76: HCF-Programm-Arbeitsblatt „Klassifizierungs- und Gestaltungsmatrix für Dienstleistungsmarketing im Bereich „Betreuung"

Im folgenden wird der Zusammenhang von Dienstleistungsmarketing-Merkmalen, Marketing-Managementaufgaben und Dienstleistungsmarketing-Prozessstufen für den Bereich „Verständigung“ dargestellt.

	Einweisung	Aufnahme	Aufenthalt	Entlassung
Immaterieller Charakter Darstellung der Klinikleistung – Anschaulich-bildlich – Beschreibend-erklärend	Anreisebeschreibung Abteilungsbroschüre Imagebroschüre Klinikbroschüre Klinik-Kurzbroschüre	Aufnahmegespräch Begrüßungsschreiben Klinikbroschüre Leitsystem Patientenzeitung Patienteninformation Video-Präsentation	Arztgespräch Beschwerdemanagement Indikationsbroschüre Leitsystem Patienteninformation Patienten-Radio Patienten-TV Patientenzeitung Pflegegespräch Schwarzes Brett	Patientenbrief
Fehlende Lagerfähigkeit/ Geringe Standardisierbarkeit Steuerung der Kapazitätsnachfrage – Kommunikation des Angebotes an die relevanten Kunden (mit den relevanten Krankheitsbildern)	Abteilungsbroschüre Imagebroschüre Indikationsbroschüre Klinikbroschüre Klinik-Kurzinformation Visitenkarten-Kalender	Klinikbroschüre	Indikationsbroschüre Aufklärungshilfen	
Fehlende Transportfähigkeit Positionierung der Krankenhaus-Leistung – Erzeugung von Anziehungskraft	Abteilungsbroschüre Anreisebeschreibung Imagebroschüre Klinikbroschüre Klinik-Kurzinformation Wegweiser	Aufnahmegespräch Namensschilder Patienten-Charta	Arztgespräch Beschwerdemanagement Namensschilder Patienten-Charta Patienten-Radio Patienten-TV Patienten-Veranstaltung	
Der Kunde als Teil des Produktionsprozesses (a) Qualität abhängig von Patienten-Kooperation – Information und Motivation b) Produktion und Marketing fallen zusammen – Personalqualifikation		Aufnahmegespräch Fremdsprachenkenntnis Leitsystem Patienten-Charta	Arztgespräch Aufklärungshilfen Fremdsprachen Leitsystem Namensschilder Patienten-Radio Patienten-TV Patientenveranstaltung Pflege-Gespräch	Fremdsprachen-kenntnis Patientenbrief
Mangelnde Reversibilität Das subjektive Risikoempfinden des einzelnen Patienten minimieren – Ängste durch Erklärungen nehmen	Abteilungsbroschüre Imagebroschüre Indikationsbroschüre Klinikbroschüre	Aufnahmegespräch Begrüßungsschreiben Fremdsprachenkenntnis Patienten-Information Patientenzeitung	Aufklärungshilfen Arztgespräch Fremdsprachenkenntnis Indikationsbroschüre Patienten-Information Patienten-Radio Patienten-TV Patientenzeitung Pflege-Gespräch	

Anschließend folgt eine Beschreibung von Dienstleistungsmarketing-Instrumenten aus dem Bereich „Verständigung"

Dienstleitungsmarketing-Instrument	Form	Details
Abteilungsbroschüre	Mehrseitiger Faltprospekt, meist DIN Lang Format	Beschreibung des Abteilungsprofils mit Angebot und Ansprechpartnern, Dialogfunktion über integrierte Postkarte
Anreisebeschreibung	Faltblatt, meist DIN lang	Beschreibung der Anreise mit den verschiedenen Verkehrsmitteln, ergänzt um Lageplan und Kurzinformation zum Krankenhaus oder zur Abteilung
Aufklärungshilfen	Faltblätter, Checklisten und Schaubilder	Erklärung von Krankheiten, Diagnose- und Therapiemassnahmen in patientengerechter Form (Begriffe, Darstellungen)
Arztgespräch	Die Kontakte zwischen Arzt und Patient	Auf die jeweilige prozess- und personenbezogene Situation ausgerichtete Informationsvermittlung in patientengerechter Form (Begriffe, Darstellungen)
Aufnahmegespräch	Die Kontakte des Personals mit dem Patienten während der Aufnahmephase	Empfang und Orientierungshilfe für den Patienten, Integration in den Krankenhausablauf, Angehörigen-Betreuung
Beschwerde-management	Institutionalisierung eines Procederes für ein kundenorientiertes Management unzufriedener Patienten	Entgegennahme, Bearbeitung und Beantwortung von Beschwerden im Rahmen eines Konzeptes zur Organisation der Verantwortlichkeiten
Begrüßungsschreiben	Brief, ein- oder zweiseitig	Begrüssung des Patienten, Wünsche für einen angenehmen Aufenthalt, Verweis auf Personal und Materialien für weiterführende Informationen

Fremdsprachenkenntnis	Fähigkeit der Mitarbeiter, sich mit ausländischen Patienten in deren Sprache zu verständigen	Notwendige Einrichtung für Häuser mit schwerpunktmässig ausländischen Patienten
Imagebroschüre	Broschüre, meist DINA 5	Selbstdarstellung des Krankenhauses, in der alle Leistungselemente so aufbereitet und zusammengestellt werden, dass ein gewünschter Gesamteindruck (Image) entsteht
Indikationsbroschüre	Broschüre, DIN A4- oder DIN A5-Format	Patientengerechte Beschreibung einzelner Krankheitsbilder
Klinikbroschüre	Broschüre, meist DIN A5	Darstellung der Fakten der Klinikleistung, Übersicht der relevanten Ansprechpartner
Klinik-Kurzinformation	Faltblatt oder Karte	Vermittlung der Inhalte der Klinik-Broschüre
Leitsystem	Orientierungs- und Organisationssystem aus Farben, Formen	Hilfestellung für Patienten und Besucher, Nutzung farbpsychologischer Prinzipien
Namensschilder	Kittelschilder	Personifizierung der Mitarbeiter
Patientenbrief	Brief, ein- oder zwei seitig	Patientengerechte Kurzdarstellung der Untersuchungs- / Behandlungsergebnisse zum Ende des Krankenhausaufenthaltes
Patienten-Charta	Aushängetafel, auch Abdruck in Patien teninformation oder Patientenzeitung	Die Formulierung der Kundenphilosophie des Krankenhauses als Selbstverpflichtung
Patienten-Information	Broschüre, DIN A5	Zusammenstellung aller für den Patienten wichtigen Informationen über den Krankenhausalltag

Patienten-Radio	Zentrales Radiopro gramm eines Kran kenhaus-Radiosenders	Mischung aus Unterhaltung und krankenhausspezifischen Themen
Patienten-TV	Zentrales TV-Programm eines Krankenhaus-Fernsehsenders	Mischung aus Unterhaltung und krankenhausspezifischen Themen
Patienten-Veranstaltung	Information von Patienten in Gruppen	Zusammenführung von Patienten mit gleichem Krankheitsbild in Kleingruppen, Einsparung individueller Erklärungszeit, Nutzung gruppendynamischer Prozesse
Patientenzeitung	DIN A4 oder DIN A 3-Format	Aufbereitung krankenhauspolitischer, – individueller und patientenbezogener Themen in Zeitungsform
Pflege-Gespräch	Die Kontakte zwischen Arzt und Pflegepersonal	Auf die jeweilige prozess- und personenbezogene Situation ausgerichtete Informationsvermittlung in patientengerechter Form (Begriffe, Darstellungen)
Schwarzes Brett	Aushang an zentralen Orten im Kranken	Präsentation aktueller Informationen
Video-Präsentation	Endlos-Vorführung eines Krankenhaus-Image-Videos im Foyer oder an an zentralen Orten	Umsetzung der Imagebroschüre in audiovisueller Form
Visitenkarten-Kalender	Jahreskalendarium mit Krankenhauskurzprofil	Abgabeartikel mit Erinnerungsfunktion,
Wegweiser (Anfahrt)	Beschilderung im Innenstadtbereich und auf dem Klinikgelände	abzustimmen mit Anreiseskizze
Zufriedenheitsbefragung	Patientenbefragung, schriftlich	Ergänzung zum Beschwerdemanagement, kontinuierliche Kontrolle der Patienten-

3.3.6 Prozessorientierte Sicht

Bei der Gestaltung der Zufriedenheit von Patienten muss in Bezug auf die Gestaltungsfaktoren auch die prozessorientierte Sichtweise – von der Einweisung bis zur Entlassung – berücksichtigt werden. In Abhängigkeit von der jeweiligen Prozessstufe stehen unterschiedliche Dienstleistungsmerkmale für ihn im Vordergrund, die im Rahmen des Dienstleistungsmarketing-Management durch den Einsatz geeigneter Instrumente berücksichtigt werden müssen.

3.4 Dienstleistungsmarketing für die Zielgruppe „einweisender niedergelassener Arzt"

3.4.1 Grundlagen

Viele niedergelassene Ärzte sind – entgegen den vor allem in der Presse verbreiteten Behauptungen über eine tiefe gegenseitige Abneigung der beiden Bereiche – bei entsprechenden Signalen aus dem Krankenhaus bereit, eine intensivere Beziehung einzugehen. Voraussetzung ist für sie dabei vor allem ein verlässliches Miteinander. Dieses Miteinander ist dabei als Prozess zu sehen, bei dem beide Seiten voneinander profitieren.

So ist die Qualität der Leistung einer Klinik, in die ein niedergelassener Arzt seine Patienten einweist, unmittelbar für das Image des ambulanten Kollegen bei diesen Patienten bestimmend. Ist diese Leistung insgesamt gut, rechnet der Patient sie zu einem grossen Teil auch dem niedergelassenen Arzt an, der ihn dorthin überwiesen hat. Ist die Patientenerfahrung negativ, wird in vielen Fällen dem Niedergelassenen seine Empfehlung als Fehlentscheidung angerechnet. Dies kann im schlimmsten Fall zum Arztwechsel führen. Diesem Effekt wird in der Zusammenarbeit von Klinik und Praxis noch viel zu wenig Beachtung geschenkt.

Die andere Seite des Miteinanders besteht in dem Nutzen, den das Krankenhaus aus der Zufriedenheit eines einweisenden niedergelassenen Arztes mit seiner Leistung erhält. Ist der Einweiser mit der Ausführung der von ihm an das Krankenhaus delegierten Leistung zufrieden, wird er seine Einweisungsentscheidung wiederholen. Ergänzt und verstärkt wird seine Meinung durch die Rückmeldung des Patienten. Abb. 75 zeigt die Zusammenhänge im Überblick.

Auf diese Weise können gleichzeitig Stammkunden aufgebaut, die Zuweisungen im Hinblick auf die gewünschten Indikationen und Krankheitsbilder gesteuert und Rationalisierungsspielräume genutzt werden. Nicht zuletzt sichert eine kontinuierliche Zusammenarbeit die Unternehmensgrundlage des Krankenhauses über die kalkulierbare Verstetigung des Patientenzuflusses.

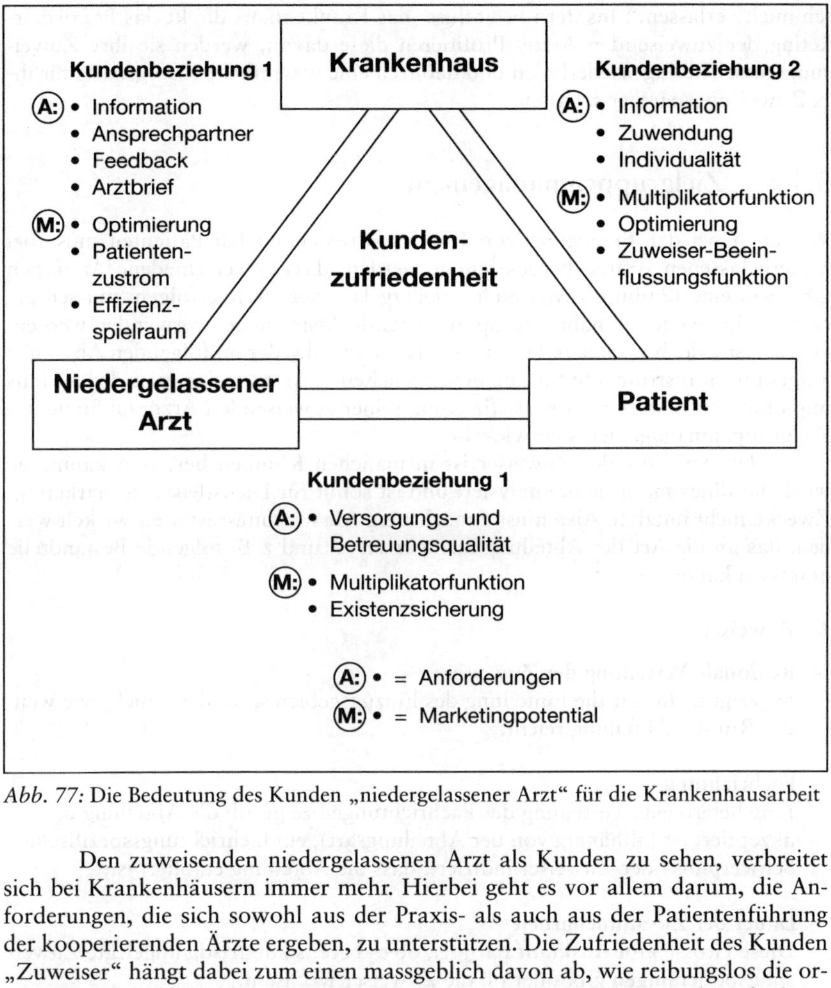

Abb. 77: Die Bedeutung des Kunden „niedergelassener Arzt" für die Krankenhausarbeit

Den zuweisenden niedergelassenen Arzt als Kunden zu sehen, verbreitet sich bei Krankenhäusern immer mehr. Hierbei geht es vor allem darum, die Anforderungen, die sich sowohl aus der Praxis- als auch aus der Patientenführung der kooperierenden Ärzte ergeben, zu unterstützen. Die Zufriedenheit des Kunden „Zuweiser" hängt dabei zum einen massgeblich davon ab, wie reibungslos die organisatorische und informatorische Komponente der Zusammenarbeit funktioniert, zum anderen kommt es auf die Art der Rückmeldung durch die zugewiesenen Patienten an. Das Krankenhaus führt die durch den überweisenden Arzt delegierten Leistungen aus, die Patienten übertragen ihre subjektive Bewertung dieser Lei-stungen auf den zuweisenden niedergelassenen Arzt. Sind sie unzufrieden, trägt der Zuweiser aus ihrer Sicht zumindest eine Mitverantwortung, wenn er das jeweilige Haus empfohlen hat. Diese Unzufriedenheit führt nicht wenigen Fällen zu einem Wechsel der Praxis. Andererseits kommen professionelle Leistungserbringung und kundenfreundliche Behandlung dem zuweisenden Arzt zugute: „Mein Hausarzt hat mich in eine wirklich gute Klinik überwiesen. Auf ihn kann ich mich verlassen." Insofern beeinflusst das Krankenhaus direkt das Praxismarketing der zuweisenden Ärzte. Profitieren diese davon, werden sie ihre Zuweisungsentscheidung wiederholen und dadurch eine wesentliche Erfolgsbasis für ihre Zuweisungspartner schaffen.

3.4.2 Zielgruppenmanagement

Wie auch bei der Erzeugung von Kundenzufriedenheit bei Patienten muss bei niedergelassenen Ärzten berücksichtigt werden, dass es verschiedene Arzttypen gibt. Soll eine Bindung zuweisender niedergelassener Ärzte erfolgen, müssen geeignete, im weiteren näher zu spezifizierende Instrumente verwendet werden. Hierbei ist jedoch wieder zu beachten, dass nicht jedes der im folgenden Abschnitt aufgeführten Instrumente für alle niedergelassenen Ärzte geeignet ist. Jedes Haus muss für sich Kriterien zu Klassifizierung seiner zuweisenden Ärzte im Sinne des Zielgruppenmanagements entwickeln.

Die Struktur der Zuweiser ist in manchen Kliniken bereits bekannt, sie wird allerdings meist nicht analysiert und ist somit für Dienstleistungsmarketing-Zwecke nicht nutzbar. Also muss zunächst ein Auswertungsraster entwickelt werden, das an die Art der Abteilung anzupassen ist und z. B. folgende Bestandteile umfassen kann:

A. Zuweiser

- **Regionale Verteilung der Zuweiser**
  Sie zeigt nicht nur die Einteilung des Einzugsgebietes, sondern auch, wie weit der Ruf der Abteilung reicht.

- **Fachrichtung**
  Eine heterogene Verteilung der Fachrichtungen zeigt, ob die Abteilung breit akzeptiert ist (abhängig von der Abteilungsart), ein fachrichtungsspezifischer Schwerpunkt der Zuweiser indiziert, dass die Abteilung etabliert ist.

- **Dauer der Zusammenarbeit**
  Diese Grösse gibt Auskunft darüber, ob es bereits langfristig angelegte Zuweisungsbeziehungen gibt oder ob die Zuweiser wechseln.

- **Praxisdaten**
  - Fachrichtung, Zusatzbezeichnungen
  - Schwerpunkt, Praxisprofil
  - Art der Praxis (Einzel-, Gemeinschaftspraxis, Praxisgemeinschaft)
  - Grösse der Praxis
  - Diagnostische und therapeutische Ausstattung
  - Phase (Aufbauphase oder etablierte Praxis)
  - Wirtschaftliche Situation

- **Praxiseinschätzung**
  - Ruf der Praxis
  - Fachliches Knowhow
  - Möglichkeit, komplementäre Aufgaben zu übernehmen
  - Kooperationsbereitschaft

B. Zuweisungen

- **Zuweisungs-Gesamtanalyse**
  - absolute / relative Häufigkeit der Zuweisungen gesamt für einen Betrachtungszeitraum
  - absolute / relative Häufigkeit der Zuweisungen je Zeiteinheit, z. B. Monat
  - absolute / relative Häufigkeit der Zuweisungen je Indikation
- **Zuweisungs-Einzelanalyse**
  - absolute / relative Häufigkeit der Zuweisungen gesamt je Zuweiser für einen Betrachtungszeitraum
  - absolute / relative Häufigkeit der Zuweisungen je Zuweiser je Zeiteinheit, z. B. Monat
  - absolute / relative Häufigkeit der Zuweisungen je Zuweiser je Indikation
- **Regionalanalyse**
  - regionale Verteilung der Zuweisungen, absolute / relative Häufigkeit nach Regionalkriterien

C. Patientenanalyse

- **Art der zugewiesenen Patienten**
  - Indikation,
  - Alter, Geschlecht,
  - Kassenzugehörigkeit
  - etc.

Zielsetzung der Zuweiseranalyse ist die Bildung von Zielgruppen in Form von Zuweiserklassen. Ein Ansatz wurde bereits zu Beginn vorgestellt: hier erfolgte die Differenzierung der Zuweiser nach dem Merkmal „Zuweisungsintensität" und drückte sich in einer A-B-C-Charakterisierung aus (Häufig-, Mittel- und Wenig-Zuweiser).

Ein anderer Ansatz besteht in einer Zielgruppenbildung mit Hilfe von zwei Merkmalen. Hierbei wird der Zuweisungsintensität eine zweite Dimension zur Seite gestellt, beispielsweise die Kooperationsbereitschaft der zuweisenden Ärzte. Auf diese Weise lassen sich dann die Kundentypen definieren, die mit unterschiedlichen Konzepten bearbeitet werden müssen.

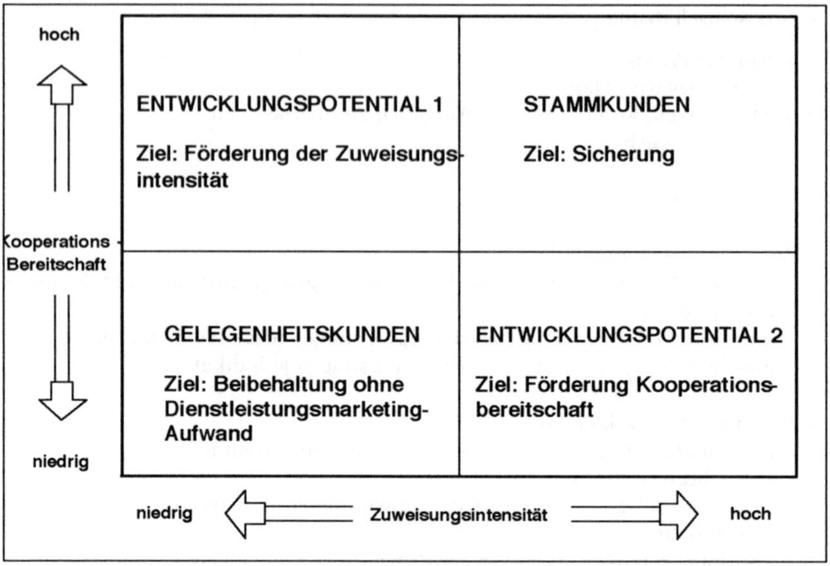

Abb. 78: Zielgruppenbildungs-Portfolio „Zuweiser“

3.4.3 Die Einstellung von zuweisenden niedergelassenen Ärzten zu Befragungen durch das Krankenhaus

Sind die Ermittlung der Patientenzufriedenheit und die Analyse der sie bestimmenden Faktoren in der Krankenhauspraxis auch noch nicht sehr weit verbreitet, werden aber grundsätzlich als unproblematisch realisierbar angesehen, so trifft das ebenfalls auf den Kunden „zuweisender niedergelassener Arzt“ zu. Wohlwissend, dass die zuweisenden niedergelassenen Ärzte als „gatekeeper“ den Patientenfluss in das Krankenhaus bestimmen und vor allem dafür verantwortlich sind, dass die dem Leistungsspektrum entsprechenden Fälle zugewiesen werden, besteht doch eine grosse Reserviertheit seitens der Krankenhausärzte, mit ihren ambulanten Kollegen in einen „kritischen Dialog“ zu treten.

Nach den Gründen gefragt, führen Klinikärzte meist zwei Punkte an:

- die Befragung niedergelassener Ärzte gestalte sich abwicklungstechnisch schwierig, da der schriftliche Weg gewählt werden müsse und dies die interne Organisation vor Probleme stelle,
- Erfahrungen der Vergangenheit mit Einladungen niedergelassener Ärzte zu Fortbildungsveranstaltungen hätten gezeigt, dass nur wenige niedergelassene Ärzte selbst für ein hochwertiges Angebot aktivierbar seien und darum eine Befragung kaum erfolgreich sein könne.

Die Ermittlung der Zufriedenheit einweisender niedergelassener Ärzte gestaltet sich in der Tat schwieriger als die von Patienten. Vor allem fehlt die Möglichkeit, den Fragebogen in direktem Austausch mit dem zu Befragenden zu übergeben, sondern erfordert eine schriftliche oder telefonische Durchführung. Ist die Befragung adäquat vorbereitet, kann auf dem schriftlichen Weg eine durchschnittliche Rücklaufquote von 40% erreicht werden, bei telefonischer Befragung besteht eine durchschnittlich 60%ige Auskunftsbereitschaft. Vergleicht man diese Zahlen mit Direktwerbeaktionen anderer Branchen, liegt hier die durchschnittliche Rücklaufquote bei 10% bis 20%.

Hospital Customer Focus-Forschungsprogramm/Studienobjekt „Beurteilung und Akzeptanz von Krankenhausbefragungen aus der Sicht niedergelassener Ärzte"

Eine „adäquate Gestaltung" bedeutet zunächst eine auf die Zielgruppe ausgelegte Gestaltung der Befragungsunterlage. Im Anschluss an eine Pilotstudie (82) wurden 360 niedergelassene Ärzten befragt, die bereits an methodisch unterschiedlichen Befragungen verschiedener Kliniken teilgenommen hatten. Folgende Punkte wurden untersucht:

Information zur Befragungsaktion (im Begleitbrief oder telefonisch)
1 Umfang
2 Verständlichkeit
3 Beantwortungsmöglichkeit von Rückfragen

Fragebogen
4 Umfang des Bogens (Anzahl Fragen)
5 Verständlichkeit der Fragen
6 Übersichtlichkeit des Bogens
7 Platz zum Ausfüllen

Erklärung zum Ausfüllen des Bogens
8 Umfang und Detailliertheit
9 Verständlichkeit

Die Ergebnisse in Abb. 79 zeigen die Schwächen vieler derzeitig praktizierter Untersuchungen: Bemängelt werden der (zu geringe) Umfang der zur Erklärung der Aktion gegebenen Informationen (1), die Rückfragemöglichkeiten (3) sowie der Umfang der Fragebögen. Die befragten Ärzte halten aber – trotz aller Kritik – den Grundgedanken solcher Befragungen für gut. Sie sind – so die zentrale Aussage -Ausdruck eines aktiven Zugehens der Kliniker auf den niedergelassenen Bereich und eröffnen Möglichkeiten zum Dialog („Dies ist ein kooperationsorientiertes Krankenhaus").

Die qualitativen Kommentare der Befragten befassen sich in der Hauptsache kritisch damit, dass die Zielsetzung meist nicht ausführlich dargelegt wird und

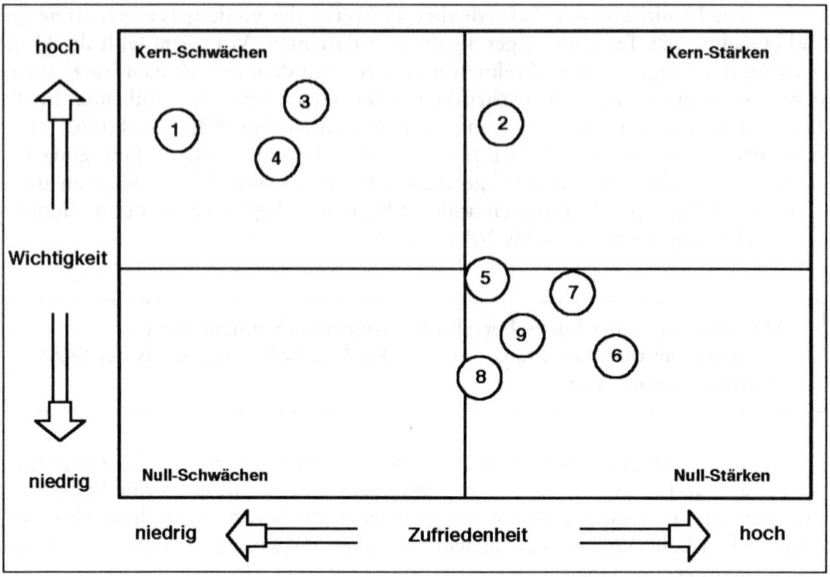

Abb. 79: Stärken-Schwächen-Portfolio von Einweiserbefragungen

Folgeaktionen zu den Umfragungen (z. B. Feedback in Form einer schriftlichen Kurzzusammenfassung der Ergebnisse oder eine Informationsveranstaltung) meist fehlen. Dieses Ausbleiben führt natürlich dazu, dass die Bereitschaft zu weiteren Auskünften sinkt .

Hospital Customer Focus-Programm
Arbeitsschritt 11: Analyse der Zuweiserzufriedenheit

Im folgenden wird eine Hilfestellung zur Formulierung der Fragen an zuweisende niedergelassene Ärzte gegeben.

Krankenhaus-Leistung

Leistungsangebot	– Art – Umfang – Qualität – Kapazitäten – Zukunftsentwicklung

Apparative Ausstattung	– Art – Entwicklungsperspektive
Ressourcen-Ausstattung	– Personal – Qualifikation
Qualität	– Medizinische Qualität – Pflegerische Qualität – Maßnahmen des Qualitätsmanagements
Patientenbetreuung	– Information – Kommunikation – Zuwendung – Individualität – Komfort – Service

Generelles Funktionieren	– Information und Kommunikation – Verfügbarkeit von Ansprechpartnern
Erreichbarkeit	– persönliche Erreichbarkeit der Ansprech partner – telefonische Erreichbarkeit der Ansprech-partner
Zusammenarbeit	– Generelle Organisation der Zusam-menarbeit (Absprachen, Routinen, etc.)
Wartezeiten	– Wartezeit auf einen Termin – Wartezeit auf Feedback – Wartezeit auf Arztbrief

Allgemein	– Freundlichkeit – Kommunikationszeiten – Organisiertheit – Flexibilität
Diagnose und Therapie	– Anerkennung der Vorleistungen – Absprachemöglichkeit

Information

Über die Klinik	– Allgemein – Leistungen – Zusatzangebote – Patientenpotential
Zu den Abläufen	– In der Klinik allgemein – Tagesablauf (z. B. Arztvisiten, Besuchszeiten, etc.) – Arztvisiten (Dauer, Häufigkeit, Abwicklung) – Information zur poststationären Zeit
Ansprechpartner	– Verfügbarkeit – Benennung – Erreichbarkeit – Betreuungsqualität
Ärzte	– Fachliches Können – Behandlungserfolge – Komplikationsraten
Pflegepersonal	– Fachliches Können
Veranstaltungen	– Gewünschte Art – Zufriedenheit mit bisherigen Veranstaltungen

Attraktivität des Krankenhauses

Highlights	– Dinge, die besonders gut gefallen haben – Empfehlung des Krankenhauses an Patienten – Erneute Inanspruchnahme, falls notwendig
Lowlights	– Dinge, die besonders mißfallen haben

Entlassung, Nachbetreuung

Zeitpunkt	– Rechtzeitige Ankündigung Richtiger Zeitpunkt
Organisation	– Wartezeit

Information für poststationäre Zeit	– Wichtige Anzeichen zur Beobachtung der Krankheit – Medikamente und deren Einnahme – Körperliche Belastbarkeit bzw. gesundheitsschädigendes Verhalten – die Anschlußbehandlung

Auswahlentscheidung

Entscheidungsgrund	– Empfehlung von Kollegen – Empfehlung von Patienten – Eigene Erkenntnis – Sonstige Gründe

3.4.4 Die Faktoren der Zufriedenheit des Kunden „Niedergelassener Arzt"

Richtung und Umfang einer Gestaltung der Zuweiserzufriedenheit im Rahmen eines Dienstleistungsmarketing-Konzeptes leitet sich zunächst aus der Beantwortung folgender Fragen ab, z. B.:

- In welcher Unternehmensphase befindet sich das Krankenhaus / die Abteilung?
- Wie sieht die daraus abgeleitete Krankenhaus- / Abteilungsstrategie aus?

Hospital Customer Focus-Forschungsprogramm / Studienprojekt „Anforderungen zuweisender niedergelassener Ärzte an die Dienstleistung des Krankenhauses"

- Welche Kooperations- bzw. Zuweisungsstrategie verfolgt das Krankenhaus / die Abteilung in diesem Rahmen, z. B.
  - Soll die Kontinuität der Zuweisungen beibehalten werden? (Bindungsstrategie)
  - Soll die Anzahl der Zuweisungen gesamt erhöht werden? (Expansionsstrategie)
  - Soll die Anzahl der Zuweiser konstant bleiben, jedoch die Anzahl zugewiesener Patienten je Zuweiser erhöht werden? (Intensivierungsstrategie)
  - Soll eine Auswahl von Zuweisern und Patienten nach bestimmten Kriterien erfolgen? (Konzentrationsstrategie)
  - Soll die regionale Verteilung der Zuweiser verändert werden?

Sind diese Punkte geklärt, beginnt die Pragmatik: „Was können wir denn tun, um unsere Zuweiser intensiver an uns zu binden?" „Das wird ja wohl alles mit viel Arbeit verbunden sein?" Zur Beantwortung dieser Frage vieler Ärzte, die ihre Abteilungsarbeit durch eine engere Zusammenarbeit mit niedergelassenen Ärzten auf eine solidere Basis stellen wollen, ist es sinnvoll, zunächst einen Blick auf möglichst konkrete Anforderungen zu werfen, die diese an die Krankenhausarbeit stellen (Abb. 78).

Zu diesem Zweck werden aus der Meta-Analyse (83) der Ergebnisse verschiedener Zuweiserbefragungen (26 Abteilungen, 1845 niedergelassene Ärzte) von Krankenhäusern die Kern-Schwächen herangezogen. Sie sind die aus Sicht der Niedergelassenen existierenden Schwachpunkte der Zusammenarbeit. Untersucht werden:

1 Ruf des Krankenhauses
2 Regionale Nähe
3 Positive Rückmeldung durch Patienten
4 Art und Umfang des Leistungsangebotes
5 Apparative Ausstattung
6 Medizinische Qualität
7 Pflegerische Qualität
8 Zuwendung und Menschlichkeit
9 Information der Patienten
10 Zimmerausstattung
11 Sauberkeit im sanitären Bereich
12 Qualität / Auswahl des Essens
13 Aufenthaltsräume / Cafeteria
14 Freizeitangebote
15 Detaillierte Information über das Haus
16 Persönlicher Kontakt zu behandelnden Ärzten
17 Enge Abstimmung von Diagnosen und Therapien
18 Telefonische Erreichbarkeit der ärztlichen Ansprechpartner
19 Feedback während des Aufenthaltes
20 Schneller Entlassungsbrief
21 Fortbildungsangebote

Die im Portfolio dargestellte Konstellation zeigt zwei Bereiche: zum einen bemängeln sie die ausbleibende positive Rückmeldung durch die Patienten (3), die ihren Grund vor allem in mangelnder Zuwendung und Menschlichkeit (8) sowie unzureichender Information der Patienten (9) hat.

Zum zweiten besteht eine deutliche Unzufriedenheit mit der bislang seitens der Krankenhäuser angebotenen Kooperation: die Informationen über die Häuser sind unzureichend (15), der persönlicher Kontakt zu behandelnden Ärzten fehlt (16), sie sind telefonisch nur schwer erreichbar (18) und vermitteln nur in seltenen Fällen ein Feedback während des Aufenthaltes (19). Ausserdem wird die fehlende enge Abstimmung von Diagnosen und Therapien (17) sowie der verzögerte Entlassungsbrief (20) aufgeführt.

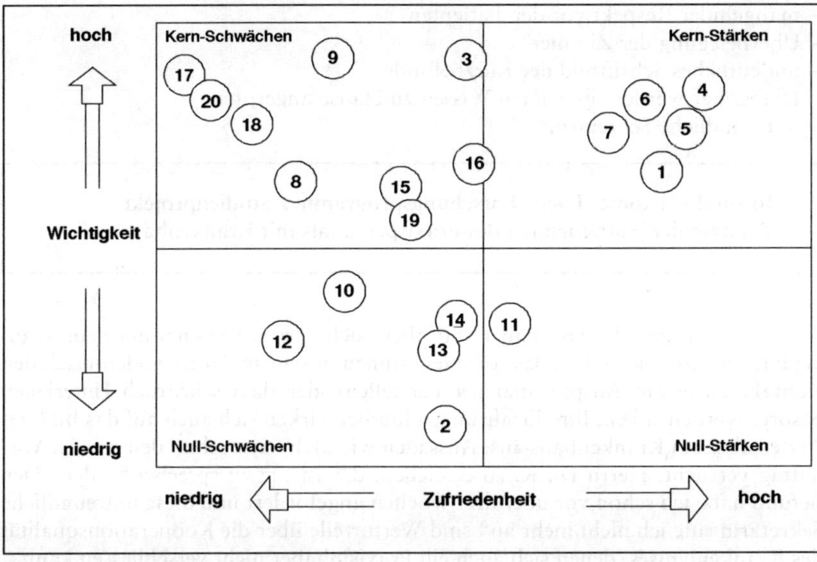

Abb. 80: Portfolio der Anforderungen niedergelassener zuweisender Ärzte an das Krankenhaus

Wie niedergelassene Zuweiser ihre Kritik und ihre Forderungen formulieren, zeigen folgende Zitate (Antworten auf die Frage: „Welche Dinge gefallen Ihnen in der Zusammenarbeit mit unserer Abteilung nicht, worüber haben Sie sich schon einmal geärgert?"

- keine Rückmeldung, was mit Akutpatienten geschieht
- Kompressionsverbände häufig schlampig
- wechselnde Ansprechpartner
- Zeit- und Terminnot
- Patienten hatten keine Bezugsperson
- Patienten beschweren sich über schlechtes Betriebsklima
- Ärzte stellen sich nicht vor, man weiss am Telefon nicht, mit wem man es zu tun hat
- lange Wartezeit auf Arztbrief
- unkritische Originalpräparate-Verordnung
- unnötige Änderung der Arznei
- bei Nikotinabusus kein Gespräch oder Hilfe angeboten
- Therapievorschläge im Entlassungsbrief
- Patienten kommen unzufrieden zurück, gaben an, sie seien „abgefertigt worden"
- lange Wartezeit am Telefon
- schlampige Diagnostik
- Patienten beklagen sich über mangelnden Service

- mangelnder Respekt vor den Patienten
- Überbelegung der Zimmer
- undeutliches Schriftbild der Kurzbefunde
- Diabetiker werden ohne mein Wissen zu Hause angerufen
- unfreundliche Sekretärin"

Hospital Customer Focus-Forschungsprogramm / Studienprojekt „Analyse der Zufriedenheit des Praxispersonals mit Krankenhäusern"

Neben dem Praxisinhaber tritt aber auch dessen Personal mit dem Krankenhaus in Kontakt, sei es, dass die Helferinnen in seinem Auftrag telefonisch den Kontakt zu einem Ansprechpartner herstellen oder dass schriftlich Unterlagen besorgt werden sollen. Ihre Erfahrungen hierbei wirken sich auch auf das Bild des Arztes über ein Krankenhaus aus. Aussagen wie „Ich habe schon den ganzen Vormittag versucht, Herrn Dr. K. zu erreichen, der ist nie zu sprechen" oder „Den Befund habe ich schon vor über drei Wochen angefordert und diese unfreundliche Sekretärin rufe ich nicht mehr an" sind Werturteile über die Kooperationsqualität des Krankenhauses, denen sich auch ein Praxisinhaber nicht verschliessen kann.

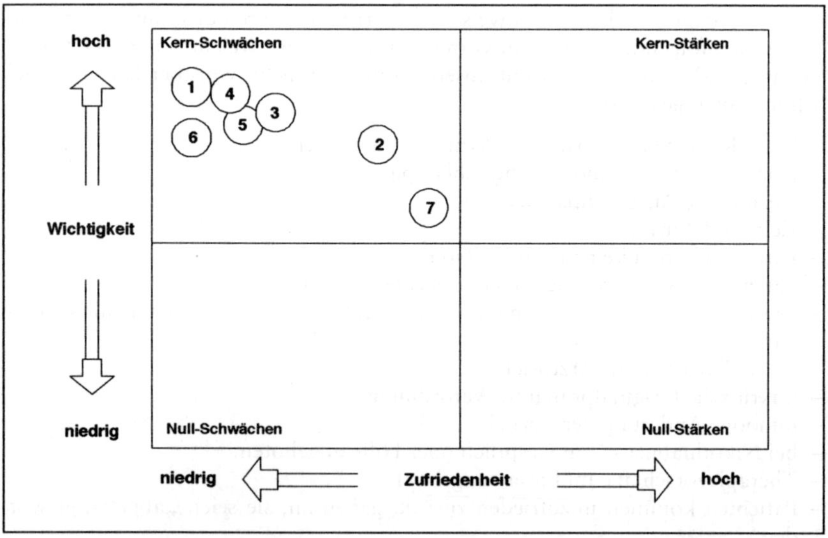

Abb. 81: Befragungsergebnisse

Wie Helferinnen die Krankenhausarbeit bewerten, zeigen die Ergebnisse einer Pilotuntersuchung bei 190 Arzthelferinnen (84) (Abb. 81), die einen dringend notwendigen Handlungsbedarf belegen. Untersuchungsparameter sind:

1 Erreichbarkeit des gewünschten Ansprechpartners
2 Freundlichkeit der Kontaktperson
3 Auskunftsbereitschaft der Kontaktperson
4 Hilfsbereitschaft
5 Einhaltung von Zusagen (z. B. Zusendung von Unterlagen)
6 Schnelligkeit der Verfügbarkeit von Unterlagen
7 Persönlicher Kontakt

3.4.5 Kooperation

Die treibende Kraft einer Kooperation ist die Abstimmung und Integration von ökonomischen Aspekten und Dienstleistungen, um das Beste aus den gesetzten Rahmenbedingungen zu machen. Die Organisationsform der Kooperation besteht in einem weiten Spektrum, beginnend bei einer lose vereinbarten Zusammenarbeit bis hin zu einer klar definierten Aufgabenteilung.

Der Begriff „Kooperation" beinhaltet insgesamt vier Aspekte, die die Zusammenarbeit von Klinik und niedergelassenen Ärzten bestimmen: Zunächst betrifft er die medizinische Leistung im Sinne einer bestmöglichen Ausführung der von niedergelassenen Arztes an das Krankenhaus delegierten Aufgabe. Hinzu kommt der organisatorische Aspekt, der die Reibungslosigkeit in zeitlicher, ablauforganisatorischer und kommunikativer Sicht, sowohl für den Arzt als auch für den betroffenen Patienten, umfasst. Der dritte Aspekt ist auf den Umgang mit dem Patienten im Krankenhaus (Zuwendung, Information, Service) gerichtet, gefolgt von der ökonomischen Komponente, die sich auf die Faktoren Zeit, Ressourceneinsatz und Honorierung (im Sinne der Leistungsaufteilung bezieht).

Hospital Customer Focus-Forschungsprogramm / Studienprojekt „Analyse des Dienstleistungsmarketing-Instrumentes ‚Arztbrief' aus der Sicht niedergelassener Ärzte"

Im folgenden wird speziell die Dimension „Kommunikation" des organisatorischen Aspektes näher beleuchtet. Die folgenden Ergebnisse einer Untersuchung (85) zum Kooperationsverhalten von 65 Krankenhausabteilungen der Inneren Medizin basiert auf dem Befragungsdesign einer Untersuchung bei Gefäßchirurgischen Abteilungen (86). Sie geben einen Einblick in das derzeit praktizierte Informations- und Kommunikationsverhalten, den aufgeführten Prozentuierungen liegen Doppelnennungen zugrunde:

Kommunikationsarten

Fruchtbare Kooperationen leben von Informationen und Kommunikation. Optimal ist dabei eine Mischung aus persönlichen und unpersönlichen Kontakten, die der Kooperation die Anonymität nehmen und kooperationsfördernde Effekte wie Kennenlernen und Verständnis unterstreichen.

Der „klassische Weg" zur Übermittlung patientenbezogener Informationen in der Praxis ist jedoch – nach wie vor – die Verwendung schriftlicher Medien, in der Hauptsache des Arztbriefes (82%), gefolgt von – selteneren – telefonischen Kontakten (32%). Telefax, obgleich überall vorhanden, wird nur in 12% der Fälle eingesetzt.

Der Austausch von Informationen funktioniert um so besser, je mehr das gemeinsame Vorgehen abgestimmt ist. Die Untersuchung hierzu ergab, dass es für auf die Durchführung diagnostischer Massnahmen nur bei 19% der befragten Abteilungen Abstimmungsroutinen gibt. Diese konzentrieren sich zudem nur auf einen kleinen Kreis zuweisender Ärzte, nach Angaben der Kliniker etwa auf 10%. Regelungen zur Information der einweisenden Ärzte während der Zeit des Krankenhausaufenthaltes existieren bei 13% der befragten Abteilungen und auch nur mit ca. 8% der Zuweiser.

Bezüglich der poststationären Versorgung mit Medikamenten und der Durchführung von Therapiekontrollen liegt der Prozentsatz bei 23%, wiederum konzentriert auf durchschnittlich 25% der Einweiser.

Kommunikationshilfen

Abstimmungsvorgänge sind um so leichter zu realisieren, wenn sie durch Kommunikationshilfen unterstützt werden. Hierbei kann es sich um Checklisten oder Ablaufpläne handeln, die eine allgemeine Orientierung und Verbindlichkeit in das Miteinander bringen. Ein Einsatz dieser arbeitserleichternden Hilfen erfolgt aber nur in 10% der Fälle, vorzugsweise im Bereich der Diagnostik und der Patientenführung.

Die Kommunikation mit dem Krankenhaus wird für niedergelassene Ärzte zusätzlich durch einen zentralen Ansprechpartner erleichtert. 60% der Abteilungen dieser Untersuchungen verfügen über eine solche Institution, relativiert wird dieser Wert allerdings durch einen Blick auf die Verfügbarkeit. 73% geben an, dass sich die Kontaktmöglichkeit nur auf bestimmte Sprechzeiten konzentriert.

Zusammenarbeit ist um so effizienter, je mehr man voneinander weiss. Niedergelassenen Ärzten stehen viele Möglichkeiten offen, sich vor Ort einen Eindruck zu verschaffen. Die Untersuchung ging vor diesem Hintergrund auch der Frage nach, ob Krankenhausärzte ihrerseits die Praxen ihrer ambulanten Kollegen aufsuchen. 15% der Befragten bejahen diese Frage, allerdings dies nur ab und zu.

Kommunikationsinstrumente

Die im Hinblick auf die Zielgruppe „zuweisende niedergelassene Ärzte" zu verwendenden Instrumente sollten drei Funktionen erfüllen:

- die zuweisenden Ärzte über die Leistungsart und -qualität des Krankenhauses / der Abteilung zu informieren (Präsentationsfunktion),
- den Meinungs-, Erfahrungs- und Informationsaustausch fördern (Dialogfunktion) und
- die Abwicklung der Zusammenarbeit zu unterstützen (Organisationsfunktion).

Das „historische“ – und in vielen Krankenhäusern leider fast das einzige – Instrument der Klinik-Praxis-Kooperation ist der Arztbrief. Er begleitet als Kurzbrief jeden Patienten vom Krankenhaus in die Arztpraxis, folgt in ausführlicher Form einige Zeit später und ist somit das Kooperations-Basiswerkzeug. Die gegenwärtige Diskussion über seine Entwicklung unter dem Aspekt der Telemedizin kann dabei aber nicht über die Tatsache hinwegtäuschen, dass bislang nur die wenigsten Häuser eine kundengerechte Gestaltung und Verwendung des Arztbriefes beherrschen. Zwei Faktoren bestimmen die „Kundeneignung“ eines Arztbriefes: der Inhalt und die Zeitdauer bis zu seinem Eintreffen in der Arztpraxis.

Nach Angabe der Krankenhäuser im Rahmen der o.a. Untersuchung erhalten die einweisenden Ärzte den Arztbrief nach durchschnittlich 10 Tagen. Generell wird hierfür der Postweg benutzt. Aber wie sehen das niedergelassene Ärzte? Eine zweite Untersuchung vermittelt hierzu die notwendigen Informationen.

Hospital Customer Focus-Forschungsprogramm / Studienprojekt „Analyse des Dienstleistungsmarketing-Instrumentes ‚Arztbrief‘ aus der Sicht niedergelassener Ärzte“

Von befragten 350 niedergelassenen Ärzten (87) gaben 52% an, mit den Informationen des „vorläufigen Entlassbriefes“ für die Fortsetzung der Patientenbehandlung zunächst ausreichend informiert zu sein. Diese Aussage wird aber relativiert durch Zusätze wie „Aber eine eigene Untersuchung ist unentbehrlich“ oder „Ausser bei schweren Erkrankungen“. Die mit dem Entlassbrief unzufriedenen Ärzte bemängeln die wenigen Fakten und die Unvollständigkeit, die diese Variante für sie eigentlich nicht brauchbar machen. Auf die Frage, nach welcher Zeit der „offizielle Arztbrief“ folgt, ergibt sich folgende Verteilung:

Bis zu 4 Wochen	10%
Über 4 Wochen bis zu 8 Wochen	60%
Über 8 Wochen	30%

Die praktischen Relevanz der übermittelten Informationen bewerten 72% als nicht ausreichend, verbunden mit Kommentaren wie

- „Oft fehlen die wichtigsten Werte.“

- „Ehe der Brief kommt, ist die Therapie schon eingeleitet und der Patient wieder fort."
- „Uninteressant, da von Assistenzärzten verfasst".
- „Die Diagnose ist wichtig, der Rest nicht."
- „Die Diagnostik-Werte sind oft nicht verlässlich."
- „Speziell die Chirurgen liefern oft mangelhafte Berichte."

In Bezug auf die Weiterführung der Therapieempfehlungen der Klinik geben 60% an, diese Empfehlungen nicht zu beachten. Die Gründe :

- „Manche Markenpräparate kosten einfach zuviel."
- „Empfehlungen sind nicht immer sinnvoll."
- „Es sind ja meine Patienten."
- „Therapie und Medikation müssen immer nach dem Ermessen des Arztes erfolgen."
- „Basistherapie wird fortgesetzt, dann abgewandelt."

Die Arztbriefe werden von 57% der Befragten als zu lang bewertet:

- „Ich lese sie quer, nicht alles."
- „Anamnese, Befunde, Epikrise sollten knapp und präzise dargestellt werden."
- „Viel zu viele unwichtige Angaben."
- „Die chirurgischen Briefe sind wesentlich zu kurz."

Die Verständlichkeit wird von 27% ungenügend bewertet, begleitenden Kontakt durch die Klinik gibt es nur in Ausnahmefällen, eine Rückrufmöglichkeit ist zwar gegeben, aber in der Praxis nicht möglich. Einen Anhaltspunkt für den Aufbau eines „kundengerechten" Arztbriefes zeigt das folgende Beispiel (88).

Anschrift des Absenders
mit Telefon- und Faxnummer sowie Datum

Anschrift des Empfängers

Bezug (Patientendaten mit Dauer des Aufenthaltes)

Sehr geehrte(r) Frau (Herr) Kollegin(e),

wir bedanken uns für die freundliche Überweisung von Frau N. N.,
die sich im o.g. Zeitraum in unserer stationären Behandlung befand.

Diagnose(n):
1.
2.
...

Therapievorschläge:
1.
2.
...

Epikrise:
Die Aufnahme von Frau N.N. erfolgte wegen . . .
bei V.a. . . .
Körperliche, Labor- und apparative Befunde
Klinisch fanden sich hier . . .
Laborchemisch zeigte sich . . .
Auf den Röntgenaufnahmen waren . . . . zu sehen.

Aufgrund der klinischen, laborchemischen und apparativen Befunde gehen wir von . . . aus.
. . .
Differentialdiagnostisch mußten folgende Erkrankungen berücksichtigt werden:
. . .
Daher wurden die aufgezeigten Untersuchungen durchgeführt und es konnten folgende pathologische Werte ermittelt werden:
. . .
Mit Sicherung dieser Diagnosen wurde als Therapie eingeleitet . . . (mit Angabe der Substanzgruppen, Verlauf, Prognose und weiterem Prozedere).
. . .
Mit folgender Empfehlung entließen wir den Patienten in Ihre weitere hausärztliche Behandlung:
. . .
Mit freundlichen Grüßen
Dr. med. Fleißig

In der Krankenhauspraxis existiert – über den Arztbrief hinaus – eine Vielfalt weiterer Instrumente, die Kommunikation mit der Praxis zu erleichtern. Im folgenden sind hierzu einige Beispiele genannt:

Standardisierte Instrumente

- Flugblatt zum Leistungsangebot des Krankenhauses oder einer Abteilung, in dem u.a. die Zusammenarbeit zwischen Klinik und Praxis behandelt wird Erfassungsblatt für den Patienten, in dem nicht nur der Aufnahmetermin vermerkt ist, sondern auch mitzubringende Unterlagen zu benötigten Untersuchungen/Labordaten; ferner erfasst der Bogen die Patientendaten. Speziell der Hinweis auf die benötigten Untersuchungen trägt wesentlich dazu bei, Doppeluntersuchungen zu vermeiden und wertvolle Zeit einzusparen , wenn der Hausarzt sich an die Empfehlungen des Krankenhauses hält.
- Katalog der gängigsten Leistungen (z. B. Operationen), die in einer Abteilung durchgeführt werden; für die niedergelassenen Kollegen und die umliegenden Krankenhäuser. Er ist eine Orientierungshilfe, um den Standard der Abteilung kennenzulernen; zudem können Ärzte mit diesen Informationen ihre Patienten gezielter einweisen.

- Merkblatt mit den wichtigsten Informationen für Diagnostik, Orientierungshilfen und Empfehlungen zu vorbereitenden Massnahmen sowie zur Patientenführung.
- Informationsblatt mit Hilfen für Ärzte, die im Umgang mit oder bei der Anwendung bestimmter im Krankenhaus begonnenen Therapien unsicher sind
- Gesprächsrunden zwischen Klinik und Praxis", z. B. in Form einer Fortbildungsreihe mit Vorträgen geladener Gäste, die eigens für niedergelassene Kollegen referieren.
- Stammtisch, der eine konstante Kommunikation und beidseitige Aufklärung unterstützen soll.
- Regelmässige Zusendung aktueller Bettenbelegungslisten per Fax.
- Broschüre oder Faltblatt als Vorinformation für Patienten (Personal, Geräte und Verfahren, Anreiseskizze)
- Gemeinsame Patienteninformation zur betroffenen Indikation, damit Zuweiser und Krankenhaus „die gleiche Sprache" sprechen
- Vorstellungsbrief für neue Zuweiser
- Laufzettel für zugewiesene Patienten.

Individualisierte Instrumente

- Angebot an einweisende Ärzte, ihre Patienten ins Krankenhaus zu begleiten und an Ort und Stelle über Diagnostik und Therapieempfehlungen informiert bzw. geschult zu werden.
- Schriftliche Empfehlungen für die weitere Therapie, vor allem aber auch längerfristige Massnahmen und Möglichkeiten der Behandlung.
- Informationsservice in Form einer telefonische Beratung für Hausärzte in Bezug auf notwendige vorbereitende Untersuchungen.
- Ein individuell auf den jeweiligen Patienten zugeschnittenes Informationsblatt für den Hausarzt mit Hinweisen auf weiterführende Diagnostik, Laboruntersuchungen und Empfehlungen zur Therapie.
  Organisation freier Betten und zusätzlicher Untersuchungen nach Anforderung durch den niedergelassenen Arzt.
- Ständige Fax- und Telefon-Hotline, über die z. B. Befunde abgleichbar sind.
- Individuell gestaltete Orientierungshilfen, die dem Patienten bei der Entlassung für den Arzt mitgegeben werden.
- Nachsorgebogen, der alle therapeutischen Massnahmen während des Krankenhausaufenthaltes enthält sowie Hinweise auf die empfohlene Nachbehandlung gibt. Der Patient erhält diesen Bogen bei seiner Entlassung ausgehändigt und übergibt ihn seinem niedergelassenen Arzt.

Neben den genannten Instrumenten sind Veranstaltungen ein wesentliches Element eines aktiven Zuweisermarketings, da nur wenige Zuweiser den Klinikern persönlich bekannt sind und deshalb bislang auch nicht systematisch gepflegt werden. Das Ziel einer Zuweiserveranstaltung ist also in erster Linie das persönliche Kennenlernen der besten Zuweiser.

Ferner dient sie
- der Präsentation des Krankenhauses / der Abteilung,
- der Festlegung des Kooperationsrahmens sowie
- der generellen Image- und Vertrauensbildung.
- dem informellen Dialog zum Kooperationsrahmen und seinen Verbesserungsmöglichkeiten,
- der Besprechung einzelner Patientenfälle,
- der Entwicklung gemeinsamer Diagnose- und Therapiestrategien sowie
- allgemeinen Themen.

Thema einer solchen Veranstaltung kann z. B. die Fortbildung zu einem bestimmten medizinischen Thema sein, das in das zentrale Leistungsangebot des Krankenhauses / der Abteilung fällt. So wird es möglich, mittels patientenbezogener Beispiele zu Diagnostik und Therapie gezielt darzulegen,

- welche diagnostisch-therapeutischen Möglichkeiten das Krankenhaus / die Abteilung besitzt,
- wie medizinische Versorgungsqualität definiert wird,
- wie die Praxis aufbau- und ablauforganisatorisch geregelt ist und
- welche Möglichkeiten einer Zusammenarbeit beabsichtigt sind.

Auf diese Weise wird den Teilnehmern ein umfassender Einblick in die Arbeit des Krankenhauses / der Abteilung vermittelt und sie haben die Möglichkeit, sich gleichzeitig für ihre Patienten zu informieren. Bereits bei der schriftlichen Einladung sollte das persönliche Kennenlernen in den Vordergrund gestellt werden, ergänzt um Aspekte wie z. B.

- die Verbesserung der Zusammenarbeit zum Wohl der gemeinsamen Patienten
- die Qualitätssicherung der medizinischen Versorgung angesichts der aktuellen budgetären Situation und der zukünftigen Aussichten
- die Sicherstellung der Wirtschaftlichkeit in der Klinik und in den Praxen.

Folgendes Beispiel demonstriert, wie eine Kooperationsveranstaltung inhaltlich aufgezogen werden kann:

In der Begrüssung und Einleitung werden zunächst der Anlass der Veranstaltung (z. B. das gemeinsame Überlegen, welche Möglichkeiten der Zusammenarbeit unter den erschwerten Rahmenbedingungen existieren) und die Ziele vorgestellt (z. B. Verbesserung der Zusammenarbeit zum Wohl der gemeinsamen Patienten, Qualitätssicherung der medizinischen Versorgung und / oder Sicherstellung der Wirtschaftlichkeit in Klinik und Praxis).

Hieran schliessen sich die Vorstellung der Teilnehmer und die Präsentation des Krankenhaus- / Abteilungsprofiles an, gefolgt von einer Diskussion darüber, was die Teilnehmer an der Zusammenarbeit mit dem einladenden Krankenhaus / der einladenden Abteilung schätzen bzw. was ihnen nicht gefällt. Besonders zu empfehlen ist es, zusammen mit dem Einladungsbrief einen Kurzfragebogen zur Kundenzufriedenheit zu verschicken. Bei entsprechender Planung können die Fragebögen rechtzeitig vor der Veranstaltung ausgewertet werden. So ist es möglich, die Ergebnisse der Befragung auf der Veranstaltung vorzustellen und als Diskussionsgrundlage einzubringen.

Ebenso ist wichtig, zu besprechen, was die Patienten der einweisenden Ärzte über das einladende Krankenhaus / die Abteilung sagen.

Aus dieser Diskussion heraus ergeben sich automatisch erste Absprachen, z. B. über die Aufteilung von Untersuchungen, die Gestaltung der Arztbriefe oder die Möglichkeit, mittels Organisationshilfen das Miteinander effizienter zu gestalten.

In den folgenden Übersichten sind die Instrumente zur Gestaltung der Kundenzufriedenheit von niedergelassenen Ärzten nach ihrer Eignung zur Unterstützung der aus den Dienstleistungsmerkmalen resultierenden Anforderungen klassifiziert sowie der Zusammenhang von Dienstleistungsmerkmalen, Marketing-Manangement-Aufgaben und den Dienstleistungs-Prozessstufen im Krankenhaus dargestellt

Hospital Customer Focus-Programm
Arbeitsschritt 112: Gestaltung der Zuweiserzufriedenheit

Die folgenden HCF-Arbeitsblätter zeigen auf, welche Instrumente zur Gestaltung der Zuweiserzufriedenheit verwendet werden können und in welchen Phasen des Kooperationsprozesses (Anbahnung, Aufbau, Sicherung) ihre jeweils größte Effektivität liegt.

Dienstleistungsmerkmal	Immaterieller Charakter		Fehlende Lagerfähigkeit/Geringe Standardisierbarkeit	Fehlende Transport-Fähigkeit	Der Kunde als Teil des Produktionsprozesses		Mangelnde Reversibilität
	Darstellung der Klinikleistung		Steuerung der Kapazitätsnachfrage	Positionierung der Krankenhaus-Leistung	Qualität abhängig von Patienten-Kooperation	Produktion und Marketing fallen zusammen	Das subjektive Risikoempfinden des einzelnen Patienten minimieren
	Anschaulich bildlich	Beschreibend erklärend	Kommunikation des Angebotes an die relevanten Kunden	Erzeugung von Anziehungskraft	Information und Motivation	Personalqualifikation	Ängste durch Erklärungen nehmen
Abstimmungsroutinen, diagnostisch und therapeutisch			▨	▨	▨	▨	▨
Abteilungsbroschüre	▨	▨	▨	▨			

Dienstleistungsmerkmal	**Immaterieller Charakter**		**Fehlende Lagerfähigkeit/Geringe Standardisierbarkeit**	**Fehlende Transport-Fähigkeit**	**Der Kunde als Teil des Produktionsprozesses**		**Mangelnde Reversibilität**
	Darstellung der Klinikleistung		Steuerung der Kapazitätsnachfrage	Positionierung der Krankenhaus-Leistung	Qualität abhängig von Patienten-Kooperation	Produktion und Marketing fallen zusammen	Das subjektive Risikoempfinden des einzelnen Patienten minimieren
	Anschaulich bildlich	Beschreibend erklärend	Kommunikation des Angebotes an die relevanten Kunden	Erzeugung von Anziehungskraft	Information und Motivation	Personalqualifikation	Ängste durch Erklärungen nehmen
Ansprechpartner							
Arbeitskreise							
Arztbrief							
Arztgespräch							
Checklisten-							
Fallbesprechung							
Fax-Kommunikation							
Feedback-Möglichkeiten							
Fortbildungsveranstaltungen							
Hospitationen							
Hotline							
Imagebroschüre							
Informationsveranstaltung							
Internet-Auftritt							
Kennenlern-Veranstaltung							
Konsil							
Kooperationszirkel							
Mailing							
Organisation							

Dienstleistungsmerkmal	**Immaterieller Charakter**		**Fehlende Lagerfähigkeit/Geringe Standardisierbarkeit**	**Fehlende Transport-Fähigkeit**	**Der Kunde als Teil des Produktionsprozesses**		**Mangelnde Reversibilität**
	Darstellung der Klinikleistung		Steuerung der Kapazitätsnachfrage	Positionierung der Krankenhaus-Leistung	Qualität abhängig von Patienten-Kooperation	Produktion und Marketing fallen zusammen	Das subjektive Risikoempfinden des einzelnen Patienten minimieren
	Anschaulich bildlich	Beschreibend-erklärend	Kommunikation des Angebotes an die relevanten Kunden	Erzeugung von Anziehungskraft	Information und Motivation	Personalqualifikation	Ängste durch Erklärungen nehmen
Organisation							
Quartalsmeeting							
Stammtisch-							
Tag der offenen Tür							
Telefonische Erreichbarkeit							
Veranstaltungskalender							
Vorträge							
Zuweiserbefragung							
Zuweiser-Zeitung							

Im folgenden wird das HCF-Programm-Arbeitsblatt "Der Zusammenhang von Dienstleistungsmarketing-Merkmalen, Marketing-Managementaufgaben und Kooperations-Prozeßstufen dargestellt.

	Kooperations-Anbahnung	**Kooperations-Aufbau**	**Kooperations-Sicherung**
Immaterieller Charakter Darstellung der Klinikleistung – Anschaulich-bildlich – Beschreibend-erklärend	Abteilungsbroschüre Ansprechpartner Informationsveranstaltung Imagebroschüre Internetauftritt Kennenlern-Veranstaltung Mailings Tag der offenen Tür	Arbeitskreise Kooperations-Zirkel Hospitationen Zuweiserzeitung	
Fehlende Lagerfähigkeit / Geringe Standardisierbarkeit Steuerung der Kapazitätsnachfrage – Kommunikation des Angebotes an die relevanten Kunden	Abteilungsbroschüre Ansprechpartner Fortbildungsveranstaltung Informationsveranstaltung Imagebroschüre Internetauftritt Kennenlern-Veranstaltung Mailings Tag der offenen Tür Vorträge	Arbeitskreise Kooperations-Zirkel Hospitationen	
Fehlende Transportfähigkeit Positionierung der Krankenhaus-Leistung – Erzeugung von Anziehungskraft	Ansprechpartner Arztgespräch Feedback-Möglichkeit Fortbildungs-Veranstaltung Imagebroschüre Informations-Veranstaltung Mailings Tag der offenen Tür Veranstaltungskalender	Arbeitskreise Feedback-Möglichkeit Fallbesprechungen Fax-Kommunikation Hospitation Telefonische Erreichbarkei	Arztbrief Fallbesprechung Fax-Kommunikation Hospitation Telefonische Erreichbarkeit
Der Kunde als Teil des Produktionsprozesses (a) Zuweisungen abhängig von Arzt-Kooperation – Information und Motivation (b) Produktion und Marketing fallen zusammen – Personalqualifikation	Arztgespräch Fortbildungs-Veranstaltung Vorträge	Ansprechpartner Arbeitskreis Telefonische Erreichbarkeit Checklisten Fallbesprechungen Fax-Kommunikation Hospitation Hotline Veranstaltungs-Kalender	Ansprechpartner Arbeitskreis Telefonische Erreichbarkeit Checklisten Fallbesprechungen Fax-Kommunikation Hospitation Hotline Veranstaltungs-Kalender
Mangelnde Reversibilität Das subjektive Risikoempfinden des einzelnen Zuweisers minimieren – Ängste durch Erklärungen nehmen	Ansprechpartner Arztgespräch Kennenlern-Veranstaltung	Ansprechpartner Fallbesprechungen Fax-Kommunikation Hospitationen Konsil Telefonische Erreichbarkeit Arztbrief	Ansprechpartner Fallbesprechungen Fax-Kommunikation Hospitationen Konsil Telefonische Erreichbarkeit Arztbrief

3.5 Dienstleistungsmarketing für die Zielgruppen „Besucher" und „Öffentlichkeit"

Neben den tatsächlichen Kunden des Krankenhauses, für die (Zuweiser) oder an denen (Patienten) Leistungen erbracht werden, existiert noch eine Reihe potentieller Kunden, die für die Arbeit des Krankenhauses relevant sind (Abb. 82). Die „nahe" Öffentlichkeit bezeichnet alle Personen, die über eine Mittelsperson in direktem Kontakt zum Krankenhaus einen Bezug zur Klinik erhalten, bei der „fernen" Öffentlichkeit entfällt diese Zwischenstelle. Die Unterscheidung ist insofern für das Dienstleistungsmarketing des Krankenhauses interessant, da die Möglichkeit besteht, Teile der Öffentlichkeit über die Mittelspersonen direkt zu erreichen. Besitzen diese einen positiven Eindruck über das Krankenhaus, wird das Image des Hauses durch ihre Empfehlung – im Sinn einer mehrstufigen Kommunikation – deutlich verstärkt.

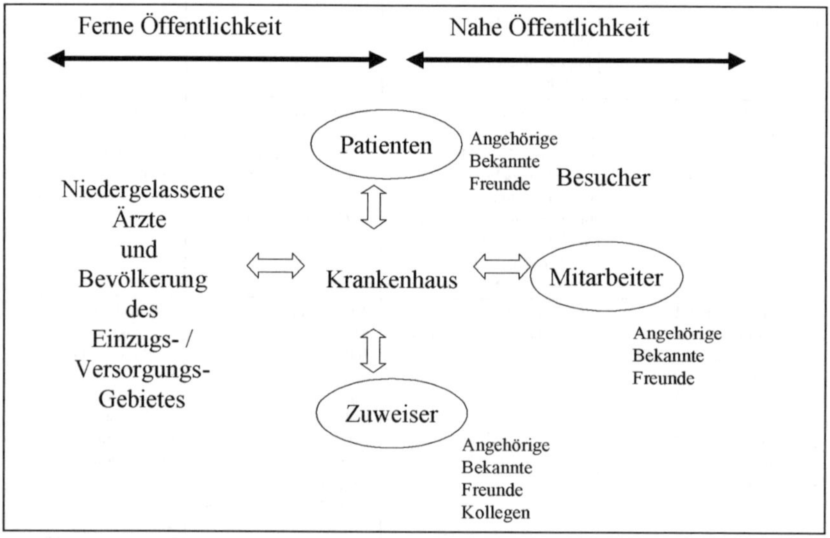

Abb. 82: Krankenhaus und Öffentlichkeit

3.5.1 Grundlagen des Dienstleistungsmarketings für die Zielgruppe „Besucher"

Die Zielsetzung eines Krankenhausbesuchers ist es, ohne viel Suchen zur Klinik zu gelangen, dort direkt und unkompliziert zu dem Patienten zu gelangen und mit ihm eine möglichst ungestörte Besuchszeit zu verleben (89). Das Dienstleistungsunternehmen Krankenhaus muss sich auch um diese Kundenzielgruppe kümmern,

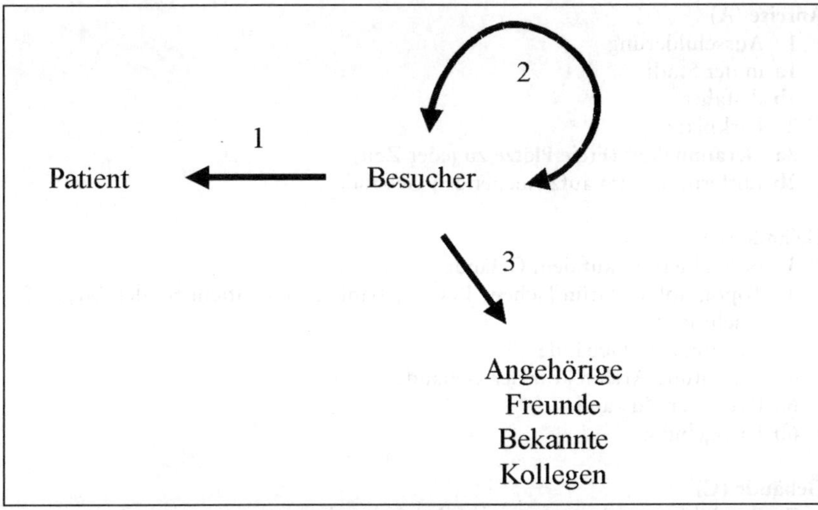

Abb. 83: Die Bedeutung des Besuchers für das Krankenhaus

da Besucher Leistungen des Krankenhauses wie Parkplätze, Cafeteria oder Aufenthaltsräume in Anspruch nehmen und sich hierbei ein Bild über das Krankenhaus bilden. Dieser Eindruck beeinflusst nicht nur die eigene Auswahlentscheidung für ein Krankenhaus (2), sondern wird auch an den Besuchten (1) sowie an Dritte (3) weitergegeben.

Die Bedeutung legt nahe, den Besucher als Zielperson in die Dienstleistungsmarketing-Aktivitäten des Krankenhauses zu integrieren, ihm dabei positive Eindrücke zu vermitteln und seine Multiplikationswirkung zu nutzen.

3.5.2 Analyse der Besucherzufriedenheit

Hospital Customer Focus-Programm/Studienprojekt „Faktoren der Besucherzufriedenheit“

Aus den Ergebnissen der im folgenden dargestellten Meta-Analyse der Besucherbefragungen von achtzehn Krankenhäusern (90) lassen sich die Anforderungen an das Dienstleistungsmarketing von Krankenhäusern aus Besuchersicht ableiten. Das praxiserprobte Untersuchungsdesign (91) basiert auf folgenden Analysemerkmalen:

Anreise (A)

1 Ausschilderung
1a in der Stadt
1b Zufahrt
2 Parkplatz
2a Geräumigkeit (Freie Plätze zu jeder Zeit)
2b Entfernung zum aufzusuchenden Gebäude

Gelände (B)

3 Beschilderung auf dem Gelände
4 Topographie (Grünflächen, Bäume, Bänke, Beschaffenheit der Wege, Beleuchtung)
5 Zugang zum Gebäude
6 Anmutung Architektur der Gebäude
6a Baulicher Zustand
6b Farbgebung

Gebäude (C)

7 Beschilderung des aufzusuchenden Gebäudes
8 Eingangsbereich
8a Atmosphäre
8b Übersichtlichkeit
9 Information
9a Leichtigkeit und Schnelligkeit des Erhalts von Informationen
9b Auskunftsbereitschaft des Personals
9c Freundlichkeit des Personals
10 Beschilderung auf den Gängen

Station (D)

11 Beschilderung der Zimmer
12 Freundlichkeit Personal
13 Architektur

Krankenzimmer (E)

14 Ausstattung
15 Sitzmöglichkeiten
16 Privatsphäre
17 Bereitstellung Hilfsmittel (Vasen etc.)

Aufenthaltsräume und Café / Restaurant (F)

18 Architektur
19 Atmosphäre
20 Auswahl an Speisen / Getränken

Die Hauptkritik der Besucher – und damit die Anforderungen an die Krankenhäuser – richtet sich zunächst auf die Aufenthaltsräume, die in Bezug auf Archi-

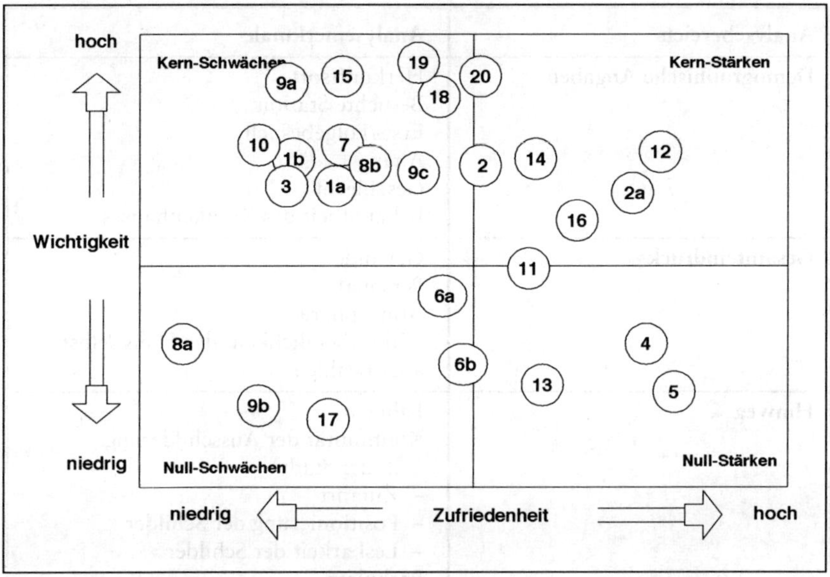

Abb. 84: Portfolio der Ergebnisse einer Meta-Analyse verschiedener Besucherbefragungen

tektur, Atmosphäre und Auswahl nicht ihren Wünschen entsprechen. Zum zweiten wird die schlechte Beschilderung bemängelt, sowohl bei der Anreise als auch in den Häusern selbst (1a, 1b, 3, 7, 8b). Hinzu kommt die Forderung, schnell und freundlich Informationen zu erhalten (9a, 9c), um den Kranken aufzufinden.

3.5.3 Die Faktoren der Zufriedenheit des Kunden „Besucher"

Hospital Customer Focus-Programm
Arbeitsschritt 13: Analyse der Besucherzufriedenheit

Die wichtigsten Analysemerkmale im Hinblick auf eine Besucherbefragung sind nochmals im folgenden HCF-Arbeitsblatt zusammengefasst.

Analysebereich	**Analysemerkmale**
Demographische Angaben	Herkunftsort Besuchte Station Erst-/Folgebesuch Alter Geschlecht Bekanntheit des Krankenhauses
Gesamteindruck	Gebäude Personal Atmosphäre Wahrscheinlichkeit, das Haus selbst auszuwählen
Hinweg	Fahrzeit Kontinuität der Ausschilderung – in der Stadt – Zufahrt – Positionierung der Schilder – Lesbarkeit der Schilder Parkplatz – Geräumigkeit (Freie Plätze zu jeder Zeit) – Entfernung zum aufzusuchenden Gebäude – Parkgebühren
Gelände	Beschilderung auf dem Gelände Topographie (Grünflächen, Bäume Bänke, Beschaffenheit der Wege) Beleuchtung Zugang zum Gebäude Anmutung Architektur der Gebäude – Baulicher Zustand – Farbgebung
Gebäude	Beschilderung des aufzusuchenden Gebäudes Eingangsbereich – Atmosphäre – Übersichtlichkeit Information – Auskunftsbereitschaft des Personals – Freundlichkeit des Personals – Beschilderung auf den Gängen

Analysebereich	**Analysemerkmale**
Station	Beschilderung der Zimmer Freundlichkeit Personal Architektur
Krankenzimmer	Ausstattung Sitzmöglichkeit Privatsphäre Bereitstellung Hilfsmittel (Vasen, etc.)
Aufenthaltsräume und Café/Restaurant	Architektur Atmosphäre Auswahl an Speisen/Getränken Platzangebot Bequemlichkeit Organisation Übersichtlichkeit Wartezeiten

3.5.4 Gestaltungsmöglichkeiten der Besucherzufriedenheit

Das nachstehende Arbeitsblatt systematisiert in Weiterführung der Analyse die Dienstleistungsmarketinginstrumente für die Zielgruppe „Besucher".

Hospital Customer Focus-Programm
Arbeitsschritt 14: Gestaltung der Besucherzufriedenheit

-	**Immaterieller Charakter**		**Fehlende Lagerfähigkeit/Geringe Standardisierbarkeit**	**Fehlende Transport-Fähigkeit**	**Der Kunde als Teil des Produktionsprozesses**	
	Darstellung der Klinikleistung		Steuerung der Kapazitätsnachfrage	Positionierung der Krankenhaus-Leistung	Besuchsqualität abhängig von Serviceleistungen	
	Anschaulich bildlich	Beschreibend-erklärend	Kommunikation des Angebotes an die relevanten Kunden	Erzeugung von Anziehungskraft	Ausstattung: Aufenthaltsqualität	Personal: Freundlichkeit und Entgegenkommen
Architektur						
Atmosphäre						
Aufenthaltsräume						
Ausschilderung						
Besucherzeitung						
Cafeteria						
Farbgestaltung						
Fragemöglichkeiten						
Freundlichkeit des Personals						
Imagebroschüre						
Informationsblätter zu Krankheiten						
Klinikbroschüre						
Parkplätze						
Sitzmöglichkeiten						
Ungestörtheit						
Wegweiser						
Zufriedenheitsbefragung						

3.5.5 Grundlagen des Dienstleistungsmarketing für die Zielgruppe „Öffentlichkeit"

Die Öffentlichkeit des Versorgungs- / Einzugsgebietes eines Krankenhauses bildet den Pool der Neukunden, denen die Qualitäten des Hauses möglichst frühzeitig, kontinuierlich und umfassend bekannt sein sollten, damit sie im Falle einer Entscheidungsnotwendigkeit für ein Krankenhaus die „richtige" Entscheidung treffen.

Hinsichtlich der Zielgruppe „Öffentlichkeit" ist das Ziel der Dienstleistungsmarketing-Aktivitäten, das Krankenhauses bekanntzumachen und Anziehungskraft zu erzeugen. Als Grundsatzentscheidung in Bezug auf die einzusetzenden Massnahmen ist dabei zu überlegen, ob die beiden Teilzielgruppen „Fachöffentlichkeit" (in der Hauptsache niedergelassene Ärzte, aber auch Apotheker oder z. B. Sanitätsfachgeschäfte, in Abhängigkeit vom Leistungsangebot des Krankenhauses, und „Laienöffentlichkeit" im Rahmen einer gemeinschaftlichen Aktion oder durch unterschiedliche Massnahmen bearbeitet werden. Das Dienstleistungsmarketing unterscheidet bei der Bearbeitung dieser Zielgruppe zwischen der eigentlichen Öffentlichkeitsarbeit, deren Massnahmen sich direkt an die Öffentlichkeit oder Teile von ihr wendet, und der Pressearbeit, die das Ziel hat, über ausgewählte Kommunikationsmedien wie Zeitungen, Radio, Fernsehen oder das Internet global ein Image, Vertrauen und eine positive Einstellung dem Krankenhaus gegenüber zu erzeugen.

Hospital Customer Focus-Programm
Arbeitsschritt 15: Analyse des Krankenhausimages in der Öffentlichkeit

Die Analyse der Position eines Krankenhauses in der Öffentlichkeit ist für ein einzelnes Haus in Eigenregie nur schwer realisierbar, hier bedarf es auf jeden Fall einer professionellen Unterstützung. Meist werden solche Untersuchungen über persönliche Interviews durchgeführt, die Informationen zu folgenden Merkmalsbereichen erheben:

Analysebereich	**Analysemerkmale**
Krankenhaus	– Bekanntheitsgrad – Bedeutung – Ruf – Unterscheidungsmerkmal zu anderen Häusern – Gesamteindruck
Medizinische Leistung	– Qualität – Angebotsbreite / -tiefe
Serviceleistungen	– Qualität – Angebotsbreite / -tiefe
Öffentlichkeitsbezogene Leistungen	– Angebot – Qualität des Angebotes
Personal	– Qualifikation – Betreuungsqualität

Hospital Customer Focus-Forschungsprogramm / Fallstudie „Einsatzrealität des Dienstleistungsmarketing-Instrumentes ‚Telefonzentrale' im Hinblick auf die Zielgruppe ‚Öffentlichkeit'"

Die Kommunikation der Dienstleistungsqualität des Krankenhauses in der Öffentlichkeit ist wiederum ohne Probleme durch das einzelne Haus selbst durchführbar.

Ein entscheidendes, aber – wie die nachstehend aufgeführte Untersuchung bei den Häusern eines Krankenhausverbundes zeigt (92) – vernachlässigtes Instrument des Dienstleistungsmarketings von Krankenhäusern für die Zielgruppe „Öffentlichkeit" ist die Telefonzentrale. Ihre besondere Bedeutung liegt in der Tatsache, dass Anrufer aufgrund positiver oder negativer Eindrücke, die aus dem Kontakt mit ihr resultieren, unmittelbar ein emotionales Gesamturteil über das angerufene Haus ableiten. Aus Dienstleistungsmarketing-Sicht ist die Telefonzentrale somit das kostengünstigste Instrument für einen ersten Schritt zum Aufbau eines positiven Images bei potentiellen Neukunden. Dargestellt werden in Abb. 85 folgende Punkte:

1 Schnelligkeit der Annahme eines Gespräches
2 Verständlichkeit der Meldung
3 Ausführlichkeit der Meldung („Evangelisches Musterkrankenhaus, Telefonzentrale, guten Tag...")
4 Freundlichkeit des Gesprächspartners der Telefonzentrale (Stimmfarbe, Sprechtempo), Vermeidung von Gereiztheit in der Stimme
5 Vorstellung des Gesprächspartners („Mein Name ist...")

6 Schaffung einer angenehmen Gesprächsatmosphäre („Wie kann ich Ihnen helfen..?")
7 Geräuschabschirmung der Telefonzentrale
8 Eingehen auf das Anliegen des Anrufers („Ich werde versuchen, Sie mit .... zu verbinden")
9 Vermittlung weiterführender Informationen („Falls ich Sie nicht durchstellen kann, melde ich mich nochmals...")
10 Wartezeit bis zur Weiterschaltung
11 Qualität der Wartemusik
12 Erreichen des gewünschten Ansprechpartners
13 Vertröstung bei längerer Wartezeit
14 Feedback bei nicht erreichbarem Ansprechpartner

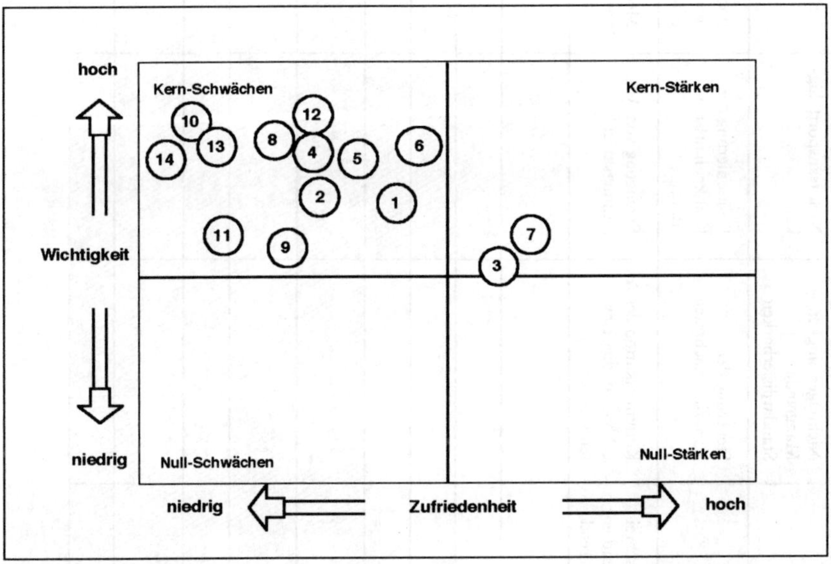

Abb. 85: Stärken-Schwächen-Portfolio für das Dienstleistungsmarketing-Instrument „Telefonzentrale"

Hospital Customer Focus-Programm
Arbeitsschritt 16: Gestaltung des Krankenhausimages in der Öffentlichkeit

Die Kommunikation der Dienstleistungsqualität des Krankenhauses in der Öffentlichkeit ist wiederum ohne Probleme durch das einzelne Haus selbst durchführbar. Welche Instrumente u.a. hierfür zur Verfügung stehen, zeigt das folgende Arbeitsblatt.

	Immaterialität		**Nichtlagerfähigkeit / Mangelnde Standardisierbarkeit**	**Nichttransportfähigkeit**	**Einbeziehung des externen Faktors**	
	Darstellung der Klinikleistung		Steuerung der Kapazitätsnachfrage	Positionierung der Krankenhaus-Leistung	Imagequalität abhängig von einer nachfragegerechten Gestaltung des Krankenhaus-Auftrittes	
	Anschaulich-bildlich	Beschreibend-erklärend	Kommunikation des Angebotes an die relevanten Kunden	Erzeugung von Anziehungskraft	Medizinische Qualität	Service-Qualität
Angehörigen-Marketing						
Architektur						
Atmosphäre						
Ausstellungen						
Gesundheitsberatung						
Gesundheits-Tag						
Imagebroschüre						
Informationsabend						
Internetauftritt						

	Immaterialität		**Nichtlagerfähigkeit / Mangelnde Standardisierbarkeit**	**Nichttransportfähigkeit**	**Einbeziehung des externen Faktors**	
Darstellung der	Steuerung der Klinikleistung		Positionierung der Kapazitätsnachfrage	Krankenhaus-Leistung	Imagequalität abhängig von einer nachfragegerechten Gestaltung des Krankenhaus-Auftrittes	
	Anschaulich-bildlich	Beschreibend-erklärend	Kommunikation des Angebotes an die relevanten Kunden	Erzeugung von Anziehungskraft	Medizinische Qualität	Service-Qualität
Konzert						
Symposium						
Tag der offenen Tür						
Tagungen						
Telefonzentrale						
Vorträge						

Eine ähnliche Handhabung wie bei der Telefonzentrale ist bei den Instrumenten der Pressearbeit zu beobachten. Hier prägt ein unsystematischer und wenig kontinuierlicher Einsatz der relevanten Medien das Bild, obwohl es sich um ein effektvolles, einfach zu handhabendes und mit geringem Aufwand auch dauerhaft einzusetzendes Instrumentarium handelt Initial ist zunächst notwendig, Informationen zu drei Bereichen zusammenzustellen:

Bereich	Zu ermittelnde Informationen
Zielregister	Was soll über unser Haus/unsere Abteilung als Kernbotschaft(en), abgeleitet aus der Dienstleistungsstrategie, in allen Pressemedien kommuniziert werden?
Themenregister	– Welche Anlässe für Pressearbeit gibt es in der Planungsperiode, die berichtenswert wären und in die Kernbotschaften integriert werden können? – Wie können diese Themen am besten in eine zeitliche Reihenfolge eingeordnet werden, um eine kontinuierliche Pressepräsenz zu erreichen?
Medienregister	– Welche Medien (Zeitschriften, Zeitungen, Lokalradio etc.) decken mit ihrer Reicheweite das Versorgungs-/Einzugsgebiet ab? – Welche Medien sind hiervon für unsere Krankenhausarbeit interessant? – Wer sind die verantwortlichen Ansprechpartner?
Instrumentenregister	– Welche Instrumente sollen zur Kommunikation der Themeninhalte an die Presse zum Einsatz kommen? (Transferinstrumente)

Die Auswahl der Transferinstrumente erfolgt dabei unter Aufwand-Effektivitäts-Gesichtspunkten (Abb. 86):

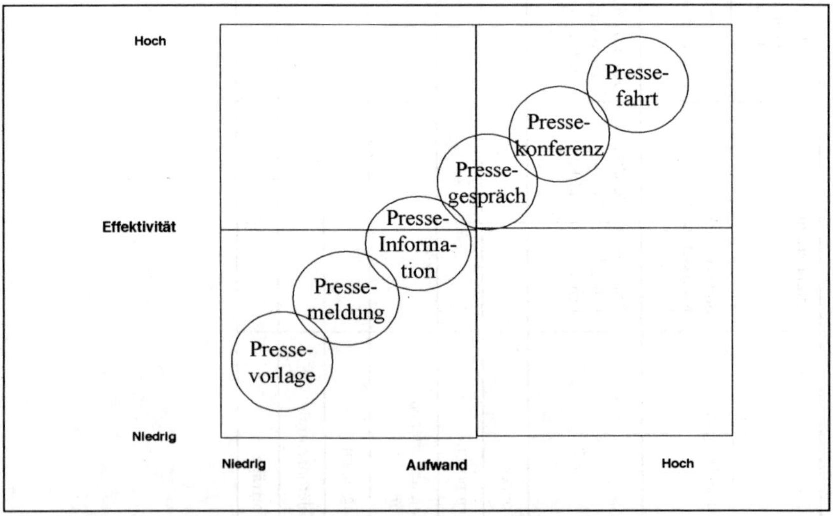

Abb. 86: Aufwand-Effektivitäts-Portfolio für Presse-Transferinstrumente

Die Pressevorlage ist die einfachste Form, der Presse die zur Veröffentlichung gewünschten Informationen zu übermitteln. Die Inhalte werden – ohne auf den Stil der Zeitung oder andere Vorgaben zu achten – in Kurzform schriftlich dargestellt und dienen den Journalisten als Ideenskizze für den eigentlichen Artikel.

Die Pressemitteilung ist ein Standard-Transferinstrument, dass als solches gekennzeichnet wird und den Inhalt nach der Fragenfolge „Wer – was – wann – wo – wie -warum? in Kurzform (nicht mehr als eine DIN A4-Seite) strukturiert.

Ist der zu übermittelnde Sachverhalt umfangreicher, z. B. aufgrund einer hohen Erklärungsbedürftigkeit, entsteht die Presseinformation, die alle relevanten Sachverhalte und Zusammenhänge enthält.

Desweiteren steht dem Krankenhaus auch eine Reihe persönlicher Transferinstrumente zur Verfügung: das Pressegespräch im kleinen Rahmen, die Pressekonferenz als professionelle, aber aufwendige Kommunikationsform und die Pressefahrt zur gleichzeitigen persönlichen Anbindung der Journalisten.

Hospital Customer Focus-Forschungsprogramm / Fallstudie „Unterstützung einer Positionierung durch Pressearbeit"

Das folgende Fallbeispiel zeigt – ausgehend von den Dienstleistungsmerkmalen – welche Pressemassnahmen in Bezug auf die Positionierung „Wohlfühlatmosphäre durch Menschlichkeit, Zuwendung und Service" verwendet werden könnten.

Wie die Pressearbeit von Krankenhäusern in der Umsetzung aussieht, zeigen folgende Beispiele. Hier werden – nach Themenbereichen geordnet – die Leitthemen von Krankenhaus-Presseartikeln aufgelistet nebst den hierin dargestellten Nutzen für die Kunden und den Kommunikationszielen.

Inhalte	**Mit den Inhalten verbundene Zielsetzung**	**Beispiele für die Umsetzung im Medium "Zeitung"**
Konkretisierung der Krankenhaus-Ziele	• Für Patienten verständliche und auf ihren Nutzen abgestimmte Erklärung der Zielsetzungen und Handlungsgrundsätze des Krankenhauses	Artikel "Perspektiven patientengerechter Krankenhausversorgung" (Direkte Methode)
		Bericht über Fort- und Ausbildungsmaßnahmen (Indirekte Methode
Personalisierung der ärztlichen Kompetenz	• Darstellung der Ärzte aus fachlicher und menschlicher Sicht – Angst nehmen – Vertrauen aufbauen	Artikel mit einem Profil des Chefarztes (medizinischer Werdegang, Familie, Hobbies etc.)
Personalisierung der Pflege-Leistung	• Darstellung des Pflegepersonals auf fachlicher und menschlicher Sicht	Artikel-Serie "Die Mitarbeiter des Krankenhauses X"

Inhalte	**Mit den Inhalten verbundene Zielsetzung**	**Beispiele für die Umsetzung im Medium "Zeitung"**
Konkretisierung der Abläufe im Krankenhaus	• Darstellung der Arbeiten und der Atmosphäre im Krankenhaus – Den Aufenthalt "kalkulierbar" machen	Bericht über das Dienstjubiläum einer Oberschwester mit Schilderung eines typischen Arbeitstages
Darstellung des gesamten Leistungsangebotes	• Vermittlung von Informationen über diagnostische und therapeutische Möglichkeiten – Beschreibung der Zusatzleistungen	Interview mit der Krankenhausleitung anläßlich der Veröffentlichung des Geschäftsberichtes Specialim Lokalradio
		Artikel "Der 1000. Patient im Krankenhaus X"
Darstellung des Nutzens, den das Leistungsangebot für den Patienten beinhaltet	– Patientengerechte Darstellung diagnostischer und therapeutischer Zielen	Schilderung von OP-Techniken und -Verfahren
Darstellung einzelner Leistungsbestandteile	– Nutzung allgemein interessierender Leistungen des Krankenhauses, um so das Interessen auf das ganze Haus zu lenken	Artikel über die Krankenhaus-Küche
		Bericht über besondere, umweltorientierte Vorhaben (ökologische Müllentsorgung, Solarenergie-Einsatz etc.)
Testimonials	– Beleg der Leistungsqualität aus Kundensicht	Bericht über die Ergebnisse einer Patientenbefragung
		Interview mit einem Patienten und seinen Angehörigen
		Schilderung der Eindrücke einer Selbsthilfegruppe, die durch das Haus geführt wurde
Test der Krankenhausleistung	Veranschaulichung der Gegebenheiten vor Ort	Tag der offenen Tür
Visualisierung der Krankenhausarbeit	Vermittlung von Einblicken in das tägliche Dienstleistungsschehen im Krankenhaus	Ausstellung von Fotografien aus dem Krankenhausalltag
		Krankenhaus-Image-Video
		Krankenhaus-Image-Broschüre
Präsentation der Serviceorientierungt	– Konkretisierung des Servicebegriffes (was können Patienten erwarten)	Bericht über die Serviceleistungen (Direkte Methode)
		Artikel zu Modernisierung, Erweiterung o.ä. (Indirekte Methode)
Präsentation der Krankenhausleistung	Vorstellung von Personen	Vorträge inner- und außerhalb des Krankenhauses

Abb. 87: Beispiele für die Krankenhauspressearbeit

Themenbereich	Leitthema	Dargestellte Effekte für den Kunden	Kommunikationsziel des Krankenhauses
Investition	Erweiterungsbau	– mehr Platz für die Patienten – bessere Organisationsmöglichkeit – bessere qualitative Versorgung – den Patienten Mensch sein lassen – auf Hotelcharakter setzen (Musik auf den Gängen, freundliche Bilder etc.) – Ausgleich zwischen medizinischer Technik und menschlichen Ansprüchen	– Vorstellung der strategischen Ziele für das Krankenhaus – Vorstellung der Personen – Schilderung von Hintergründen (Argumente des Krankenhauses)
	Abteilungseröffnung	– Bessere regionale Patientenversorgung	– Vorstellung der Möglichkeiten und der Ansprechpartner
	Räumliche Erweiterung,	– umfassende Betreuung der Patienten – hochmotiviertes Pflegepersonal – moderne Ausstattung	– Demonstration des hohen Leistungsstands
	Eröffnung Neu- und Umbau bzw. Erwei-	– Schaffung patientenfreundlicher Atmosphäre – Verbesserung des Bedingungsrahmens der Patientenversorung – Modernisierung – erhöhte Sicherheit, – geringere Strahlenbelastung – bürgernahe, leistungsfähige und wirtschaftliche Versorgung	– Informationswerbung
Leistungsangebot medizinisch	Das stillfreundliche Krankenhaus	– Rooming-In, Stillzimmer, Information	– Informationswerbung
	Ambulantes Operieren	– Kurzer Krankenhausaufenthalt – Sicherheit bei Komplikationen – für Ältere mit mehreren Grunderkrankungen – für Patienten mit hohem Risikobewußtsein	– Darstellung von Technik und OP-Methoden – Angst vor dem Krankenhaus nehmen – Krankenhaus als ambulaten Partner präsentieren – ausführende Ärzte vorstellen
	Patientenspezialisierung: ausländische Patienten,	– Personal aus dem Heimatland – Eßgewohnheiten berücksichtigen – den gestiegenen Ansprüchen Rechnung tragen	– Bekanntmachung des strategischen Profils

Themenbereich	Leitthema	Dargestellte Effekte für den Kunden	Kommunikationsziel des Krankenhauses
	Ausbildungsmaßnahmen	– wo ausgebildet wird, ist auch von einem hohen medizinischen Standard auszugehen	– Profilierung des Krankenhauses als Medizin- und Ausbildungsinstitution
	Ambulante Therapie (Nikotinentzug)	– Spezialisiertes Angebot – umfassende medizinische Leistung	– Klare Positionierung für Zuweiser
	Betreuung von Patienten aus dem Ausland	– Eingehen auf soziale und kulturelle Besonderheiten	– Anziehungskraft für Spezialzielgruppen
	Gründung eines Institutes für ästhetische Chirurgie	– Spezialisierung – Kompetenz, Qualität und Sicherheitsaspekt eines Krankenhauses	– Informationswerbung
	Computergesteuerte Fräse	– Präzision in der OP-Technik – beschleunigter Heilungsprozeß – schnelle Mobilisierung	– Darstellung Kompetenz – Verbindung High-Tech und Menschlichkeit
	Angebot von Gesundheitsprogrammen	– Gewinnung neuer Patientenzielgruppen	– Aufzeigen einer weitreichenden Kompetenz – Erzeugung von Anziehungskraft
	Eröffnung einer Spezialklinik	– Ausstattung wie ein Hotel mit Room-Service und italienischen Möbeln – Spezialisierung auf bestimmte Heilverfahren	– Positionierung der Klinik
	Entwicklung einer neuen Therapiemethode	– Bessere Heilungsergebnisse – Erleichterung für Risikopatienten	– Unterstreichen der medizinischen Kompetenz
	Aufbau Spezialzentrum	– Bestmögliche Versorgung durch hohen Spezialisierungsgrad – breite Versorgung – Sicherheit der wissenschaftlichen Weiterentwicklung zum Wohle der Patienten – Angebot aller verfügbaren Leistungen rund um die Spezialisierung	– Informationswerbung

Themenbereich	Leitthema	Dargestellte Effekte für den Kunden	Kommunikationsziel des Krankenhauses
	Zertifizierung	– Patient erhält dokumentierte medizinische Qualität und Leistungsfähigkeit	– Alleinstellung über "Gütesiegel"
	Einrichtung einer Stationfür Kurzzeitpflege	– Niedergelassene Ärzte sehen gerade bei älteren Patienten die Notwendigkeit – Ziel: Mobilisierung	– Informationswerbung
	Aufbau Spezialzentrum	– Bestmögliche Versorgung durch hohen Spezialisierungsgrad – breite Versorgung – Sicherung der wissenschaftlichen Weiterentwicklung zum Wohle der Patienten – Angebot aller verfügbaren Leistungen rund umd die Spezialisierung	– Informationswerbung
	Zertifierung	– Patient erhält dokumentierte medizinische Qualität und Leistungsfähigkeit	– Alleinstellung über "Gütesiegel"
	Einrichtung einer Station für Kurzzeitpflege	– Niedergelassene Ärzte sehen gerade bei älteren Patienten die Notwendigkeit – Ziel: Mobilisierung	– Informationswerbung

Themenbereich	Leitthema	Dargestellte Effekte für den Kunden	Kommunikationsziel des Krankenhauses
	Praktisches Jahr für PJler	– Kritischer Dialog mit den jungen Ärzten ist auch für die Patienten ein Profit, da hierdurch Qualitätsverbesserungen entstehen	– Demonstration von Offenheit für Verbesserungen („Lernendes Unternehmen")
Leistungsbereich nicht-medizinisch	Angebot von Hotelqualität	– Ambiente, – Service – Zusatzleistungen	– Atmosphäre faßbar machen
	Kinderclown	– Ablenkung der Patienten – Unterstützung der Therapie	– Aufbau von Vertrauen
	Kulturprogramm	– Atmosphäre erzeugen – ehemalige, tatsächliche und potentielle Patienten ansprechen	– Positionierung des Krankenhauses als menschliche Institution – Ansprache neuer Zielgruppen
	Fotoausstellung	– Schmuck der leeren Gänge – Öffnung des Krankenhauses nach Außen	– Positionierung des Krankenhauses als – Ansprache neuer Zielgruppen – Einladung zu Rundgang durch Klinik
	Freundlichkeitstraining Unterbringung in Hotel	– Patient als Kunden in den Mittelpunkt stellen	– Kundenorientierung
	Kunstausstellung	– Bilder in Gängen und Räumen sind ungewöhnlich	– Atmosphäre schaffen
	Bilder-Verkaufsschau	– Schmuck der Flure	– Atmosphäre schaffen
	Einführung farbiger Kleidung für das Per sonal	– Neue Anmutung für die Patienten	– Atmosphäre schaffen
	Einrichtung eines Krankenhaus-Informationssystems	– Verbesserung des Kommunikations flusses – Verbesserte Verfügbarkeit der Patientendaten	– Unterstreichung der Modernität als Krankenhauses

Themenbereich	Leitthema	Dargestellte Effekte für den Kunden	Kommunikationsziel des Krankenhauses
Kooperation	Zusammenschluß von Kliniken unter einem Projektdach	– Abgestimmte Angebote dem Krankenhaus das Negative nehmen – Krankenhaus im Stadtteil verankern	– Profilierung des Krankenhauses als menschliche Institutionen
Kooperation	Durchführung einer Tagung für niegerge-	– detailliert Information über das Krankenhaus und sein Leistungsangebot	– Zuweisungsattraktivität
Organisation	Sprechstundenzeiten der Ambulanz werden kundenfreundlicher gestaltet	– Deutliche Entzerrung und Verkürzung der Wartezeit	– Kundenorientierung
	Leitsystem	– bessere Orientierung im Haus	– Vorstellung des Hauses
Kommunikation	Vortrag zu Herzinfarkt und Schlaganfall	– Aufklärungskompetenz des Krankenhauses	– Umfassendes Gesundheitsangebot
	Samstagsuniversität	Information für die Bevölkerung	– Vorstellung des Hauses
	Informationstag	Information für die Bevölkerung Zielgruppen Vor-Ort-Kontakt zu potentiellen Kunden	– Informationswerbung
	Aufklärungs-Aktion	– Hilfeleistung für Ratsuchende	– Positionierung einer Spezialkompetenz

3.5.6 Der Krankenhaus-Internetauftritt als Dienstleistungsmarketing-Instrument

Das Internet wird bereits von vielen Dienstleistungsbranchen als Instrument der Eigenpräsentation, zur Imagebildung und zur Kommunikation vor allem mit potentiellen Kunden eingesetzt. Wie deutlich geworden ist, eignet sich ein Auftritt in nahezu vorbildlicher Weise, alle aus den Merkmalen der Krankenhaus-Dienstleistung resultierenden Marketingmanagement-Aufgaben zu unterstützen.

Hospital Customer Focus-Forschungsprogramm / Studie „Realität und Perspektiven des Krankenhaus-Internetauftritts im Rahmen des Dienstleistungsmarketings“

Im Rahmen einer Stichprobe von 100 Krankenhaus-Auftritten (93) wurde versucht, die Anwendungsrealität dieses Instrumentes näher zu untersuchen. Als Grundkenntnis ergab sich, dass die o.a. Möglichkeiten fast durchgehend nicht genutzt werden.

Bei der Detailanalyse der Auftritte konnten drei Grundtypen identifiziert werden:

	Der Pflicht-Auftritt	**Der „Gehobene Standard-Auftritt“**	**– Der kommunikative Auftritt**
Gestaltung	– Typographisch – Keine Bilder	– Grafisch-farbig	– Grafisch-farbig – Attraktive Menüstruktur
Inhalt	– Betriebsteile – Abteilungen – Ansprechpartner	– Betriebsteile – Abteilungen – Ansprechpartner – Leistungen	– Betriebsteile – Abteilungen – Ansprechpartner – Leistungen – Umfeldinformationen
Informationsart	– stichwortartig	– deskriptiv-knapp	– präsentierend-informativ und unterhaltsam
E-Mail-Adresse	– vorhanden	– vorhanden	– vorhanden

Die Typologie belegt, dass der Einsatz von Internet-Seiten als Dienstleistungsmarketing-Instrument für Krankenhäuser noch am Anfang seiner Entwicklung steht. Aus den Ergebnissen der Pilotuntersuchung in Verbindung mit den Anforderungen, die aus dem Dienstleistungscharakter an die Kommunikationspolitik resultieren, ergeben sich acht Anfor-derungen an eine professionelle Gestaltung von Internet-Auftritten:

1 Eintönige Aufmachungen müssen durch eine den Nutzer ansprechende Gestaltung ersetzt werden. Dabei sollten sich die Verantwortlichen im Krankenhaus bei der Formulierung der Vorgaben für die Gestaltung oder bei der späteren Betrachtung des Endproduktes „ihrer" Seiten fragen, was den Interessenten reizen könnte, sich mit ihrer Homepage näher zu beschäftigen, welchen „Profit", z. B. als handlungsrelevante Information, er erhält und welches Bild das Krankenhaus – im Vergleich zu anderen Auftritten – vermittelt. Und damit man sich buchstäblich „ein Bild" machen kann, sollten auch die aufgeführten Abbildungen einem Mindeststandard an Schärfe und Brillianz entsprechen.

2 Die Dienstleistungen des Krankenhauses werden von Menschen für Menschen erbracht. Das Personal ist dabei in entscheidendem Masse für die Atmosphäre und den menschlichen Charakter eines Krankenhauses verantwortlich. Aus diesem Grund gehören Bilder von Mitarbeitern aus Verwaltung, Pflege und ärztlichem Bereich zum „Pflichtprogramm" des Internet-Auftrittes, denn sie personalisieren die anonyme Institution. Darstellungen von OP- und Krankenzimmer-Szenen, wie sie in den untersuchten Auftritten Verwendung finden, können diese Aufgabe nur bedingt erfüllen, da sie keine Charakteristika vermitteln.

Viele Krankenhäuser versuchen heute bereits, das tradierte Klinikimage zu verlassen und ihre Leistungen unter neuen Aspekten (Stichwort „Gesundheitszentrum") darzustellen. Diese Image- und Positionierungsänderung benötigt dann eben auch die angesprochenen veränderten visuellen Zeichen, eine rein verbale Neudefinition reicht nicht aus.

3 Wenn ein Krankenhaus über eine Corporate Identity verfügt, muss diese auch im Internet zum Tragen kommen und den Auftritt prägen. Nur so kann die CI ihr Ziel der Wiedererkennbarkeit erfüllen.

4 Ein Internet-Auftritt sollte keine blosse Zusammenfassung statistischer und organisatorischer Fakten über das Krankenhaus sein. Er braucht ein Konzept, einen roten Faden und muss als Bestandteil der Kommunikationspolitik auf deren Inhalte abgestimmt sein. Ein auf den Seiten des Typs „Kommunikativer Auftritt" häufig verwendetes, praxistaugliches Konzept ist der „Rundgang durch das Krankenhaus".

5 Eine Internet-Seite ist ein erstklassiges Dialoginstrument. Diese Chance sollte durch personifizierbare Ansprechpartner beim E-Mail-Kontaktangebot ebenso genutzt werden wie durch konkrete Anforderungsangebote (z. B. Download der aktuellen Ausgabe der Klinikzeitschrift). So kann der Besucher einer Seite sich etwas „mit nach Hause nehmen".

6 Das Internet ist ein dynamisches Gebilde. Die Vielzahl der neuen Informationen und visuellen Eindrücke erzeugt bei den Nutzern ein Anspruchsniveau in Bezug auf Gestaltung und Aktualität. Als „Baustellen“ gekennzeichnete Seiten werden dabei meist gemieden, ebenso Seiten, die sich nicht verändern. Auch wenn das Krankenhaus äusserlich immer dasselbe ist, kann ein Internet-Auftritt doch seine Aktivität und Wandlungsfähigkeit demonstrieren.

7 Wer im Internet ein Krankenhaus sucht, tut dies i.d.R. nicht zufällig, sondern gezielt, weil er vielleicht für sich selbst oder für andere (übrigens ein häufiger Grund für die Internetsuche nach Kliniken oder Ärzten) eine medizinische Lösung sucht. Diesem aktiven, auf einem individuell basierenden Bedürfnis sollte man nicht mit universellen Standards begegnen, sondern dem Suchenden die Möglichkeit eröffnen, sein Anliegen auch mitzuteilen. Eine Aufforderung hierzu („Haben Sie Fragen? Wir helfen Ihnen gerne weiter.“) gehört zum Repertoire eines wirklich guten Internet-Auftritts.

8 Die Krankenhaus-Internet-Seiten werden hauptsächlich von Laien genutzt, die sich mit der aufbau- und ablauforganisatorischen Struktur eines Krankenhauses nicht auskennen. Der Homepage-Aufbau muss dies berücksichtigen und eine schnelle Orientierung ermöglichen. Ebenso vermisst man vor diesem Hintergrund laiengerechte Darstellungen, wenn es um die Vorstellung von Untersuchungs- und Therapieverfahren geht.

Insgesamt steckt der Krankenhausbereich in Bezug auf seine „Internet-Fähigkeit“ noch in den Kinderschuhen. Eine zielgerichtete Nutzung setzt jedoch nicht nur die Beachtung der o.a. skizzierten Empfehlungen voraus, sondern erfordert die Einbettung dieses Instrumentes in die generelle Dienstleistungsmarketing-Strategie.

3.6 Beispiel für einen Dienstleistungsmarketing-Plan

Abb. 88 zeigt ein Dienstleistungsmarketing-Programm, das für eine Urologische Klinik entwickelt wurde. Zielsetzung war, nach einem Chefarztwechsel und vor dem Hintergrund einer bislang unbefriedigenden Auslastung der Abteilung ein neues Profil zu erstellen und die Anziehungskraft zu steigern.

Das Programm wurde auf die einzelnen Zielgruppen der Abteilung abgestimmt. Zunächst wurde bei den Patienten eine Kundenzufriedenheitsanalyse durchgeführt.

Woche	Patienten	Tatsächliche Zuweiser	Potentielle Zuweiser	Öffentlichkeit	Mitarbeiter
1	Zufrieden-heits -Analyse	Mailing Vorstellung CA	Mailing Vorstellung CA	PR-Artikel: Der neue Chef-Arzt	
2		Tag der offenen Tür für Fachpublikum	Tag der offenen Tür für Fachpublikum		Workshop Kundenorien-tierung
3				PR-Artikel: Tag der offenen Tür	
4	Patienten-Broschüren zu Untersu-chungsver-fahren	Einladung Koop-Veranst.		Tag der o. Tür	
5		Zufrieden-heits-Analyse			Maßnahmen
6			Einladung Symposium	PR-Artikel: Tag der offenen Tür	
7		Koop-Veranst.		PR-Artikel: Die UK aus Kundensicht	
8					
9	Zufrieden-heitsanalyse	Abteilungsbroschüre	Abteilungsbroschüre	PR-Artikel: Der x-te Patient	
10					Workshop Kundenorien-tierung
11		Fachsymposium	Fachsymposium	1 Jahr UK – Rück- und Ausblick	
12					

Abb. 88: Dienstleistungsmarketing-Projektplan für eine urologische Abteilung

3.7 Kontrolle des Dienstleistungsmarketing

Hospital Customer Focus-Umsetzungsprogramm
Arbeitsschritt 17: Der P.E.M.-Audit

Das Krankenhaus-Dienstleistungsmarketing ist ein Prozess, der ständig auf seine Richtigkeit und seinen Erfolg hin überprüft werden muss. Es genügt nicht, vor dem Hintergrund der Dienstleistungsmarketing-Philosophie eine Strategie zu entwickeln und Ziele zu setzen, sondern es ist notwendig, kontinuierlich eine Dienstleistungsmarketing-Kontrolle durchzuführen.

Der P.E.M.- Patienten – Einweiser – Mitarbeiter – Audit ist ein für Krankenhäuser entwickelter und praxiserprobter Dienstleistungsmarketing-Kontrollansatz im Sinne einer Erfolgskontrolle. Er begleitet als eigenständiger, aber kompatibler Bestandteil die übrigen – vor allem quantitativ ausgelegten – Controlling-Instrumente des Krankenhauses.

Er basiert auf der wiederholten Durchführung der bereits bekannten Patienten-, Zuweiser- und Mitarbeiterbefragungen (vgl. Abb. 89, (45)).

Die externe Analyse beschäftigt sich mit der Erhebung der Krankenhausqualität aus Kundensicht (Patienten, Einweiser), die interne Analyse überprüft der krankenhausinternen Prämissen kundenorientierter Arbeit.

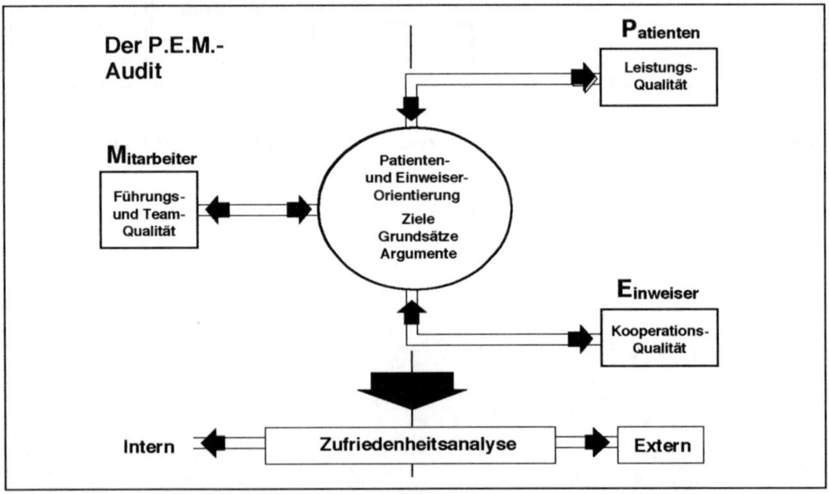

Abb. 89: Der P.E.M.-Audit im Überblick

Der P.E.M.-Audit ermöglicht es, auf eine einfache und unaufwendige Art wesentliche Potentiale der Krankenhausarbeit zu optimieren:

Potentials	Inhalt
Strategisches Potential	Bestimmung von Entwicklungsrichtung und Entwicklungstempo der notwendigen Änderungen
Operationales Potential	Steuerung des Einsatzes von Budgetmitteln, Schulungs- und Marketingmaßnahmen
Management-Potential	Steuerung der Intensität der Kundenorientierung sowie des hierfür notwendigen Arbeitsrahmens mittels objektiver Daten Forcierung eines „kundenorientierten Qualitätsmanagements" Entwicklung von Kundenzufriedenheits- und Qualitätsstandards
Marktetingforschungs-Potential	Kunden- und zeitnahe Bestandsaufnahme der Anforderungen an das Krankenhaus
Marketing-Potential	Nutzung der Erkenntnisse als Grundlage für die kundengerichteten Aktivitäten

Aus der wiederholten Durchführung des P.E.M.-Audits lassen sich die durch den Einsatz der Instrumente erreichten Veränderungen bestimmen. Abb. 90 zeigt die Entwicklung von Zufriedenheitsgrössen zwischen einer Initialbefragung (Zeitpunkt t) und einer ersten Folgebefragung (Zeitpunkt t+1):

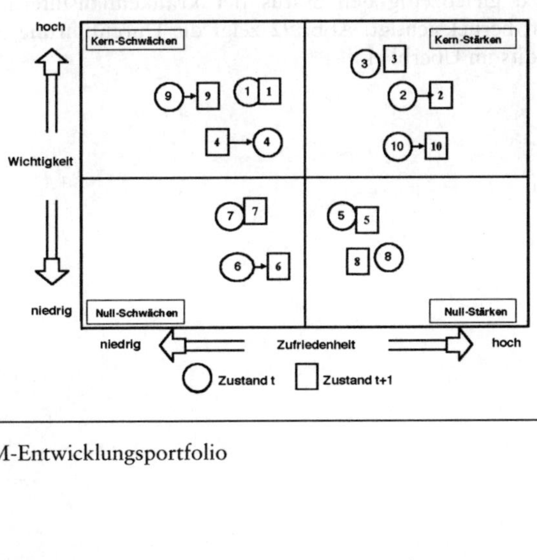

Abb. 90: PEM-Entwicklungsportfolio

Der P.E.M.-Audit kann in drei Formen durchgeführt werden (Abb. 91):

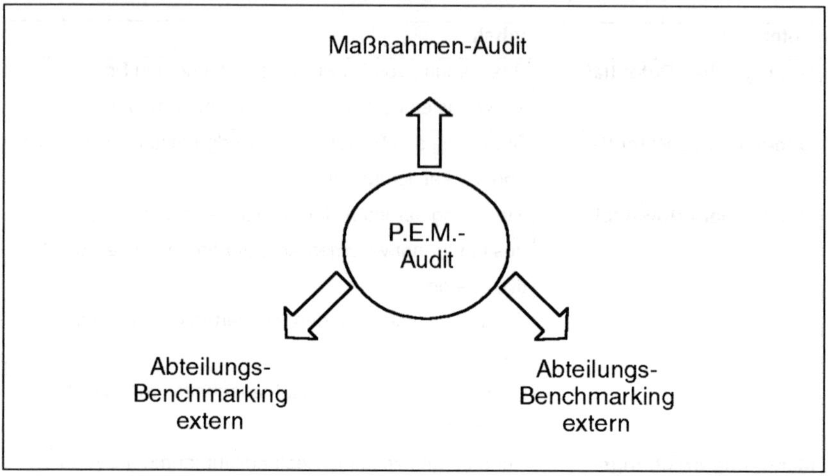

Abb. 91: Umsetzungsoptionen des P.E.M.-Audits

Der Maßnahmen-Audit überprüft die Wirkung des Einsatzes von Dienstleistungsmarketing-Instrumenten auf die Zufriedenheit der Kunden. In der Praxis hat sich herausgestellt, dass eine dreimalige Durchführung pro Jahr die geringste organisatorische und zeitliche Belastung mit einem optimalen Erkenntniswert verbindet. Der Audit kann in einer Minimalversion nur auf einer Befragung, z. B. von Patienten, basieren und liefert wertvolle Aufschlüsse. Der Erkenntniswert wird jedoch maximiert, wenn die beiden Haupt-Kundengruppen des Krankenhauses einbezogen sind und gleichzeitig den Status der krankenhausinternen Dienstleistungsbereitschaft berücksichtigt. Abb. 92 zeigt die Durchführung eines solchen Maßnahmen-Audits im Überblick.

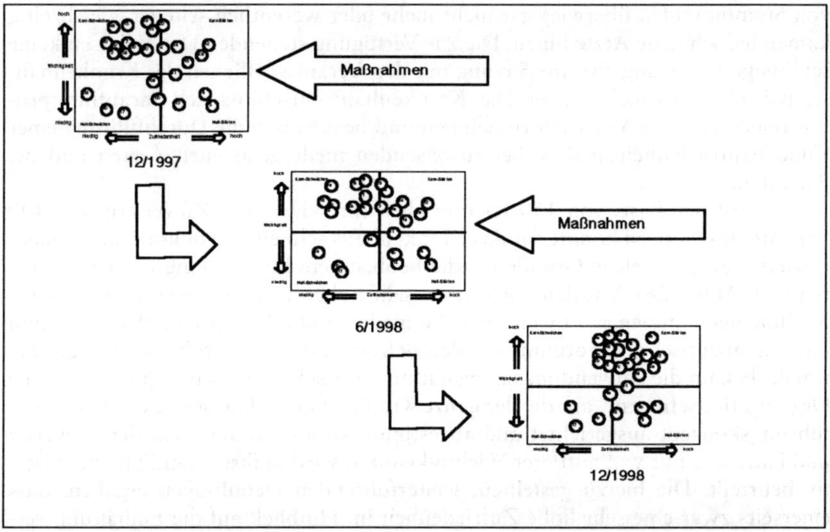

Abb. 92: Maßnahmen-Audit

Der Maßnahmen-Audit ermöglicht es, das Erreichen von Dienstleistungsmarketing-Zielen und -Standards im Zeitablauf zu verfolgen. Die Werte können überdies als operationale Grössen in den Krankenhaus-Unternehmensplan und in das Führungsmanagement, z. B. als Bestandteil von Zielvereinbarungen, aufgenommen werden. Ebenso ist es möglich, motivatorische Anreize (Prämien) an die Erreichung definierter Zufriedenheitswerte zu koppeln. Das folgende Beispiel zeigt, welchen Beitrag der P.E.M.-Audit auch in Krankenhäusern leisten kann, die bereits dienstleistungsaktiv und kundenorientiert sind. Hierfür ein Beispiel: die Innere Abteilung eines Krankenhauses mit guter Innenstadtlage, ausreichenden Parkplätzen und einer engen Anbindung an das öffentliche Verkehrsnetz hat im Rahmen seiner Dienstleistungsmarketing-Strategie nicht nur die Organisationseffizienz mit Hilfe einer Unternehmensberatung insgesamt optimiert, sondern über regelmässige Schulungen auch die Dienstleistungs-Professionalität der Mitarbeiter. Die Abteilung besitzt ein umfassendes Patientenleitsystem, besucherfreundliche Aufenthaltsecken, eine Abteilungsbroschüre und -zeitung, eine moderne Cafeteria und viele weitere Massnahmen, die dazu beitragen, die Patienten optimal zu betreuen. Darüber hinaus halten die Ärzte der Abteilung im Rahmen von Fortbildungsveranstaltungen regional und überregional Vorträge, leiten mehrere Patientengruppen und führen Seminare durch.

Doch seit einiger Zeit hat die Geschäftsführung den zunächst noch unbestimmten Eindruck, dass Veränderungen negativer Art eingetreten sind. Eine sofort durchgeführte EDV-Frequenzanalyse ergab, dass schon seit längerer Zeit ein Bestandswechsel der Zuweiser stattgefunden hat: eine erschreckend hohe Anzahl von Stammkunden überwies gar nicht mehr oder wesentlich seltener, gleichzeitig kamen jedoch neue Ärzte hinzu. Die zur Verfügung stehenden Daten liessen keine schlüssige Erklärung zu, eine Sitzung mit den Verantwortlichen des Krankenhauses half ebenfalls nicht weiter. Das Krankenhaus entschloss sich daraufhin, professionelle Hilfe in Anspruch zu nehmen und beauftragte die Durchführung einer Kundenzufriedenheitsanalyse bei zuweisenden niedergelassenen Ärzten und bei Patienten.

Auf der Basis von 150 telefonischen Interviews mit Zuweisern und 400 Patientenfragebögen konnte für das Krankenhaus schnell und unkompliziert identifiziert werden, welche Gründe für die beobachtete Entwicklung ursächlich waren (vgl. Abb. 126). Wurden – bei einem sehr hohen Bekanntheitsgrad gerade bei neu hinzugekommenen Zuweisern – die medizinische Kompetenz der Ärzte und ihre therapeutische Versorgung von den Befragten der Stichprobe als sehr gut beurteilt, bekam die Zuwendungsintensität nur eine schlechte Beurteilung. Die hohe Organisationseffizienz, auf die der ganze Krankenhausablauf sowie das Patientenführungskonzept ausgerichtet und abgestimmt waren, ist aus Sicht der Zuweiser und Patienten nur von mittlerer Wichtigkeit und wird in ihrer Rigidität eher negativ beurteilt. Die hierzu gestellten, weiterführenden Detailfragen ergaben, dass einerseits zwar eine sehr hohe Zufriedenheit im Hinblick auf die Einhaltung vereinbarter Termine und Untersuchungen bestand, sich die Patienten aber stets unter Zeitdruck fühlten und daher die Serviceeinrichtungen gar nicht in Anspruch nehmen konnten.

Dramatisch ungünstige Ergebnisse ergab die Beurteilung der Freundlichkeit des Personals. Der Service erhielt gute Werte, war in seiner Bedeutung für die Patienten aber vergleichsweise nachgeordnet. Die auf dieser Basis zusätzlich durchgeführte Innenanalyse (Personalbefragung, Analyse von Arbeitsabläufen, etc.) erbrachte dann den letzten Aufschluss über die Ursache der Unzufriedenheit: das Personal kommunizierte die Organisationseffizienz falsch gegenüber den Patienten. Aus der internen Sicht getroffene, rigide Formulierungen wie „Herr Doktor hat jetzt keine Zeit für Sie“, „Das geht jetzt nicht“, „Bitte beeilen Sie sich“ oder „Gehen Sie bitte sofort in Raum 3“ wirkten sehr negativ auf die Patienten. In den für den Patienten entstehenden Eindruck von Zeitnot fiel auch das Gespräch mit dem Arzt. Kein Wunder also, dass dabei ein Gefühl von Zuwendungsintensität gar nicht aufkommen konnte.

So erreichte das Krankenhaus zwar durch seine PR-Arbeit einen hohen Patientenzufluss, es wurde aber aufgrund der stark innenorientierten Organisationseffizienz und ihrer falschen Umsetzung keine dauerhafte Bindung erzeugt. Auf der Grundlage dieser Ergebnisse konnten nun zielgerichtet korrigierende Massnahmen ergriffen werden, deren Wirkung zu zwei weiteren Zeitpunkten über den P.E.M.-Audit nachkontrolliert wurde und die Fortschritte belegte (vgl. Abb. 88).

Der P.E.M.-Audit als internes Benchmarking-Instrument (Abb. 93) vergleicht die durch Befragungen ermittelten Zufriedenheitswerte einzelner Abteilungen innerhalb eines Krankenhauses. Er ermöglicht der Krankenhausführung durch den Vergleich der Abteilungen eine Gesamtopimierung der Kundenzufriedenheit.

Die Ergebnisse können gleichzeitig zur gezielten Förderung eines Qualitätswettbewerbes zwischen den Abteilungen eingesetzt werden. Auf diese Weise entwickelt sich ein positiver Sogeffekt: die Steigerung der Kundenzufriedenheit in der einzelnen Abteilung setzt gleichzeitig einen Interims-Massstab für die anderen Abteilungen. Ziehen diese nach und intensivieren sie ihre Bemühungen um den Kunden, erhöht sich der Massstab wiederum. Über ein an diesen Wettbewerb gekoppeltes Anreizsystem kann die Dynamik des Systems sichergestellt werden.

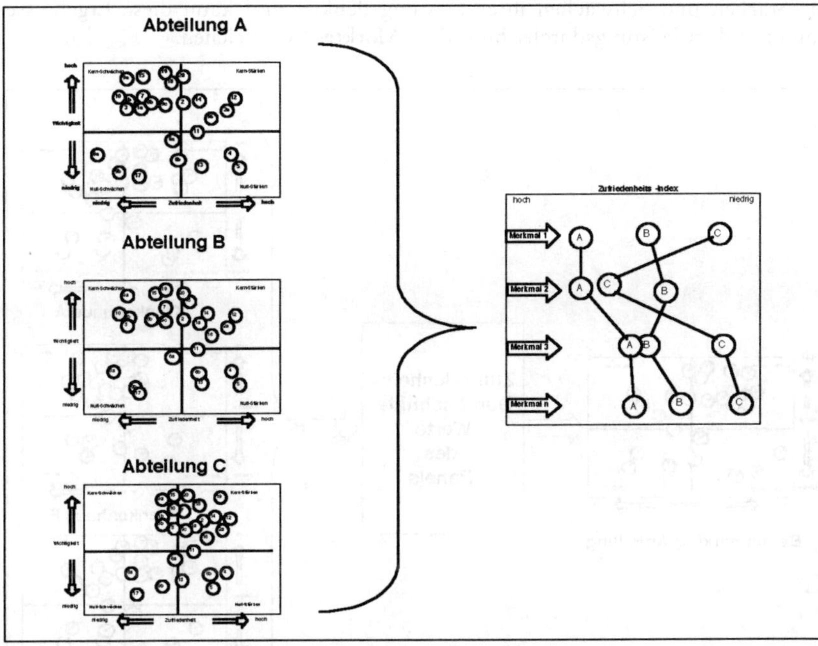

Abb. 93: Der P.E.M-Audit als internes Benchmarking-Instrument

Der P.E.M.-Audit als externes Benchmarking-System (Abb. 94) setzt die aus einer Befragung resultierenden Zufriedenheitswerte einer Abteilung in Relation zu den durchschnittlichen Zufriedenheitswerten einer Gruppe von Abteilungen aus anderen Krankenhäusern. Diese führen ihre Zufriedenheitsbefragungen regelmässig durch und stellen die Ergebnisse dem dieses Panel leitenden Marktforschungsinstitut zur Verfügung (Bsp. IFABS P.E.M.-Benchmarking-Projekt). Auf diese Weise erhält die ein externes Benchmarking durchführende Abteilung zwei wesentliche Schlüsselinformationen: sie erfährt zunächst, wie ihre Kunden über die Stärken und Schwächen ihrer Leistung denken und kann diese Ergebnisse dann mit dem Leistungsdurchschnitt des „Marktes“ vergleichen.

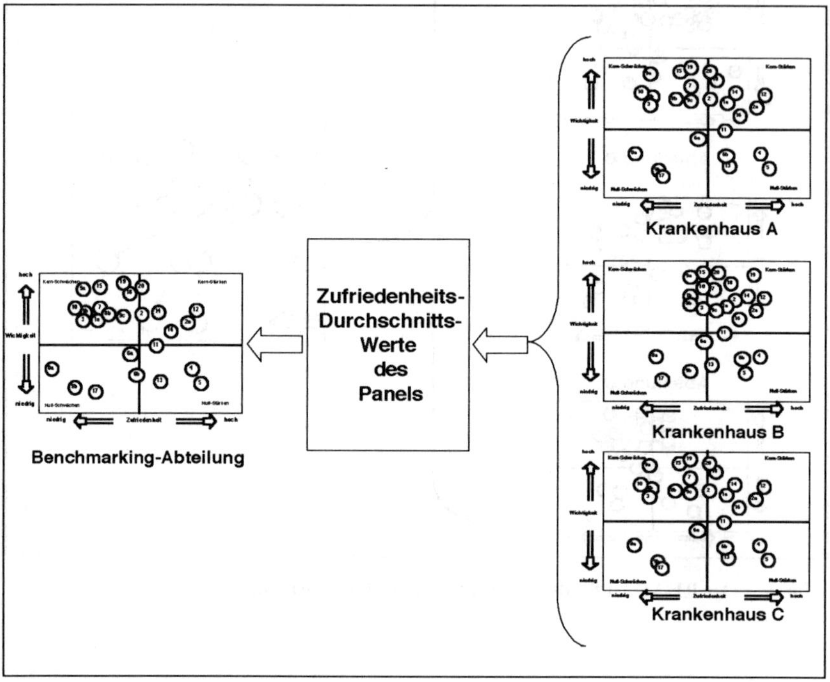

Abb. 94: Der P.E.M.-Audit als externes Benchmarking-Instrument

Literaturverzeichnis

(1) Der Spiegel, Nr. 26/1994
(2) Porter, M.E.: Competitive Advantage – Creating and Sustaining Superior Performance, New York 1986
(3) Bruhn, M., Strauss, B.: Dienstleistungsmarketing, 2. Auflage, Gabler, 1995
(4) Prof. Dr. U. Specht, Henkel, 24. Deutscher Marketing-Tag 1996, Leipzig
(5) Handelsblatt vom 04.01.1999
(6) Ärzte Zeitung vom 16.11.98
(7) Deutscher Berufsverband für Pflegeberufe: Gesundheitswesen 2000 – Grundsatzpositionen, Internet-Veröffentlichung
(8) Ärzte Zeitung vom 23.04.98
(9) Ärzte Zeitung vom 13.10.1998
(10) IFABS-Studienprojekt, 1998
(11) Vortragsreihe „Krankenhaus im Wandel“, Universität Bayreuth, 1997
(12) Rheinische Post vom 24.10.98
(13) Bain, Alastair: Reformen gegen die Angst, Die Zeit, 20.08.98, S. 30
(14) IFABS-Studienprojekt, 1998
(15) Ärzte Zeitung vom 03.03.1998
(16) Ärzte Zeitung vom 30.10.98
(17) Thill, K.-D.: Mit Stethoskop, Fragebogen und Werbesprospekt ans Krankenbett, Management & Krankenhaus, 5/96
(18) Ärzte Zeitung vom 08.04.1998
(19) Haake, D.: Klinik-Marketing: Leistungsangebote und Erfolge kommunizieren, Klinikarzt Nr. 6/26, 1997
(20) Ärzte Zeitung vom 09.11.1998
(21) Herzlinger, Regina E: What doctors can learn from the business world, Hippocrates 11(7), 1997
(22) Pepels, Werner: Einführung in das Dienstleistungsmarketing, Verlag Franz Vahlen, München, 1995, S. 9ff.
(23) Bundesärztekammer (Hrsg.): Leitfaden Qualitätsmanagement in deutschen Krankenhäusern, W. Zuckschwert Verlag, München, Bern, Wien, New York, 1997, S. 5
(24) Thill, K.-D.: Was macht erfolgreich, Management & Krankenhaus, 12/97
(25) Ärzte Zeitung vom 16.11.1998, Seite 3
(26) Handelsblatt vom 13. / 14. 11.1998, Seite 4
(27) Werben und verkaufen, 18/97, Seite 74
(28) nach Pepels, Werner: Einführung in das Dienstleistungsmarketing, Verlag Franz Vahlen, München, 1995, S. 21 ff
(29) Lehmann, Axel: Dienstleistungsmanagement, Stuttgart: Schäffer-Poeschel, 1995, S. 21ff
(30) nach Nieschlag, R., Dichtl, E., Hörschgen, H.: Marketing, 18. Auflage, Berlin: Ducker und Humblot, 1997
(31) Pepels, a.a.O., S. 22
(32) Lehmann, a.a.O., S. 21ff
(33) Lehmann, a.a.O., S. 22
(34) Pepels, a.a.O., S. 26ff
(35) Lehmann, a.a.O., S. 21ff
(36) Nieschlag, R.: a.a.O., S. 12ff

(37) Nieschlag, R.: a.a.O., S. 870ff
(38) Pepels, a.a.O., S. 33ff
(39) Pepels, a.a.O., S. 33ff
(40) Heinrich, W.: Erst wenige Unternehmen wissen genug über ihre Kunden, IT.Services, Heft 4/98, S. 45 f
(41) Thill, K.-D.: Ideenhandbuch für erfolgreiches Krankenhaus-Marketing, Baumann Fachzeitschriftenverlag, 1996, S.49ff
(42) Thill, K.-D.: Ideenhandbuch, a.a.O., S. 49ff
(43) Marketing – Erfolgreich werben und verkaufen, dtv, München, 1994, S. 112
(44) Marketing, a.a.O., S.82
(45) Marketing, a.a.O., S. 188
(46) Thill, K.-D.: Ideenhandbuch, a.a.O., S. 73ff
(47) Ärzte Zeitung vom 23.7.1998
(48) Marketing, a.a.O., S. 153
(49) Nieschlag, R. a.a.O., S. 20ff
(50) Lehmann, a.a.O, S. 59ff
(51) Nieschlag, R. a.a.O., S. 527ff
(52) Thill, K.-D.: Ideenhandbuch, a.a.O., S. 160 ff
(53) Nieschlag, R.: a.a.O., S. 669 ff
(54) Patterson, James G.: Grundlagen des Benchmarking, Wien: Ueberreuter, 1996, S. 13ff
(55) Thill, K.-D.: .: Kundenzufriedenheits-Analysen im Krankenhaus, Management & Krankenhaus, 2/98
(56) Customer Driven Focus Assessment, Success Profiles, Inc., Internet-Veröffentlichung
(57) IFABS-Studienprojekt, 1998
(58) IFABS-Studienprojekt, 1997
(59) Thill, K.-D.: Kundenzufriedenheits-Analysen, a.a.O.
(60) modifiziert nach Thill, K.-D.: Ideenhandbuch, a.a.O., S.65 ff
(61) Thill, K.-D.: Kundenzufriedenheits-Analysen, a.a.O.
(62) Thill, K.-D.: Kundenzufriedenheits-Analysen, a.a.O.
(63) Nieschlag, R.: a.a.O., S. 945
(64) Nieschlag, R.: a.a.O., S. 945
(65) Thill, K.-D.: Erfolgsfaktor Kundenorientierung, Management und Krankenhaus 5/97
(66) Ärzte Zeitung vom 22.09.1997
(67) Customer Driven Focus Assessment, a.a.O.
(68) Allan, John: How to be better at motivating people, London: The industrial society, 1996
(69) Thill, K.-D.: Mit Stethoskop, Fragebogen und Werbesprospekt ans Krankenbett, a.a.O.
(70) Thill, K.-D.: Kundenzufriedenheits-Analysen im Krankenhaus, a.a.O.
(71) Thill, K.-D.: Information und Zuwendung – Die Erfolgsfaktoren für das Krankenhaus, Managament & Krankenhaus,9/95
(72) Sunday Times vom 01.11.1998
(73) Baum, Neil: Communication is the key to success in Managed Care, Medical Practice Communicator, 4 (4): 1, 3, 1997
(74) Die Patienten erwarten vom Arzt mehr Information über sein Leistungsangebot, DZW, Ausgabe 4/97
(75) Kadel, C.: Massnahmen zur Qualitätssicherung der PTCA, Herz, 20, 1995, S. 151ff
(76) Hägele, M., Slijivljak, N., Köhler C.O.: Multimediales Patienteninformierungssystem, Internet-Artikel, o.J.,

(77) Baum, Neil: a.a.O.
(78) Köppen, R., Humburg, H.: Beratung und Dienstleistungsqualität bei Handwerks-kammern, o.V., o.J.,
(79) Ärzte Zeitung vom 10.12.1998
(80) Thill, K.-D.: Der Krankenhaus-Führer, Möglichkeiten und Grenzen, Management & Krankenhaus, 10/98
(81) Thill, K.-D.: Der Krankenhaus-Führer
(82) Thill, K.-D.: Kundenzufriedenheits-Analysen, a.a.O.
(83) IFABS-Forschungsprojekt 1998
(84) IFABS-Forschungsprojekt 1998
(85) IFABS-Forschungsprojekt 1997
(86) Kuckelsberg, Karin: Miteinander oder gegeneinander, Management & Krankenhaus, 6/97
(87) IFABS-Studienprojekt 1998
(88) Kampmann, Ralf, Wahle, Klaus: Was ist ein guter Arztbrief, Der Allgemeinarzt, 17/1996
(89) Thill, K.-D.: Ideenhandbuch, a.a.O.
(90) IFABS-Forschungsprojekt 1998
(91) Thill, K.-D.: Besucher-Zufriedenheitsmanagement, Geburtshilfe und Frauenheilkunde, 57 (1997)
(92) IFABS-Studienprojekt 1998
(93) IFABS-Studienprojekt
(94) Thill, K.-D.: Zukunftssicherung durch Kundenorientierung, Management & Krankenhaus, 6/97